麻醉学问系列丛书

总主审 曾因明 邓小明
总主编 王英伟 王天龙 杨建军 王 锷

五官科麻醉

主 审 李天佐
主 编 李文献

Eye & ENT
Anesthesia

中国出版集团有限公司

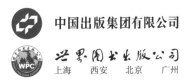
世界图书出版公司
上海 西安 北京 广州

图书在版编目(CIP)数据

五官科麻醉 / 李文献主编. — 上海：上海世界图
书出版公司，2024.1
（麻醉学问系列丛书 / 王英伟总主编）
ISBN 978-7-5232-0548-8

Ⅰ．①五… Ⅱ．①李… Ⅲ．①五官科学－外科手术－
麻醉学－问题解答 Ⅳ．①R762-44

中国国家版本馆 CIP 数据核字(2023)第 130249 号

书　　名	五官科麻醉
	Wuguanke Mazui
主　　编	李文献
责任编辑	李　晶
出版发行	上海世界图书出版公司
地　　址	上海市广中路 88 号 9－10 楼
邮　　编	200083
网　　址	http://www.wpcsh.com
经　　销	新华书店
印　　刷	杭州锦鸿数码印刷有限公司
开　　本	787mm×1092mm　1/16
印　　张	24.25
字　　数	440 千字
版　　次	2024 年 1 月第 1 版　2024 年 1 月第 1 次印刷
书　　号	ISBN 978-7-5232-0548-8/ R・715
定　　价	180.00 元

总主编简介

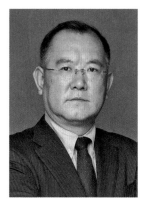

王英伟

复旦大学附属华山医院麻醉科主任,教授,博士研究生导师。

中华医学会麻醉学分会常委兼秘书长,中国医学装备协会麻醉学分会主任委员,中国神经科学学会理事兼麻醉与脑功能分会副主任委员,中国研究型医院学会麻醉学分会副主任委员,中国药理学会麻醉药理分会常务委员。

以通讯作者发表SCI论文60余篇。作为项目负责人获得国家863重点攻关课题、科技部重点专项课题,以及国家自然科学基金7项其中包括重点项目。主编《小儿麻醉学进展》《小儿麻醉学》《临床麻醉学病例解析》《神奇的麻醉世界》《麻醉学》精编速览(全国高等教育五年制临床医学专业教材)、《麻醉学》习题集(全国高等教育五年制临床医学专业教材)等专著。

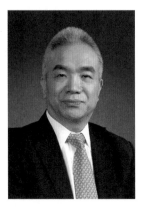

王天龙

首都医科大学宣武医院麻醉手术科主任医师,教授,博士研究生导师。

中华医学会麻醉学分会候任主任委员,中华医学会麻醉学分会老年人麻醉学组组长,国家老年麻醉联盟主席,中国医师协会毕业后教育麻醉专委会副主任委员,北京医学会麻醉学分会主任委员,中国研究型医院麻醉专业委员会副主任委员,欧洲麻醉与重症学会考试委员会委员。

擅长老年麻醉、心血管麻醉和神经外科麻醉,发表 SCI 论文 90 余篇,核心期刊论文 300 余篇。领衔执笔中国老年人麻醉与围术期管理专家共识/指导意见 9 部。主译《姚氏麻醉学》第 8 版,《摩根临床麻醉学》第 6 版中文版;主编国家卫健委专培教材《儿科麻醉学》等。

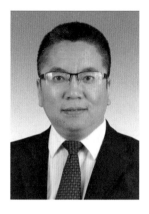

杨建军

　　郑州大学第一附属医院麻醉与围手术期及疼痛医学部主任,郑州大学神经科学研究院副院长,教授,博士研究生导师。

　　中华医学会麻醉学分会常务委员,中国精准医学学会常务理事,中国老年医学学会麻醉学分会副会长,中国神经科学学会麻醉与脑功能分会常务委员,中国神经科学学会感觉与运动分会常务委员,教育部高等学校临床医学类专业教学指导委员会麻醉学专业教学指导分委员会委员,河南省医学会麻醉学分会主任委员。

　　主持国家自然科学基金 6 项。发表 SCI 论文 283 篇,其中 32 篇 IF＞10 分。主编《麻醉相关知识导读》《疼痛药物治疗学》,主审《产科输血学》,参编、参译 30 余部。

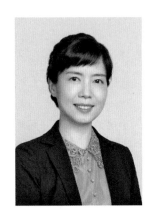

王锷

一级主任医师,二级教授,博士生导师。

中南大学湘雅医院麻醉手术部主任,湖南省麻醉与围术期医学临床研究中心主任,国家重点研发计划项目首席科学家,中华医学会麻醉学分会常委,中国女医师协会麻醉学专委会副主委,中国睡眠研究会麻醉与镇痛分会副主委,中国心胸血管麻醉学会心血管麻醉分会副主委,中国超声工程协会麻醉专委会副主委,中国医师协会麻醉科医师分会委员,中国医疗器械协会麻醉与围术期医学分会常委,湖南省健康服务业协会麻醉与睡眠健康分会理事长,湖南省麻醉质控中心副主任。《中华麻醉学杂志》《临床麻醉学杂志》常务编委。

分册主编简介

李文献

教授、主任医师、博士生导师，复旦大学附属眼耳鼻喉科医院麻醉科主任。

中国医学模拟教学联盟气道管理专业委会首届主任委员、中华医学会麻醉学分会气道管理学组副组长、中国医师协会麻醉学医师分会委员、中国高等教育学会医学教育专业委员会理事、中国医学装备协会麻醉学分会委员等社会任职，担任《国际麻醉学与复苏杂志》常务编委，《中华麻醉学杂志》及《临床麻醉学杂志》通讯编委。累计主持国家基金委面上项目 2 项，省部级课题 10 项，在 Current Biology，Anesthesiology 等国际著名杂志发表论文 50 余篇，获得发明专利 10 余项并实现专利转化。

麻醉学问系列丛书

总主审

曾因明　邓小明

总主编

王英伟　王天龙　杨建军　王　锷

总主编秘书

黄燕若

分册主编

麻醉解剖学	张励才	张　野
麻醉生理学	陈向东	张咏梅
麻醉药理学	王　强	郑吉建
麻醉设备学	朱　涛	李金宝
麻醉评估与技术	李　军	张加强
麻醉监测与判断	于泳浩	刘存明
神经外科麻醉	王英伟	
心胸外科麻醉	王　锷	
骨科麻醉	袁红斌	张良成
小儿麻醉	杜　溢	
老年麻醉	王天龙	
妇产科麻醉	张宗泽	
五官科麻醉	李文献	
普外泌尿麻醉	李　洪	
合并症患者麻醉	王东信	赵　璇
围术期并发症诊疗	戚思华	刘学胜
疼痛诊疗学	冯　艺	嵇富海
危重病医学	刘克玄	余剑波
麻醉治疗学	欧阳文	宋兴荣
麻醉学中外发展史	杨建军	杨立群
麻醉学与中医药	苏　帆	崔苏扬

编写人员

主　审

李天佐　首都医科大学附属北京世纪坛医院

主　编

李文献　复旦大学附属眼耳鼻喉科医院

副主编

李静洁　上海交通大学医学院附属第九人民医院
韩　园　复旦大学附属眼耳鼻喉科医院

编　委

刘　鹤　浙江大学医学院附属湖州医院
乔　晖　复旦大学附属眼耳鼻喉科医院
李　铭　首都医科大学附属北京同仁医院
李　芸　首都医科大学附属北京同仁医院
吴　龙　空军军医大学第三附属医院
林艺全　中山大学中山眼科中心
郑剑桥　四川大学华西医院
蔡一榕　复旦大学附属眼耳鼻喉科医院
魏　嵘　上海交通大学医学院附属儿童医院

参编人员（以姓名拼音为序）

蔡一榕　韩　园　李　铭　李　芸　李静洁
林艺全　刘　鹤　乔　晖　魏　嵘　吴　龙
郑剑桥

主编秘书

封莉莉　复旦大学附属眼耳鼻喉科医院
沈祎蕾　复旦大学附属眼耳鼻喉科医院

总　序

　　我投身麻醉学专业 60 余年，作为中国麻醉学科从起步、发展到壮大的见证者与奋斗者，欣喜地看到 70 余年来，特别是近 40 年来，我国麻醉学专业持续不断的长足进步。新理论、新观念、新技术、新设备、新药品不断涌现，麻醉学科工作领域不断拓展，人才队伍的学历结构和整体实力不断提升，我国麻醉学事业取得了历史性成就。更令人欣慰的是，我国麻醉学领域内的后辈新秀们正在继承创新，奋斗于二级临床学科的建设，致力于学科的升级与转型，为把我国的麻醉学事业推至新的更高的平台而不懈努力。

　　麻醉学科的可持续发展，人才是关键，教育是根本。时代需要大量优秀的麻醉学专业人才，优秀人才的培养离不开教育，而系列的专业知识载体是教育之本。"智能之士，不学不成，不问不知"。"学"与"问"是知识增长过程中两个相辅相成、反复升华、不可缺一的重要层面。我从事麻醉学教育事业逾半个世纪，对此深有体会。

　　欣悉由王英伟、王天龙、杨建军、王锷教授为总主编，荟集国内近百位著名中青年麻醉学专家为主编、副主编及编委的麻醉学问丛书，历经凝心聚力的撰著终于问世。本丛书将麻醉教学中的"学"与"问"整理成册是别具一格的，且集普及与提高为一体，填补了我国麻醉学专著中的空白。此丛书由 21 部分册组成，涉及麻醉解剖、麻醉生理、麻醉药理和临床麻醉学各专科麻醉，以及麻醉监测、治疗等领域，涵盖了麻醉学相关的基础理论及临床实践技能等丰富内容，以问与答的形式为广大麻醉从业者开阔思路、答疑解惑。这一丛书以临床工作中常见问题为切入点,编撰时讲究文字洗练,简明扼要,便于读者记忆和掌握相关知识点,减少思维冗杂与认知负荷。

值此丛书出版之际,我对总主编、主编和编委,以及所有为本丛书问世而辛勤付出的工作人员表示衷心的感谢!感谢你们为了麻醉学事业的发展、为了麻醉学教育的进步、为了麻醉学人才的培养所做出的不懈努力!"少年辛苦终身事,莫向光阴惰寸功",希望有更多出类拔萃、志存高远的后辈们选择麻醉学专业作为自己奋斗终生的事业,勤勉笃行、深耕不辍!而此丛书无疑是麻醉学领域传道授业解惑的经典工具书,若通读博览,必开卷有益!

（丛书总主审：曾因明）

徐州医科大学麻醉学院名誉院长、终身教授

中华医学教育终身成就专家获得者

2022 年 11 月 24 日

前　言

　　现代麻醉学科的发展日新月异,新理论、新技术以及新设备的不断涌现也要求我们在认知层面及时更新我们的知识库。五官科手术具有时间短、数量多、周转快的特点,且操作部位位于头部,麻醉科医师必须与五官科医师共享气道管理"空间",这与传统麻醉医师完全掌握气道的操作处置权有很大差别。眼科手术精细,要求患者绝对安静、无痛,眼科老年患者的共存疾病是一般外科患者的3倍;耳鼻咽喉科麻醉需要保证呼吸道通畅和良好的气体交换,与手术操作存在相互干扰,而且困难气道、气道高反应患者多见;口腔科麻醉经历了从局部麻醉到全身麻醉的过渡,从20世纪90年代后,人们开始关注麻醉过程中的舒适化体验,与此同时,我国口腔麻醉技术迅速发展,而口腔疾病本身对于建立气道就是一项巨大的挑战。

　　五官科手术中所存在的风险备受临床关注,因此也是安全诊疗最重要的着力点。本书采用"问与答"的形式,对五官科疾病和手术方式以及所关联的麻醉问题进行阐述。它既传递五官科疾病的基础理论知识,也体现编者的临床经验总结,相信对于年轻麻醉医师的临床实际工作大有裨益。本书可以作为医学生、基层医师和低年资麻醉科医师一本简单易用的口袋书,也将有助于临床其他学科医护人员快速了解五官科麻醉的相关知识。

　　尽管全体编者为本书的出版倾心尽力,但限于知识水平,书中不当之处在所难免,敬请各位读者批评指正。

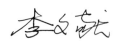

目 录

第一章　眼科麻醉 ·· 1

　第一节　眼科局麻及神经阻滞 ··· 1

　第二节　眼睑手术与麻醉 ·· 13

　第三节　泪器手术与麻醉 ·· 24

　第四节　结膜手术与麻醉 ·· 29

　第五节　角膜手术与麻醉 ·· 31

　第六节　巩膜手术与麻醉 ·· 35

　第七节　晶状体手术与麻醉 ··· 38

　第八节　视网膜手术与麻醉 ··· 44

　第九节　斜视手术与麻醉 ·· 48

　第十节　青光眼手术与麻醉 ··· 58

　第十一节　眼肿瘤手术与麻醉 ·· 65

　第十二节　眼内容物相关手术与麻醉 ································· 72

　第十三节　眼外伤手术与麻醉 ·· 81

　第十四节　眼激光手术 ·· 90

　第十五节　其他眼科术式 ·· 96

　第十六节　眼科麻醉中的评估及要点 ································· 98

第二章　耳鼻咽喉科麻醉 ··· 110

　第一节　鼻科麻醉 ··· 110

　第二节　咽科麻醉 ··· 139

　第三节　喉科-头颈外科麻醉 ··· 171

　第四节　耳科麻醉 ··· 199

第五节　鼻颅底麻醉 ··· 217

第六节　耳鼻喉科头颈部的特殊性炎症 ····················· 247

第七节　五官科的疼痛治疗 ···································· 251

第三章　口腔颌面科麻醉 ·· 295

第一节　基本知识 ·· 295

第二节　口腔颌面科困难气道处理 ·························· 297

第三节　口腔颌面手术与麻醉 ································ 300

第四节　口腔颌面神经阻滞 ···································· 366

第一章

眼 科 麻 醉

第一节 眼科局麻及神经阻滞

1. 眼球的主要解剖结构包括哪些?

　　眼球由眼球壁和眼球内容物组成。眼球壁按照解剖层次可以分为外层、中层、内层。外层为纤维膜,包括角膜、角膜缘、巩膜;中层为葡萄膜,又称血管膜或色素膜,包括虹膜、睫状体、脉络膜;内层为视网膜,其上包括黄斑和视盘。眼球内容物包括房水、晶状体、玻璃体。

2. 眼附属器的主要解剖结构包括哪些?

　　眼附属器又称为眼副器,位于眼球的周围或附近,包括眼睑、结膜、泪器、眼外肌及眶壁,对眼球起支持、保护和运动作用。眶壁内除眼球、眼外肌、血管、神经、泪腺外,各组织之间充满脂肪,为眶脂体和眶筋膜,对外力的冲击起缓冲作用。

3. 眼科手术局部麻醉常用的药物包括哪些?

　　目前麻醉常用的酯类及酰胺类局麻药都可用于眼科手术局部麻醉,从安全性考虑,丙美卡因和利多卡因较多地用于表面麻醉,利多卡因和罗哌卡因较多地用于浸润与阻滞麻醉。普鲁卡因、丁卡因及丁哌卡因由于过敏或者毒性较大的原因应用范围在缩小。

4. 眼科手术局部麻醉的注意事项包括什么?

　　了解局麻药物的作用机制与持续时间;根据手术时间与种类选择合适的局麻

药物种类及剂量;注射部位要准确、浸润要充分;避免药物注入血管内;操作中避免损伤血管以及周围重要组织;注意药物的过敏及毒性反应。

5. 眼科手术浸润与神经阻滞麻醉的方式有哪些?

眼部神经支配涉及第Ⅱ至第Ⅵ对脑神经和自主神经系统。根据神经支配的特点及手术部位的不同,眼科手术浸润与神经阻滞麻醉的常用方式包括局部皮下浸润、结膜下浸润、上直肌鞘浸润、面神经阻滞、球后阻滞及球周阻滞。不常用的包括泪腺神经阻滞、额神经阻滞、眶上(下)神经阻滞、滑车上(下)神经阻滞、颧面神经阻滞等。

6. 眼部的神经反射包括哪些?

眼部常见神经反射包括对光反射、瞬目反射、睫毛反射、眼心反射、角膜反射,神经科专业检查还包括睫脊反射、额眼轮匝肌反射、垂直性前庭眼反射、水平性前庭眼反射、角膜下颌反射等。神经反射的消失或者异常代表了脑干功能的抑制或受损。

7. 什么是对光反射?

对光反射是检查瞳孔功能活动的检验方式,方法是用手电筒照射瞳孔并观察其动态反应,分为直接对光反射和间接对光反射。前者指当眼受到光线刺激后瞳孔立即缩小,移开光源后瞳孔迅速复原;后者指光线照射一眼时,另一眼瞳孔立即缩小,移开光线瞳孔扩大。对光反射的中枢在中脑顶盖前区,临床上常把它作为判断中枢神经系统病变部位、麻醉深度和病情危重程度的重要指标。

8. 什么是瞬目反射?

瞬目反射是由于面部叩打、光、音、角膜触觉等刺激而诱发引起的防御反射,可以使角膜始终保持湿润,并防止异物进入眼内,起保护眼球的作用。分为不自主的眨眼运动和反射性闭眼运动。睫毛反射和角膜反射都是瞬目反射的特定形式。

9. 什么是眼心反射?

眼心反射又称 Aschner-Dagnini 反射,是三叉神经-迷走神经反射,通常是由于压迫、刺激眼球或眼眶,牵拉眼外肌引起,刺激信号由睫状神经和三叉神经眼支传至三叉神经的感觉主核,并将刺激冲动传至迷走神经核,由迷走神经介导引起心动过缓或心律失常,甚至心搏骤停。

10. 眼心反射的诱发因素?

眼球受压和眼肌受牵拉,其中牵拉眼外肌、压迫眼球和眶内加压操作使其发生率增加。

11. 眼心反射的感受器?

外周感受器为眼球和球后组织。传入通路为睫短神经和睫长神经,终止于三叉神经主核。传出冲动作用于心脏迷走神经支配的肌肉,产生负性肌力和负性传导作用。

12. 如何预防和处理术中发生眼心反射?

维持适宜的麻醉深度,保持正常的二氧化碳分压;眼肌相关操作时需要动作轻柔;发生眼心反射时需要暂停手术操作,待缓解后继续操作;静脉给予阿托品或格隆溴铵对其预防有一定效果。

13. 什么是眼-胃反射?

眼-胃反射是指眼受到刺激后的冲动沿睫状神经和三叉神经的眼支到中枢,再达到延脑的迷走神经核;经由迷走神经在胃部形成的胃窦神经,冲动使胃窦神经的兴奋性增强,加速胃的蠕动,出现恶心、呕吐、呃逆,甚至腹痛的症状。

14. 如何预防眼-胃反射?

麻醉诱导后即刻静脉给予小剂量氟哌利多可以减轻恶心呕吐的发生率和严重程度,预防性应用5-羟色胺受体阻断剂如昂丹司琼、多拉司琼等也是有效的。

15. 眼肌由哪些肌肉组成?

眼肌分为眼内肌和眼外肌肉。眼内肌:瞳孔括约肌、瞳孔开大肌和睫状肌。眼外肌:有 6 条,包括 4 条直肌(上、下、内、外直肌)和 2 条斜肌(上斜肌、下斜肌)。

16. 眼是如何进行血供的?

供给眼球的血液来自颈内动脉分支-眼动脉。眼静脉血经上、下眼静脉回流到海绵窦。脉络膜富含血管，主要供应视网膜。

17. 眼部的神经支配包括哪些神经？

眼部神经支配涉及第Ⅱ至第Ⅵ对脑神经和自主神经系统。眼肌由第Ⅱ、Ⅳ、Ⅵ对脑神经支配。眼球的感觉神经来自三叉神经，传导疼痛等躯体感觉。副交感神经节后纤维（源于动眼神经内脏运动纤维）支配瞳孔括约肌和睫状肌，交感神经节后纤维支配瞳孔开大肌。

18. 什么是三叉神经眼支？

三叉神经眼支是三叉神经三支中最小的一支，属于感觉神经，由三叉神经半月节的前内侧分出，向前穿入海绵窦，经海绵窦的外侧壁前行，在入眶前分成三支，即额神经、泪腺神经及鼻睫神经，经眶上裂入眶。额神经入眶后，又分为眶上神经、额支和滑车上神经。眶上神经分布于额部皮肤、上睑及结膜，并发出细支穿入额骨，分布于额窦黏膜及板障。泪腺神经与泪腺动脉伴行并分布至泪腺、结膜及上睑外侧的皮肤。鼻睫神经分布于鼻腔黏膜、筛窦、硬脑膜、眼球、眼睑、泪囊及鼻背皮肤。

19. 眼球表面麻醉的操作方法及药物有哪些？

① 从术前 15～20 分钟开始，在结膜囊内滴几滴 0.5% 爱尔卡因滴眼液，每 5 分钟一次，总共 3～4 次，可在术中追加 1～2 次。持续时间约 15 分钟。② 0.75% 丁卡因溶液滴入结膜囊，1～3 分钟内起效，可持续 1～2 小时。滴药后 30 秒内出现轻度球结膜充血，无散瞳作用，但高浓度的丁卡因可引起角膜上皮脱落，而且角膜损伤后丁卡因吸收迅速，因此术中不宜用丁卡因局部浸润，以免产生毒性反应和损伤角膜上皮，可改用 2% 利多卡因。③ 2% 利多卡因凝胶表麻。术前 15～25 分钟开始使用，每次 1～2 滴，间隔 5 分钟，总共 3～5 次。持续时间约 30 分钟。与等剂量的滴剂相比，凝胶可以提供更好的表麻作用。然而凝胶可能形成消毒液的屏障，降低消毒效果，因此应在消毒后使用。

20. 眼科局麻发生眼球穿孔的临床表现和可能原因有哪些？

眼球穿孔表现为即刻剧烈的眼痛、视力突然丧失、眼肌张力降低、对光反射减弱、玻璃体积血和眼压增高。45% 的眼球穿孔发生在眼轴长度＞26 mm 的患者。伴有后巩膜葡萄肿的患者不仅眼轴长而且巩膜菲薄，局麻时很容易损伤眼球。近视眼的长眼轴也是主要的危险因素，其他危险因素包括操作者缺乏麻醉经验和解剖知识、反复穿刺、患者眼球内陷、不配合以及有巩膜折叠、视网膜脱离或角膜屈光手术史等。

21. 眼科局麻中发生眼球穿孔应如何处理？

发生或可疑发生眼球穿孔应尽快行眼底检查和超声检查以评估严重程度，治疗包括激光光凝和冷凝，必要时行玻璃体视网膜手术。损伤严重者预后不佳，若不及时处理可发生多种并发症，如视网膜血管出血、脉络膜出血、视网膜脱离、增生性玻璃体视网膜病变和眼球破裂等。

22. 如何预防眼科局麻中发生眼球穿孔？

主要措施包括：① 熟悉眼眶解剖结构，操作规范；② 麻醉前了解眼轴长度和眼球大小，近视患者需了解是否存在后巩膜葡萄肿；③ 保证患眼处于水平向前的自然注视位，观察眼球位置，判断进针角度；④ 注射时将针尖斜面面向眼球；⑤ 采用超声引导的球后阻滞技术。

23. 眼科局麻中最常见的并发症是什么？

球后出血是最常见的并发症。以下因素能增加此并发症的发生率：注射针长度>38 mm；进针过深至血管极其丰富的眶顶部；有严重血液病和血管疾病的患者；服用糖皮质激素、阿司匹林、非甾体抗炎药和抗凝药的老年患者。球后出血通过升高眼压或机械压迫而引起视网膜血管阻塞，若持续不缓解可导致视神经萎缩和视力丧失。

24. 发生球后出血应如何处理？

一旦发现有球后出血应立即以指压或纱布垫按压闭合的眼睑，直到出血停止。可静脉给予乙酰唑胺或甘露醇。必要时行外眦切开术或前房穿刺术以降低眼压，以免影响视神经功能和视网膜血管灌注，同时还需监测眼压并检查眼底以观察视网膜循环情况。严重眶内出血的患者应推迟手术至少1周。

25. 眼科局麻中视神经损伤的发生率是多少？

视神经损伤的发生率是$0.002\%\sim0.008\%$。尽管视神经损伤很少发生，但后果十分严重，常表现为明显视力下降、失明和视神经萎缩。视神经损伤往往与视网膜血管阻塞同时存在。

26. 眼科局麻引起视网膜血管阻塞的原因是什么？应如何处理？

常见于行球周或球后阻滞的患者，与注射局部麻醉药物过多、过快引起眼压升高和局麻药的缩血管效应有关。此外，还可能与注射针头直接刺激视网膜中央动脉而引起血管痉挛有关。预防和处理：① 熟悉眼眶解剖结构，熟练掌握穿刺技术；② 注射针长度＜31 mm；③ 穿刺过程中嘱患者始终向前看；④ 采用超声引导的眼球阻滞技术。

27. 眼科麻醉引起眼肌损伤的原因和临床表现是什么？

眼肌损伤表现为复视、上睑下垂和下睑内翻。复视最常受累的眼外肌是直肌，表现为垂直复视。表面麻醉和全身麻醉也可能引起复视，但多与术前存在斜视失代偿和屈光不正等原因有关。提上睑肌和动眼神经损伤、上直肌缝线对上直肌的牵引、开睑器的牵拉、对眼球和上睑的压迫、术后包扎过紧以及眼睑水肿和出血可引起上睑下垂，可能与注射针头直接损伤肌肉或其支配神经、局麻药的毒性作用等有关。

28. 眼科麻醉引起眼肌损伤应如何预防和处理？

部分复视能在 1～2 个月内自行恢复，还可通过三棱镜进行矫正，不能恢复者需行眼肌手术进行治疗。术后上睑下垂通常是短暂的，积极的非手术治疗 5 周内恢复率达 99%；经 6 个月观察无好转且影响视力者可采用手术矫正。预防眼肌损伤的措施包括：① 避免麻醉注药过多、过深或将药液直接注入提上睑肌腱膜；② 注药后避免长时间按压眼球，使药液渗入提上睑肌腱膜；③ 减少重复注射。

29. 眼科手术中还可能发生哪些罕见并发症？

罕见并发症包括与透明质酸酶有关的变态反应、球结膜水肿、结膜下出血和眼睑瘀斑，这些并发症通常不影响手术进程，会在几小时内自行消失，但是透明质酸酶引起的变态反应会引起为眶周红斑或水肿、突眼、皮肤瘙痒和球结膜水肿的进行性加重，并伴有手术中眼球运动受限和视力下降，一般给予糖皮质激素和抗组胺药 72 小时后可好转。

30. 什么是局麻药中毒？

在实施局麻过程中或者过程后，由于局麻药误入血管内或单位时间内吸收入血的局麻药剂量过大，或患者全身情况不佳导致肝、肾功能不全而发生局麻药代谢能力下降,出现血液中局麻药浓度过高,并引发一系列毒性反应,称之为"局麻药中毒"。主要表现为中枢神经系统毒性和心血管功能障碍。

31. 局麻药中毒的临床表现有哪些?

一般局麻药的中枢神经系统毒性表现多先于心脏毒性。一旦血内局麻药浓度骤然升高就可引起一系列的临床毒性表现,按其轻重程度序列为:舌或唇麻木、头痛头晕、耳鸣、视物模糊、注视困难或眼球震颤、言语不清、肌肉震颤、语无伦次、意识不清、惊厥、昏迷、呼吸停止。局麻药可引起全身性强直阵挛性惊厥。局麻药对心脏的毒性主要是心肌抑制,使心排血量降低,血压下降,随之心率变缓,终致心跳停止。

32. 局麻药中毒的临床表现分型有哪些?

局麻药中毒的临床表现可分为中枢神经兴奋型、中枢抑制型、虚脱型。中枢神经兴奋型根据中毒程度不同反应不同,轻度中毒有头晕目眩、面色红润、血压升高以及脉搏加快等症状;中度中毒患者烦躁不安,伴恶心呕吐、轻度发绀、血压升高以及脉搏变慢;重度中毒患者肌肉抽搐呈全身强直,阵挛性惊厥。中枢抑制型表现为神情淡漠、嗜睡或昏迷。血压逐渐下降,呼吸浅慢至完全停止。虚脱型主要出现面色苍白、四肢厥冷、血压下降等休克综合征。

33. 常见局麻药物中毒表现有何不同?

普鲁卡因是目前毒性最小的局麻药,表现为中枢神经兴奋型,症状较轻,但可能发生过敏反应。丁卡因毒性大,因其表面穿透力强常用于黏膜表面麻醉;若用量大,容易发生严重的心血管中毒反应,出现抽搐,甚至心搏骤停。利多卡因轻度中毒表现为寒战和肢体抽动,神情淡漠或嗜睡等中枢抑制症状,严重者有抽搐。丁哌卡因是麻醉作用时间最长的局麻药,中毒表现为中枢神经兴奋型。易在心肌组织内蓄积,对心脏的毒性较强,且易引起室性心律失常。

34. 局麻药物中毒的治疗包括哪些?

① 停止用药,保持患者呼吸道通畅,面罩吸氧。② 出现烦躁、惊恐、肌肉抽搐及惊厥发作者可静脉注射镇静剂,同时面罩加压给氧辅助呼吸;惊厥严重者,可行气管插管。③ 血压下降者,应立即静脉注射升压药物给予对症治疗并保持持续监测。④ 加大静脉输液。⑤ 生命体征监测,维持血流动力学和血氧指标稳定。

35. 眶上神经阻滞适应证及如何实施?

适应证:眶上神经阻滞可麻醉前额内侧皮肤、上睑内侧的皮肤及结膜,适用于上睑手术。操作方法:于眶上切迹外侧,用短注射针直刺向切迹,沿眶上壁进行眶内 2.5～3 cm 处,回抽无回血,注射麻醉药液 1.5 mL 即可达到阻滞效果。

36. 眶下神经阻滞适应证及如何实施?

适应证:眶下神经阻滞可以麻醉除内、外眦以外的下睑皮肤、上唇、泪囊窝下部及鼻侧。操作方法:① 方法一:沿眶下缘正中央下方约 1 cm 处触及眶下孔,从鼻翼沟外侧旁刺入,将针头斜向上、后外方进入此孔,进入孔内 0.5～1 cm,注入 1～2 mL 麻醉药液。② 方法一:从眶外、下缘交界处入针,斜向鼻、后方向,紧靠眶底进行,可以碰到眶下沟,回抽无回血后,注入 2 mL 麻醉药,可同时麻醉眶下神经及前上牙槽神经。

37. 滑车上神经阻滞适应证及如何实施?

滑车上神经阻滞可麻醉上睑鼻侧的皮肤及结膜。用内眦部和其上方的手术。操作方法:用短针头从滑车与眶内上壁交角处靠近眶壁进针 1.2～1.5 cm,注入麻醉药 1.5 mL 即可达到阻滞效果。

38. 滑车下神经和筛前神经阻滞适应证及如何实施?

适应证:同时行滑车下神经和筛前神经阻滞可麻醉内眦部皮肤、结膜、泪囊、鼻腔外侧前部、筛窦和鼻中甲前部,用于泪腺手术。操作方法:滑车下方的眶内缘与内眦带上方 0.5 cm 交界处,沿眶壁皮肤直接进针 1～1.2 cm,即达到滑车下神经处。注入 1.5 mL 麻醉药液,可阻滞滑车下神经。再进针 1 cm,即达筛前神经,可注入 1.5 mL 麻醉药液。注意针头宜稍离开骨膜,以免骨膜受伤及刺破筛前动脉。

39. 泪腺神经阻滞适应证及如何实施?

泪腺神经属眼神经的分支,从眶上裂上部入眼眶,分支至泪腺后,沿眶外壁上部横越眶外缘的上、中 1/3 交界支配眶颞上方的皮肤。泪腺神经阻滞可麻醉上睑外侧皮肤、结膜及泪腺,适用于泪腺手术。操作方法:于外眦上方的眶上外侧壁交界处向内上方进针,沿眶外壁进针 2.5 cm,在骨膜前注入 1.5～2 mL 麻醉药,即可达到阻滞效果。

40. 额神经阻滞适应证及如何实施?

额神经由眶上裂上部进入眼眶,沿眶上壁前行分为眶上神经及滑车上神经,前者从眶上切迹出眼眶,后者则在眶上切迹鼻侧滑车上出眼眶。可麻醉上睑中央大部分皮肤及结膜、前额皮肤。额神经阻滞刺入较深,多改用阻滞此神经的分支:眶上神经及滑车神经。操作方法:穿刺针自外眦上方眶缘处刺入,取水平方向贴近眶外壁进针约 4 cm,即达眶上裂上方,在该处注入麻醉药 1～1.5 mL。为防止刺伤血管,可在刺入至 3 cm 深度时开始边注药边再进针 1 cm。

41. 球后阻滞的适应证有哪些?

① 内眼手术;② 眼外伤清创缝合手术;③ 闭角型青光眼急性发作时为缓解疼痛而行球后阻滞。

42. 球后阻滞的禁忌证有哪些?

① 服用抗凝药或凝血功能障碍的患者;② 患有出血性疾病者;③ 对所用麻醉药物过敏者;④ 儿童及不能配合者;⑤ 仅有单眼视力者(即对侧眼失明);⑥ 短暂性眼压升高可能导致眼内发生严重并发症者。

43. 球后阻滞是如何操作的?

嘱患者向鼻上方注视,以 5 号牙科针头,自下睑眶缘中、外 1/3 交界处皮肤进针。采取与眼球相切,沿矢状面、紧贴眶底进针一直到赤道部,然后改变进针方向,使针头略向上抬起,直指向球后视轴方向;按此方向继续进针,进入球后肌锥内,但切记不要越过中心矢状面范围。球后注射完毕,应压迫眼球至少半分钟,以防止出血并促进药液扩散。由于肌锥内注射距睫状神经节较近,球后阻滞的麻醉效果比球周阻滞更为可靠。进针 3.5 cm 可获得满意的麻醉效果,但眼球制动常不理想;进针 5.0 cm 可使眼球运动完全消失,但眶内出血的风险增加。

44. 球后阻滞的药物及剂量如何选择?

① 2%利多卡因 2.5～3 mL,回抽无异常后即可注射,30 分钟后可重复注射。② 2%利多卡因和 0.75%丁哌卡因按 3∶2 比例混合 2.5～3 mL,可增强麻醉效果和持续时间。③ 1%罗哌卡因 3～3.5 mL。④ 2%利多卡因和 1%罗哌卡因按 1∶1 比例混合,3～4 mL。

45. 球后阻滞的并发症有哪些?

常见并发症为一过性眼压升高。"OPHTS"是球后阻滞严重并发症的首字母缩写。"O"代表视神经损伤,"P"代表眼球穿孔,"H"代表出血(球后出血),"T"代表局部毒性反应(如药物引起的眼外肌坏死)和"S"代表全身不良反应(如局麻药扩散到中枢神经系统或血管内注射导致呼吸循环抑制或心搏骤停)。

46. 球周阻滞是如何进行操作的?

嘱患者睁眼不动,用 25 mm 针头分别于眶上缘中内 1/3 交界处及眶下缘中外 1/3 交界处为注射点。先皮下注射 0.5 mL 局麻药,然后将针尖斜面朝向眼球,从注射点垂直进针,沿眶缘刺入 2.5 cm 触及眶底,回吸无血,分别缓慢注入局麻药 2～4 mL。

47. 为什么球周阻滞发生严重并发症的概率低于球后阻滞?

与球后阻滞相比,球周阻滞针通常更短且处于垂直角度。从理论上讲,这使得球周阻滞不太可能导致眼球向后穿孔、视神经损伤或注入中枢神经系统导致脑干麻醉。

48. 为什么球周阻滞对眼球运动的影响较球后阻滞小?

与球后阻滞相比,由于注射的局麻药较分散,球周阻滞对眼轮匝肌的运动影响较小,眼睑可以闭合,发生其他并发症的概率更小,因此球周阻滞更受欢迎,但球后阻滞尚未被完全取代。

49. 球后或球周阻滞最严重的系统并发症是什么?

脑干麻醉。常于注射后 2 分钟内开始出现症状,10～20 分钟症状最为严重,在 2～3 小时后逐渐缓解。脑干麻醉的临床表现多样,取决于弥散入中枢神经系统局麻药的量、穿刺针进入的深度和力量以及注射的部位,其症状从轻度兴奋、失语、听力丧失到明显的循环不稳定、呼吸暂停等,严重者可致植物人,甚至死亡。

50. 脑干麻醉的发生机制是什么?

① 注入局麻药时意外穿破视神经鞘膜,或者局麻药物通过视神经孔到达蛛网膜下隙。② 将局麻药注入眼动脉后,药液从眼动脉逆流至大脑前动脉或颈内动脉,从而导致局麻药物向中枢蔓延。

51. 对于脑干麻醉应如何预防和处理？

嘱患者在穿刺过程中始终保持向前凝视；避免进针过深；在注射局麻药前常规进行回抽，如果回抽有血，则须重新穿刺。眼科局麻手术应在具备必要监护及复苏设备的场所实施，一旦发生脑干麻醉的临床征象可以及早发现、及时诊断和治疗。处理措施包括心肺复苏、液体治疗、抗胆碱药物和血管活性药物的应用等。

52. 上直肌鞘浸润麻醉的适应证和操作方法有哪些？

上直肌鞘浸润麻醉主要适用于斜视、上睑下垂等手术，主要目的是在作上直肌牵引时防止疼痛反应。操作方法：患者向下注视，暴露上半部眼球，针尖于角膜缘后 7～8 mm 穿过结膜和筋膜囊旁，注射 0.5～1 mL 局麻药。注意不可穿透肌肉，以免发生血肿。

53. 面神经阻滞的适应证和操作方法有哪些？

在眼科手术中主要是对面神经眼支的阻滞。可消除眼轮匝肌和其他面部肌肉的运动，抑制由于瞬目反应引起的眼内压升高，适用于眼表手术、眼肌痉挛、青光眼等。主要方法包括：Atkinson（艾肯森）法、O'Brien（欧勃恩）法、Van Lint（范林特）法。

54. 常用局麻药如何分类？

根据局麻药中间链的不同，可将其分为酯类及酰胺类两大类：① 酯类麻醉药包括：可卡因、丁卡因、普鲁卡因等。这类药物毒性低、起效快，在组织及血浆中被乙酰胆碱酯酶水解，故作用时间不长。② 酰胺类麻醉药包括：利多卡因、丁哌卡因、罗哌卡因及左旋丁哌卡因等。此类药物毒性较大，但其代谢必须在肝脏中被有关酶类降解，故局部作用时间较长。

55. 利多卡因的用法和用量是什么？

用法与剂量：眼科手术常用浓度为 2%，一次最大剂量不超过 0.5 g。表面麻醉可用 4% 溶液，用量不超过 200 mg，起效时间为 5 分钟，作用维持 15～30 分钟。0.5%～1.0% 溶液用于局部浸润麻醉，时效可达 60～120 分钟，视是否加用肾上腺素而定。神经阻滞则用 1%～1.5% 溶液，起效需 10～20 分钟，时效可维持 120～240 分钟。硬膜外和骶管阻滞则用 1%～2% 溶液，起效约需 5 分钟，达到完善的节段扩散约需 15 分钟，时效为 90～120 分钟。神经阻滞和硬膜外阻滞，成人一次用量为 400 mg,加用肾上腺素时极量可达 500 mg。

56. 丁哌卡因的用法和用量是什么?

丁哌卡因属酰胺类局部麻醉药,是目前已知麻醉药中时效最长的(5～10 小时),其镇痛作用时间比利多卡因、甲哌卡因长 2～3 倍,比丁卡因长 25%。其局部麻醉作用强度是利多卡因的 4～5 倍,无血管扩张作用。用法与剂量:临床常用浓度为 0.25%～0.75%溶液,成人安全剂量为 150 mg,极量为 225 mg。丁哌卡因适用于神经阻滞、硬膜外阻滞和蛛网膜下隙阻滞。浸润麻醉用 0.25%溶液,神经阻滞的有效浓度为 0.25%～0.5%,起效时间为 10～15 分钟。

57. 罗哌卡因的用法和用量是什么?

罗哌卡因是一种长效的麻醉制剂,与丁哌卡因相比,罗哌卡因的心脏和中枢神经系统毒性较低。常用浓度为 0.5%～1.0%溶液,起效时间 5～15 分钟,其麻醉效应可维持至术后 12 小时。用法与剂量:适用于神经阻滞和硬膜外阻滞,常用浓度为 0.5%～1.0%溶液,成人安全剂量为 200 mg,产生中枢神经系统症状的阈剂量为 3.5 mg/kg。

58. 丁卡因的用法和用量是什么?

丁卡因是长效酯类局麻药,起效时间需 10～15 分钟,时效可达 3 小时以上。有良好的表面穿透作用,黏膜表面喷涂后 1～3 分钟起效,持续 60～90 分钟。丁卡因吸收也较迅速,用量大可致急性中毒。也有少数患者出现严重过敏反应,发生喉水肿。由于其毒性大、吸收快,儿童、孕妇以不用为宜。用法与剂量:眼科手术常以 1%等渗液作角膜表面麻醉,鼻腔黏膜和气管表面麻醉常用 2%溶液,成人每次总量不得超过 50 mg。硬膜外腔阻滞可用 0.2%～0.3%溶液,一次用量不超过 40～60 mg。

59. 局麻药中毒的临床表现有哪些?

① 中枢神经系症状:局麻药入血后通过血脑屏障进入中枢神经系统,表现为兴奋症状(如口周麻木、口中金属味、激动颤抖、意识变化、肌肉颤搐和癫痫),进而惊厥,呼吸衰竭。② 心血管系症状:与中枢症状同时出现或在其后出现。轻者表现为高血压或轻度血压下降,心动过速或过缓。重者血压先升高后下降,脉搏先变快后变慢,出现室性心律失常,室颤和(或)心搏停止。③ 过敏症状较少见,偶见剥

脱性皮炎、荨麻疹、血管神经性水肿。

60. 局麻药中毒应如何处理?

应快速识别,立即启动急救。优先预防缺氧和酸中毒。处理的方法如下:① 停止局麻药注射;② 寻求帮助,如准备脂肪乳中毒抢救套件以及认知辅助工具;③ 安排好可能需要的体外循环;④ 气道管理;⑤ 抑制癫痫发作,首选苯二氮䓬类药物;⑥ 处理心律失常并提供心血管支持:可用胺碘酮治疗心律失常;避免使用血管加压药、钙通道阻滞剂、β受体阻滞剂和利多卡因。⑦ 输注脂肪乳。

61. 如何使用脂肪乳救治局麻药中毒?

① 首选20%脂肪乳,用2~3分钟静脉推注脂肪乳,随后开始输注。② 根据患者的理想体重,选择给药剂量:体重≤70 kg:静脉推注1.5 mL/kg,随后按每分钟0.25 mL/kg输注;体重>70 kg:静脉推注100 mL,随后用15~20分钟输注200~250 mL。③ 血流动力学持续不稳定时,再静脉推注1次或2次脂肪乳,随后以2倍的速率输注;血流动力学稳定后,继续输注至少10分钟;脂肪乳最大用量约为12 mL/kg。

第二节　眼睑手术与麻醉

62. 眼睑的外观结构包括哪些?

眼睑由上睑和下睑两部分组成,外观结构包括睑裂、睑缘、内眦、外眦、睫毛、眉毛。上睑上界为眉毛下缘,下界为上睑睑缘;下睑上界为下睑睑缘,下界为眶下缘,移行于颊部皮肤。上下睑缘的内侧各有一乳头状突起,其上有一个小孔,称为泪点。

63. 眼睑的生理作用是什么?

眼睑有保护角膜和眼球的作用。睑缘部的睫毛排列整齐,向前向外伸出,不与角膜接触;上下睑闭合时,上下睑线紧密接合,能阻挡灰尘、汗水等异物侵入眼部以及防止强光刺激。睁眼时,上睑向上提起,下睑轻度下垂;瞳孔区暴露在外,光线可通过,保证了正常的视觉功能。

64. 眼睑的解剖层次分为几部分?

眼睑由外向内,由皮肤、肌层、纤维层和睑结膜四层组成。眼睑皮肤是身体最薄而纤细的皮肤,皮下组织非常疏松且脂肪含量少,肌层为小肌肉群,纤维层主要为睑板起支撑作用,睑结膜与睑板紧密贴合,并通过结膜穹隆部与球结膜相连。

65. 眼睑皮下组织的特点是什么?

眼睑皮下组织非常疏松且脂肪含量少,特别富有弹性,皮肤伸展性大,容易容纳水肿液积聚,且不受重力影响。对于全身性疾病引起的水肿,肾性水肿通常先出现于面部,尤以眼睑部明显,然后向下扩展;晨起时眼睑水肿比较明显。

66. 眼睑的肌层分布及特点是什么?

眼睑肌层包括眼轮匝肌、提上睑肌和睑板张肌。眼轮匝肌环睑裂排列,分为睑部眼轮匝肌和眶部眼轮匝肌,受面神经支配,司睑裂开闭。提上睑肌分散于眼轮匝肌与睑板之间,受动眼神经支配,司提上睑。睑板张肌又称 Müller 肌,属平滑肌,受颈交感神经支配,收缩时可使睑裂开大。

67. 眼睑的纤维层分布及特点是什么?

眼睑纤维层由睑板、内眦韧带、外眦韧带和眶隔膜组成。睑板为致密结缔组织构成的板,是眼睑的支持结构。睑板腺藏于睑板中,垂直排列,主导管成行开口于睑内缘。此腺分泌物含胆固醇酯和类酯,有湿润角膜和滑润睑缘的作用。内、外眦韧带连接上下睑板,起固定作用。眶隔膜为致密结缔组织,能阻挡眶脂肪组织入眼睑和阻止炎症扩散。

68. 眼睑的结膜层分布及特点是什么?

睑结膜被覆眼睑内面,紧贴睑板,不能移动。正常时此膜光滑透明,富有血管,显淡红色。向后延伸形成结膜穹隆部,穹隆部的结膜反折贴附巩膜外面,形成球结膜。结膜穹隆的固有层与眼眶的脂肪组织相连不紧,使眼球能在结膜囊内自由运动。

69. 眼睑有哪些血管分布?

眼睑的动脉供血来自颈内动脉系统的眼动脉分支(包括鼻背动脉、眶上动脉、泪腺动脉和额动脉)以及来自颈外动脉的分支(包括面动脉、颞浅动脉和眶下动脉），二者在眼睑内组成动脉弓营养眼睑。眼睑静脉也分为两个系统，浅层回流到面前静脉和颞浅静脉；深层汇入眼眶静脉回流到海绵窦。眼睑静脉没有静脉瓣，深浅静脉系统之间有吻合。

70. 眼睑由何种神经支配？

支配眼睑的神经有感觉神经（三叉神经的分支眼神经和上颌神经，前者分支为眶上神经支配上睑、滑车神经支配内眦、泪腺神经支配外眦，后者分支为眶下神经支配下睑）、运动神经（动眼神经分支支配提上睑肌，面神经分支支配眼轮匝肌）以及交感神经（支配眼睑张肌、血管和腺体）。

71. 眼睑疾病的常见类型有哪些？

眼睑常见疾病类型有先天性异常、位置与功能异常、炎症、肿瘤、外伤等。不同的疾病类型对应不同的病理特点，同时决定了疾病的治疗方式。除了部分急性炎症外大部分眼睑疾病需要手术，小儿一般均需要全麻，成人除恶性肿瘤外大部分可在局麻下完成。

72. 常见的眼睑先天性异常、位置与功能异常疾病有哪些？

包括：倒睫、睑内翻（先天性睑内翻、退行性睑内翻、瘢痕性睑内翻）、睑外翻（退行性睑外翻、瘢痕性睑外翻、麻痹性睑外翻）、眼睑闭合不全、上睑下垂（先天性、获得性）、小睑裂综合征。以上疾病影响眼睑功能或者严重影响美观时需要手术治疗。

73. 常见的眼睑炎性疾病有哪些？

眼睑皮肤纤薄，富含腺体，易受外伤、微生物及炎性介质的侵袭，使得眼睑容易并发炎性疾病。眼睑炎性疾病包括睑腺炎（麦粒肿）、睑板腺囊肿（霰粒肿）、睑缘炎、病毒性睑皮炎、接触性睑皮炎。炎性疾病一般对因抗炎治疗即可，睑板腺囊肿如长期不愈可手术治疗。

74. 常见的眼睑肿瘤有哪些？

眼睑肿瘤为常见疾病，分为良性肿瘤和恶性肿瘤。眼睑良性肿瘤包括眼睑血管瘤（多发生于婴幼儿时期）、眼睑色素痣以及眼睑黄色瘤（常见于老年人）。眼睑恶性肿瘤均好发于中老年人，包括眼睑基底细胞癌、眼睑皮脂腺癌、眼睑鳞状细胞癌以及睑板腺癌等。良性肿瘤出于美观需要可行手术治疗,成人可局麻;恶性肿瘤手术时间偏长、创伤较大,往往需要全麻。

75. 小儿眼睑的常见疾病有哪些?

包括:倒睫、先天性睑内翻、眼睑闭合不全、先天性上睑下垂、小睑裂综合征、睑腺炎(麦粒肿)、睑板腺囊肿(霰粒肿)以及眼睑血管瘤。小儿眼睑疾病绝大多数需要手术治疗,同时需要全麻配合。除小睑裂综合征整形手术时间偏长外,其他手术基本在 10～30 分钟可以完成。

76. 成人眼睑的常见疾病有哪些?

包括:倒睫、退行性睑内翻、瘢痕性睑内翻、退行性睑外翻、瘢痕性睑外翻、麻痹性睑外翻、眼睑闭合不全、获得性上睑下垂、眼睑色素痣、眼睑黄色瘤、眼睑基底细胞癌、眼睑皮脂腺癌、眼睑鳞状细胞癌以及睑板腺癌等。成人除恶性肿瘤外大部分可在局麻下完成。

77. 眼睑常用的检查方法包括哪些?

眼睑检查以视诊和触诊为主。视诊包括观察外形是否正常,睫毛是否整齐,眼睑有无内翻或外翻,睑裂是否对称,有无红肿、瘀血、瘢痕及肿物;活动是否正常,上睑提起及睑裂闭合是否正常。触诊检查有无触痛及有无非明显可见的皮肤以下肿瘤。

78. 眼睑疾病手术治疗原则与要点是什么?

眼睑形态对人的容貌非常重要,因此在实施眼睑手术治疗时要充分考虑眼睑的功能和美容。在将保护视功能作为首要目的基础上,力求双侧对称以保持良好的外观。要点是手术切除组织后,应按照眼睑的解剖结构分层缝合,有缺损的地方需要进行修复。在处理眼睑炎症时要避免引起炎症扩散。

79. 眼睑水肿需要考虑哪些因素?

眼睑水肿分为生理性和病理性两种。生理性眼睑水肿大多是由于睡眠不好等因素影响了面部血液回流,多见于健康人,可自然消退。病理性眼睑水肿又分炎症性和非炎症性。前者的病因有急性炎症、外伤或周围炎等,常伴有局部红、热、痛等症状;后者大多没有局部红、痛症状,常见原因是局部或全身过敏性病变、心脏病、甲状腺功能低下、急慢性肾炎以及特发性神经血管性眼睑水肿。

80. 眼睑水肿为什么要引起麻醉医师的重视？

眼睑水肿特别是非炎症性病理性水肿的常见原因往往与机体的全身状态有明显联系。通过简单观察患者的眼睑状态就可以进一步提示需要详细了解的重要脏器功能，特别是心脏、甲状腺及肾脏。另外，麻醉状态下可以佐证过敏反应的发生，与其他因素引起的血流动力学变化相鉴别，进而指导治疗。

81. 上睑下垂需要考虑哪些因素？

上睑下垂的病因非常多，主要涉及眼科、神经科和内分泌科。发生于儿童的眼睑下垂主要以先天性单纯性眼睑下垂、下颌瞬目综合征、重症肌无力、外伤等多见；发生于成年人的主要原因包括重症肌无力、慢性进行性眼外肌麻痹、甲亢性眼肌病、颅内动脉瘤压迫等；发生于老年人的主要原因包括眼睑膜退行性变、重症肌无力、缺血性脑卒中及糖尿病性动眼神经麻痹等。

82. 上睑下垂的病因与表现是什么？

上睑下垂是既常见于儿童也常见于成人的眼睑疾病，是由于上睑提肌和睑板张肌功能不全或丧失导致的上睑部分或者全部无法按支配要求提至正常状态。自然睁眼平视时上睑遮盖角膜上缘不超过 2 mm，上睑下垂时超过这个界限，轻者影响外观，重者遮盖瞳孔，影响视功能。

83. 上睑下垂是如何分类的？

上睑下垂可分为先天性或者获得性。先天性上睑下垂主要由于动眼神经核或者上睑提肌发育不良，为常染色体遗传性疾病。获得性上睑下垂主要由于动眼神经麻痹、上睑提肌损伤、交感神经疾病、重症肌无力及急性运动障碍等。

84. 上睑下垂为什么要引起麻醉医师的重视？

先天性上睑下垂为遗传学疾病，不能完全确定有无合并其他遗传性病变；获得性上睑下垂往往是其他全身性疾病的一种外在症状。特别是对于因其他疾病就诊或需要手术的患者，通过简单地观察患者的睁眼动作就能提醒更多地考虑一些疾病，包括肌无力、缺血性脑卒中与颅内动脉瘤等，进而更好地评估患者。

85. 重症肌无力的临床表现有哪些？

重症肌无力发病初期患者往往感到眼或肢体酸胀不适，或视物模糊，容易疲劳，天气炎热或女性月经来潮时疲劳感会加重。随着病情发展，骨骼肌明显疲乏无力，显著特点是肌无力表现于下午或傍晚劳累后加重，而晨起或休息后减轻，此种现象称之为"晨轻暮重"。

86. 重症肌无力的发病原因包括什么？

重症肌无力的发病原因分两大类。一类是先天遗传性，极少见；第二类是自身免疫病，比较常见，以神经肌肉接头处突触后膜损害和功能性胆碱能受体减少所导致的神经肌肉传递功能障碍为主要表现。其发病原因尚不明确，一般认为与感染、药物及环境因素有关。重症肌无力患者中有65%～80%同时有胸腺增生，10%～20%同时伴发胸腺瘤。

87. 重症肌无力的检查方法有哪些？

① 新斯的明试验：成年人一般用新斯的明1～1.5 mg肌内注射，若注射后10～15分钟症状改善，30～60分钟达到高峰，持续2～3小时，即为新斯的明试验阳性。② 胸部影像学检查。③ 重复电刺激：是具有确诊价值的常用检查方法。④ 单纤维肌电图：是较重复神经电刺激更为敏感的神经肌肉接头传导异常的检测手段。⑤ 乙酰胆碱受体抗体滴度检测：对重症肌无力的诊断具有特征性意义。

88. 可能使重症肌无力加重或复发的因素有哪些？

常见诱因有感染、手术、精神创伤、全身性疾病、过度疲劳、女性生理期前后、妊娠、分娩、吸烟、饮酒、胸腺瘤复发等。另外是药物因素，重症肌无力患者有很多慎用药物，包括多种类型的抗生素、降脂药等，需要引起麻醉医师警惕的是肌肉松弛药。

89. 重症肌无力是如何分型的？

Ⅰ型：单纯眼肌型，局限于单纯的眼肌麻痹。Ⅱa型：轻度全身肌无力，有眼外肌、肢体和躯干肌无力，抗胆碱酯酶药物反应良好。Ⅱb型：有明显的睑下垂、复视、构音和吞咽困难及颈肌、四肢肌无力，抗胆碱酯酶药物常不敏感。Ⅲ型：急性进展型，易累及呼吸肌和延髓肌，抗胆碱酯酶药物反应差。常伴发胸腺瘤。Ⅳ型：潜在危象型，表现为全身无力，常伴有严重的延髓肌症状，抗胆碱酯酶药物反应差。

Ⅴ型：肌肉萎缩型，罕见。

90. 重症肌无力患者的麻醉前准备有哪些？

麻醉前应仔细评估患者的病情，包括发病时间、病程、营养状况、治疗情况以及肌无力的程度（有无延髓支配肌群受累，有无吞咽困难、有无呼吸肌麻痹），需要进行肺功能检查、新斯的明试验等，用于指导术后是否需要继续机械通气支持治疗。还需要注意患者是否合并其他自身免疫病，如甲状腺炎、类风湿关节炎、系统性红斑狼疮等。

91. 重症肌无力患者的麻醉肌松药如何选择？

去极化肌松药如琥珀胆碱因重复使用易出现Ⅱ相阻滞，且对肌无力患者阻滞程度和阻滞时间明显延长而基本不用。对非去极化肌松药特别敏感，正常剂量的 $1/5 \sim 1/4$ 即可导致足够的肌肉松弛，最好在肌松监测仪的监测下使用。

92. 重症肌无力患者的拔管指征包括哪些？

确保拔管之前无肌松残余，包括观察以下指征：患者完全清醒，可抬头坚持 5 秒，潮气量大于 5 mL/kg，呼吸频率小于 30 次/分，自主通气稳定呼吸空气时 $SpO_2 > 95\%$ 及 $PetCO_2 < 45$ mmHg，TOF 监测下 $T_4/T_1 > 0.9$。必要时给予肌松拮抗剂。

93. 什么是肌无力危象？

肌无力危象是指重症肌无力患者的呼吸肌和（或）延髓肌无力或者发生呼吸衰竭，严重到不得不实施插管或延迟术后拔管且需要呼吸机支持的临床征象，是常见的危及生命的并发症。常由肺部感染、创伤、残余麻醉药以及抗胆碱酯酶药不足引起。

94. 什么是胆碱能危象？

胆碱能危象是抗胆碱能药物过量导致胆碱酯酶抑制过量引起的，除肌无力危象症状外，还有乙酰胆碱过多的症状，如腹泻、恶心、呕吐、瞳孔缩小、多汗、心动过缓以及肌肉震颤等。可通过静脉内给予依酚氯铵 10 mg 进行鉴别。如果是胆碱能危象，患者的症状不会改善；如果是肌无力危象，患者的肌力会明显改善。

95. 眼睑闭合不全的表现与危害有哪些？

轻度闭合不全时可因 Bell 现象(闭眼时眼球反射性上转)导致下方球结膜暴露引起充血、干燥；重度闭合不全时可因角膜暴露导致暴露性角膜炎。全身麻醉下引起的闭合不全可因泪液挥发快或抗胆碱药物的使用使得泪液分泌减少引起角膜干燥，或者失去眼睑的保护而增加了角膜划伤及灼伤的风险，属于可避免的麻醉并发症。

96. 如何预防全身麻醉可能引起的因眼睑闭合不全导致的暴露性角膜炎？

对于眼科手术而言由手术医师使用生理盐水或其他可以湿润角膜的药品即可。对于非眼科手术，特别是头面部手术因无法在术中持续观察，需在手术开始前即适当涂抹眼膏并妥善人工辅助闭合眼睑。对于长时间的手术还要控制手术间处于适宜的温度及湿度。

97. 小儿不同眼睑疾病的麻醉方式如何选择？

在 10 年以前，小儿眼睑疾病的手术几乎完全在氯胺酮全凭静脉麻醉下完成。近年来由于氯胺酮药物使用的限制，同时由于七氟烷的临床广泛应用，使用喉罩下全凭吸入麻醉(保留或不保留自主呼吸)的方式越来越多。丙泊酚全凭静脉麻醉和静脉吸入复合麻醉也经常采用，同样可以在喉罩麻醉下完成。

98. 氯胺酮的麻醉优点是什么？

氯胺酮应用于临床麻醉后，由于兼具致意识消失与镇痛良好的作用，同时咽部保护性反射大部分存在，对呼吸影响很小，可以保留自主呼吸，特别适用于手术时间较短，要求镇痛作用好但又不需控制呼吸的病例，既往较常用于眼科需要全麻而无需气管内插管的儿童。另外，肌内注射既往也常用于小儿基础麻醉。

99. 氯胺酮麻醉的缺点是什么？

单独应用氯胺酮能使交感活性增加，血浆儿茶酚胺升高，心率、血压、周围血管阻力、肺动脉压和肺血管阻力均增高，心脏每搏输出量、心排血量、冠状动脉血流量有程度不等的上升，心肌耗氧量亦增多。能使支气管平滑肌松弛，呼吸道阻力下降，唾液和支气管分泌增多。能使眼压升高，不影响子宫收缩力，但其易透过胎盘屏障。能使代谢和内分泌处于亢进状态、产生噩梦及精神异常，甚至谵妄。

100. 氯胺酮的药理和药代动力学特点是什么？

氯胺酮具有高度亲脂性，1~2 mg/kg 静注后迅速进入中枢神经，25~30 秒内可使患者意识消失，作用维持时间 10~15 分钟。血浆蛋白结合率为 45%~50%。静脉注射后首先进入脑组织，脑内浓度可高于血浆浓度的 6.5 倍。肝、肺和脂肪内的浓度也较高，重新分布明显。主要经肝脏生物转化成去甲氯胺酮，仍有镇痛作用，效力相当于氯胺酮的 1/3 左右，约 5% 以原形从尿液排出。

101. 氯胺酮的作用机制是什么？

经静脉或肌肉途径用药进入浅全麻状态后，眼球震颤频繁，遇到强刺激时肌张力增强，提示丘脑与皮质之间通路阻断，同时丘脑和边缘系统的活动有增无减，癫痫样波仍能传至皮质。镇痛作用主要是由于丘脑内侧核有选择性地受到抑制，脊髓网状结构束的上行传导受阻，但脊髓丘脑束的传导并未完全阻断，因此表现情感淡漠，躯体痛可有所减轻，但内脏疼痛的改善有限。

102. 氯胺酮使用的禁忌证有哪些？

由于氯胺酮能使交感活性增加，血浆儿茶酚胺升高，兴奋心血管系统，并能升高眼压、透过胎盘屏障、使代谢和内分泌处于亢进状态，因而有高血压、脑血管意外史、颅内压增高、颅内占位性病变的患者禁用；青光眼、精神病、甲亢、妊娠、急性乙醇（酒精）中毒或慢性成瘾患者慎用。

103. 氯胺酮使用的注意事项有哪些？

① 对于心功能障碍和血容量不足的患者，可以引起严重循环抑制。因此，在应用氯胺酮麻醉前应补充血容量、改善心肌功能、纠正水电解质紊乱等。② 为了减少气管内黏液的分泌，用药前可给予抗胆碱药。③ 如氯胺酮过量产生呼吸抑制，可施行人工呼吸等措施，但不可使用呼吸兴奋剂。④ 术前须禁食，给药后 24 小时内禁饮酒或服用中枢神经系统抑制药。

104. 什么是分离麻醉？

氯胺酮会产生一种独特的麻醉状态，小剂量静脉注射后，患者并不入睡，但痛觉完全可以消失，表现为木僵、镇静、遗忘和显著镇痛。这种既保持意识清醒，又使痛觉暂时性完全消失的状态，也就是意识与感觉暂时分离的一种状态称为分离麻醉。此种状态被认为是边缘系统与丘脑-新皮质系统分离的结果。

105. 艾司氯胺酮有何特点?

普通氯胺酮是右旋与左旋的混旋体。艾司氯胺酮即右旋氯胺酮,具有较强镇痛作用的手性环己酮。与氯胺酮相比,艾司氯胺酮具有效价高、受体亲和力强、神经系统不良反应少的特点,具有更强的镇痛效力。艾司氯胺酮使用剂量仅为氯胺酮的1/2,且具有更高的体内清除率和理论上更低的副作用发生率。药代动力学可控,能治疗难治性抑郁症。

106. 何种情况下眼睑手术需要全麻并进行气道管理?

大多数眼睑手术可在局部麻醉下完成,全身麻醉用于复杂的眼睑恶性肿瘤手术和不能合作的小儿手术。从临床安全考虑,需要全麻的手术都应当进行气道管理。

107. 眼科手术全麻应如何选择气道管理方法,声门上还是声门下?

通常来说声门上气道管理通路指喉罩通气,而声门下气道管理通路指气管插管通气。在喉罩广泛应用于临床之前,气管插管是唯一的全麻常规气道管理工具,近年来喉罩通气由于其相对于气道插管更为便捷和无创,因此被越来越广泛地应用于眼科手术全麻气道管理中。

108. 气管插管的适应证包括哪些?

① 因严重低氧血症和(或)高 CO_2 血症,或其他原因需要较长期机械通气,而又不考虑进行气管切开的患者;② 不能自行清除上呼吸道分泌物、胃内反流物和出血,随时有误吸危险者;③ 下呼吸道分泌物过多或出血需要反复吸引者;④ 上呼吸道损伤、狭窄、阻塞、气管-食管漏等影响正常通气者;⑤ 患者自主呼吸突然停止,需紧急建立人工气道行机械通气者;⑥ 手术和麻醉,如需要长时间麻醉的手术、特殊部位、特殊体位的手术需要气道管理者。

109. 气管插管的禁忌证包括哪些?

气管插管无绝对禁忌证。相对禁忌证包括:① 有喉头急性炎症者,由于插管可以使炎症扩散,故应谨慎;② 喉头严重水肿者,由于事发紧急且插管困难,不宜行气管内插管;③ 严重凝血功能障碍,宜待凝血功能纠正后进行;④ 巨大动脉瘤,尤其位于主动脉弓部位的主动脉瘤,插管有可能致动脉瘤破裂,宜慎重。

110. 喉罩的优点有哪些？

　　① 操作简单、容易,只要患者无张口困难,便能置入喉罩;② 无需喉镜插入、显露声门,放置成功率高,可迅速建立人工气道;③ 无导管插过声门等机械刺激,不易出现喉头水肿、声带损伤、喉返神经麻痹等并发症;④ 置入刺激轻,心血管反应小;⑤ 对肌肉松弛药的要求低。

111. 喉罩的禁忌证有哪些？

　　① 饱胃,腹内压过高,有呕吐反流误吸危险的患者;② 存在气管受压或者气管软化的患者;③ 咽喉部存在感染、解剖结构异常或其他病理改变;④ 明显的困难气道患者;⑤ 呼吸道出血的患者;⑥ 肺顺应性降低或者高肺阻力,以及通气压力需大于 25 cmH$_2$O 的慢性呼吸道疾病患者。

112. 眼睑手术全麻需要肌松药物吗？

　　对于不存在喉罩置入禁忌的婴幼儿及学龄患者,实施眼睑短小手术可在不使用肌松药的情况下置入喉罩并保留自主呼吸(需要在一定深度的麻醉镇静条件下)。对于需要气管内插管的婴幼儿及学龄患者,以及可以实施喉罩的大龄儿童或成人,建议使用短效肌松药物以保证气道建立的顺利。使用肌松药应给予控制呼吸。

113. 眼睑手术全麻需要阿片类药物吗？

　　除恶性肿瘤外,眼睑手术时间短、疼痛刺激小,往往不需要阿片类药物。对于需要气管内插管的学龄患者以及可以实施喉罩麻醉的大龄儿童或成人,建议使用短效阿片类药物以减少气道建立时的应激反应。婴幼儿手术因阿片类药物的呼吸抑制作用显著而不建议使用。

114. 小儿全麻时何时气管拔管及喉罩拔除？

　　小儿全麻时气管拔管时应满足以下条件：① 清醒、麻醉药作用基本消退;② 无肌松药、镇痛药残余作用;③ 自主呼吸恢复、自主体动;④ 咳嗽吞咽反射恢复;⑤ 循环稳定;⑥ 无低体温。拔除喉罩的时机与拔除气管导管基本相同,由于患儿对喉罩相对气管导管更易耐受,因此拔除时机可以相对灵活。

115. 小儿眼睑手术全麻与成人眼睑手术全麻有何不同？

　　① 诱导用药：小儿更多倾向于吸入诱导,成人倾向于静脉诱导;② 术中麻醉

维持：小儿以吸入为主，成人以全静脉或静吸复合为主；③ 肌松药与阿片类药的使用：小儿以不使用为主，成人多数需要使用。

116. 全麻最先失去什么感觉？

全身麻醉可以使患者的所有感觉和反射都消失。感觉包括意识、视觉、味觉、触觉、痛觉、本体感觉、温觉与听觉；反射包括保护性反射，例如呛咳反射，呕吐反射等等。全麻首先消失的是意识，最后消失的是听觉。苏醒期恰恰相反，最先恢复的是听觉，然后其他感觉渐渐恢复，最后恢复的是意识和视觉。

117. 使用肌肉松弛药后全身肌肉松弛的顺序是什么？

机体不同部位的骨骼肌群对肌松药的敏感性存在很大差异。首先眼部、颜面部、咽喉部及颈部作精细动作的肌肉较易被松弛，其次为上下肢、肋间肌和腹部肌肉，膈肌最后松弛。肌力恢复的顺序与此相反，最后松弛的肌群最早恢复肌力，最先松弛的肌群则最晚恢复肌力。

118. 全麻苏醒时为什么要呼唤患者睁开眼睛？

全麻苏醒期患者最先恢复的是听觉，对呼唤有反应表示开始清醒。肌肉松弛最先恢复的是膈肌，最后恢复的是眼部肌肉。如果患者能听从呼唤指令睁开眼睛，表示意识恢复且呼吸与四肢运动肌群已经恢复肌力。

119. 神经阻滞麻醉可以用于眼睑手术吗？

虽然眼科手术神经阻滞麻醉的方式很多，但大部分眼睑手术都可以在局部浸润麻醉下进行。需要注意的是，将局部麻醉药直接注射于手术部位时，该区域易发生肿胀和出血，不但给手术操作带来困难，还直接影响美容整形手术的效果。因此，神经阻滞麻醉对眼睑美容手术来说可能是一个较好的选择。

第三节   泪器手术与麻醉

120. 泪器的组成结构有哪些？

泪器在结构上分为泪液分泌部及泪液排出部。泪液的分泌部通常情况下指泪腺、还包括副泪腺、结膜杯状细胞，司泪液分泌功能。泪液排出部又称泪道，包括上下泪点、上下泪小管、泪总管、泪囊和鼻泪管,司泪液排出功能。

121. 泪液分泌部的构成与生理作用是什么?

泪液的分泌部包括泪腺、副泪腺、结膜杯状细胞。其中泪腺为反射性分泌泪腺,在受到外界刺激或感情激动时,分泌泪液大量增加,起到冲洗和稀释刺激物的作用。副泪腺为基础分泌腺,其分泌的泪液量很少,仅维持正常情况下减少眼睑和眼球间摩擦、维持角膜和结膜湿润的基本分泌。结膜杯状细胞分泌黏蛋白,有助保持眼表润滑。

122. 泪道排出部的构成包括哪些?

泪液排出部包括泪点、泪小管、泪囊和鼻泪管。正常情况下,泪液除了通过蒸发消失外,一部分泪液是通过泪道排出。泪点上下各一,位于睑缘内眦部与眼球紧密相贴;泪小管分别起自上、下泪点,最终汇合开口于泪囊;泪囊位于泪骨的泪囊窝内、内眦韧带后面,上端为盲端,下端与鼻泪管相连;鼻泪管开口于鼻腔下鼻道内。

123. 泪道排出部的功能是如何实现的?

大部分泪液依赖眼轮匝肌的泵作用通过泪道排入鼻腔。闭眼时眼轮匝肌收缩牵拉致泪囊扩张形成负压,泪小管内液体吸入泪囊。睁眼时眼轮匝肌松弛,泪点张开,虹吸作用使泪液进入泪小管,泪囊弹性回缩,挤压和重力作用使泪液排入鼻泪管。

124. 泪液的成分构成包括哪些?

泪液是由睑板腺分泌的脂质、泪腺及副泪腺分泌的浆液、杯状细胞等分泌的黏液共同组成。泪液中主要有机成分为蛋白质,其中包括白蛋白、球蛋白、溶菌酶、免疫球蛋白等。泪液中的离子含 K^+、Na^+、Cl^-,浓度较血清中高,也有少量葡萄糖和尿素。正常情况下泪液为等渗,泪液形成 $7\sim10\ \mu m$ 的薄层膜,即泪膜。

125. 泪膜是由什么构成的?

泪膜由三层成分不同的薄膜所构成。最外层是类脂质层,它和空气直接接触,中间是水性层,内层是紧密附着在角膜上皮的黏蛋白层。类脂质层可以防止泪液蒸发过多,黏蛋白具有亲水性质,有助于水分的保持,3 种成分的正常比例使泪液膜具有正常的表面张力,能在角结膜表面存留较长时间。

126. 泪膜的功能包含什么?

类膜的功能如下:① 覆盖和填补角膜表面,使角膜面为一个光滑的光学界面,保持角膜的光学特性。② 湿润并保护角膜和结膜上皮,通过机械冲洗帮助冲洗眼表异物或其他有害物质。③ 抗菌作用抑制微生物的生长。丙种球蛋白和溶菌酶是泪液中抗微生物作用的主要成分。④ 提供角膜必需的营养物质。

127. 泪器受什么血管滋养?

泪器包括分泌泪液的泪腺和排泄泪液的泪道。① 泪腺位于眼眶外上方的泪腺窝内,血管供应来自泪腺动脉。② 泪道血液供应来源于眼动脉分支、面动脉分支和颌内动脉分支。

128. 泪器由何种神经支配?

泪腺的感觉支配纤维为三叉神经眼支的分支,分泌纤维来自面神经中副交感神经纤维和颅内动脉丛的交感神经纤维。泪道感觉纤维为三叉神经的眼支,鼻睫状神经的滑车下神经分支支配泪小管、泪囊和鼻泪管上部,三叉神经上颌支的前上齿槽神经支配鼻泪管下部,运动神经来自面神经分支。

129. 泪液分泌及泪道功能的常用检查方法有哪些?

用于检查泪点位置是否正常,泪道是否通畅,是否有狭窄或者阻塞以及其程度。分为一般检查、泪道冲洗、泪道探针检查、荧光素钠滴眼试验、泪液分泌功能检查(Schirmer 试验)以及泪道造影术。

130. 什么是 Schirmer 试验?

Schirmer 试验又称为泪液分泌试验,主要是有 2 种测试办法:一种施加表面麻醉,另一种则不用表面麻醉。施加表面麻醉主要为测定副泪腺的分泌功能,即基础的分泌功能。不用表面麻醉测定的是主泪腺的分泌功能,即综合的分泌功能。具体方法是取一条长 35 mm,宽 5 mm 的滤纸放入下眼睑的中外 1/3 的位置,5 分钟后测定滤纸被泪水湿润的长度,正常人为 5～15 mm。

131. 泪器病的主要症状与种类包括什么?

主要症状是流眼泪,其原因有二:首先是泪液分泌过多,排出系统来不及排走而流出眼睑外,称为流泪;其次是排出受阻,泪液不能通过泪道流入鼻腔而溢出眼睑外称为溢泪。泪器病变主要在泪道系统。

132. 儿童泪器的异常发育的疾病包括什么？

临床上比较常见的有先天性鼻泪管闭锁、先天性泪囊瘘,经泪道探通或者手术可以治愈。另外,比较少见的还有先天性无泪腺、先天性泪腺脱垂和异位泪腺、先天性泪小管和泪点缺如或闭锁。

133. 泪道系统病变的主要表现有哪些？

泪道系统病变的主要表现为溢泪(泪道狭窄或阻塞,使泪液不能流入鼻腔而流至面颊)。其原因可以是:① 泪点开口过小或位置不正常,如泪点外转、外翻时使其失去虹吸作用;② 泪小管狭窄或阻塞;③ 慢性泪囊炎也是临床常见的疾病。

134. 慢性泪囊炎的临床表现有哪些？

主要表现除了泪溢外,有脓性或黏液性的分泌物,是鼻泪管阻塞后泪液和细菌滞留于泪囊所致。有时泪囊局部皮肤可能有囊样肿块,经冲洗或挤压后分泌物排出,肿块缩小,此时泪囊已形成囊肿。应及时行鼻腔泪囊吻合术,否则一旦角膜或眼球外伤,容易引起角膜溃疡、眼内炎等严重并发症。

135. 常见的泪腺疾病有哪些？

常见的泪腺疾病以炎症和肿瘤较为常见。泪腺炎包括急性泪腺炎和慢性泪腺炎,泪腺肿瘤包括多形性腺瘤、腺样囊性癌和多形性腺癌,还有泪腺脱垂和泪腺分泌功能异常。炎症以抗感染治疗为主,严重时需手术。肿瘤与泪腺脱垂需手术治疗。分泌功能异常往往以各种综合征命名,需对因或对症治疗。

136. 什么是干眼症？

干眼症是指由多种因素所导致的、以眼睛干涩为主要症状的泪液分泌障碍性眼病,常伴有双眼痒感、异物感、烧灼感,或畏光、视物模糊、视力波动等表现。常见之症状包括眼睛干涩、容易疲倦、眼痒、有异物感、痛灼热感、分泌物黏稠、怕风、畏光、对外界刺激很敏感;有时因基本泪液不足,反射性刺激泪液分泌而造成常常流泪;严重者眼睛会红肿、充血、角质化、角膜上皮破皮而有丝状物黏附,这种损伤日久则可造成角结膜病变,并会影响视力。

137. 什么是眼干燥综合征?

眼干燥综合征是一种以侵犯泪腺、唾液腺等外分泌腺为主的慢性自身免疫病,常常在老年人中以特发病形式表现出来,多数常见于 Sjögrens 综合征在眼部的部分表现。主要表现为干燥性角膜、睑裂部角膜炎、结膜炎、口腔干燥症或伴发类风湿关节炎等其他风湿性疾病。

138. 什么是 Sjögren 综合征?

Sjögren 综合征,又称干燥综合征,是一种侵犯外分泌腺体尤其以侵犯唾液腺及泪腺为主的慢性自身免疫病。临床表现除有口干舌燥、眼睛干涩外,还有因其他外分泌腺及器官受累及而出现多系统危害的症状。

139. 什么是米库利奇综合征?

米库利奇病是一种原因不明的双侧慢性泪腺炎,同时伴有双侧腮腺肿大。泪腺肿大柔软,有的病例还有肝、脾、淋巴结肿大。米库利奇病目前被认为是一种 IgG4 相关的自身免疫病,因此对激素治疗敏感。合并全身疾病如白血病、结核、淋巴肉瘤、肉样瘤等病时,则为米库利奇综合征。

140. 米库利奇病的眼部特征包括什么?

双侧无痛性泪腺肿大,开始为单侧,很快侵及另一侧,使两侧泪腺呈对称性肿大,眼睑水肿,肿大的泪腺居外上方皮下及眶筋膜之间,质地软而有弹性,无触痛,与周围组织无粘连。常伴有泪腺液体分泌减少、结膜干燥、结节性虹膜炎。

141. 米库利奇综合征的全身特征包括什么?

在泪腺肿大的同时或之后,腮腺开始肿大,为双侧对称性,唾液分泌减少。口腔、喉部干燥,干性鼻炎,常合并有齿龈炎,咽炎。其他表现有听力障碍、神经系统并发症、贫血、淋巴结肿大、肝脾肿大、多发性关节炎、腹膜炎、肺炎以及丹毒等。

142. 舍格伦综合征的具体表现有哪些?

泪腺功能异常导致眼部干涩、异物感明显、眼泪减少等症状,甚至还会激发结膜炎、结膜反复化脓性感染等眼部疾病。唾液腺功能异常导致明显的口干舌燥症状以及极难控制的龋病(龋齿)情况。皮疹也是常见的症状之一,一般多发生于下肢,以米粒大小的红丘疹为主。目前的治疗大多以改善相关症状、防止继发感染为主。

143. 什么是泪道探通术?

溢泪多数由于泪道狭窄或阻塞所致,涉及泪道的各个位置。泪道探通术作为一种诊断手段,用泪道探针探查泪道狭窄或阻塞的部位、程度及病变性质。通过这种判定来指导后续的治疗手段,对于部分轻度阻塞可以辅助治疗。

144. 什么是泪囊鼻腔吻合术?

慢性泪囊炎是眼科常见多发病,多见于女性和老年人。其他治疗手段效果不佳,仍以手术治疗为主。泪囊鼻腔吻合术作为经典的手术方式,目的是把泪囊与鼻黏膜直接吻合,使分泌物和泪液由泪囊直接进入中鼻道,以消除泪囊化脓性病灶并解除溢泪现象。可在浸润麻醉或神经阻滞下完成。

145. 什么是鼻泪道支架植入术?

鼻泪道支架植入术是一种微创性治疗鼻泪道阻塞的新方法,经鼻腔逆行将支架植入鼻泪道中,优点是无需皮肤切口,缺点是需要 X 线透视操作。近来有经鼻内镜明视下完成手术的报道,克服了原有肉眼直视手术的缺点,但往往需要在全身麻醉下完成。

146. 何种情况下泪器手术需要全麻?

和其他眼科手术一样,对于儿童患者手术往往需要全麻,而成人手术除恶性肿瘤外大多能在局麻下完成。经鼻内镜下泪囊鼻腔吻合术或鼻泪道支架植入术一般因手术比较精细因此需要全麻下提供支持。因鼻腔黏膜出血会影响手术视野,全麻下可以实施合控制性低血压以提供相对"无血"视野。

第四节 结膜手术与麻醉

147. 结膜的结构与组成有哪些?

结膜是由眼睑缘间部末端开始,覆盖在上、下眼睑内和眼球前面的一层由复层柱状上皮和少量结缔组织形成的透明黏膜。衬在眼睑内面的为睑结膜,贴在眼球前的为球结膜。球结膜与睑结膜两部分相互连续在的转折处形成穹隆结膜。在眼睑闭合时,由结膜围成的空隙称为"结膜囊"。

148. 结膜的生理作用有哪些?

结膜内含有丰富的血管和神经末梢,并有少量的黏液腺,能分泌黏液,滑润眼球,以减少睑结膜与角膜的摩擦。穹隆部结膜组织疏松,有利于眼球自由转动,有保护和便于眼球移动的作用。

149. 结膜的组织学结构有哪些?

结膜从组织学上分为上皮层和黏膜下基质层。上皮层细胞形态各不相同。睑缘部为扁平上皮,睑板到穹隆部由立方上皮逐渐过渡成圆柱形,球结膜渐变为复层鳞状上皮。杯状细胞是单细胞黏液腺,多分布于睑结膜和穹隆部结膜的上皮细胞层内,分泌黏液。基质层由疏松结缔组织组成,其间有大量淋巴细胞。

150. 结膜的神经与血管支配有哪些?

结膜富含神经和血管。睑结膜血液供应来自眼睑动脉弓,球结膜血液供应来自眼动脉分支的睫状前动脉。结膜感觉由三叉神经眼支分出的泪腺神经、眶上神经、滑车上神经和眶下神经分支支配。

151. 结膜充血与睫状充血的不同在哪里?

眼睑动脉弓穿过睑板分布于睑结膜、穹隆结膜和距角结膜缘 4 mm 以外的球结膜,充血时称结膜充血。睫状前动脉在角巩膜缘 3~5 mm 处分出细小的巩膜上支,组成角膜缘周围血管网,并分布于球结膜,充血时称睫状充血。两种不同充血对眼部病变部位的判断有重要意义。

152. 结膜疾病包含哪些?

结膜疾病包括结膜炎、结膜肿瘤和结膜变性。几乎所有的炎性反应都能在结膜上体现。结膜肿瘤包括色素痣、乳头状瘤、皮样瘤及皮样脂肪瘤、血管瘤、结膜囊肿、上皮内瘤变、鳞状细胞癌、黑素瘤等。结膜变性包括睑裂斑、翼状胬肉和结膜结石。

153. 结膜炎有哪些分类?

结膜炎是临床常见病症,可根据其不同性质分为感染性和非感染性两大类;根据病情及病程,可分为急性、亚急性和慢性 3 类;根据病因又可分为细菌性、病毒性、衣原体性、真菌性和变态反应性等;根据结膜的病变特点,可分为急性滤泡性结膜炎、慢性滤泡性结膜炎、膜性及假膜性结膜炎等。

154. 结膜疾病的手术特点有哪些?

结膜炎无需手术治疗,但由于结膜炎的传染性,往往不适于在急性期手术或麻醉。结膜肿瘤及翼状胬肉需手术治疗,大部分可在局麻下完成。对于治疗性结膜移植术,其麻醉取决于被移植的部位和术式。

第五节　角膜手术与麻醉

155. 角膜的生理作用是什么?

角膜与巩膜一起构成眼球最外层的纤维膜,富含感觉神经末梢,具有良好的自我保护和自我修复能力,对眼球内容物有重要的保护作用。角膜是整个眼球前面的透明部分,不含血管组织,是外界光线进入眼内在视网膜上成像的必经通路。角膜组织结构是规则排列的,是眼球的主要屈光介质,并有折光作用。

156. 角膜包含哪些解剖结构?

位于眼球壁前端 1/6 无血管的透明纤维膜称角膜。正常角膜高度透明,表面光滑,前凸后凹,形如凸凹透镜,边缘与巩膜似表壳相接。从后面看是圆形,从正前面看是横圆形,是由于前面角膜的上下缘受巩膜和结膜的伸展多于水平两侧。角膜分为角膜本部和角膜缘部。

157. 角膜的组织学结构有哪些?

角膜在组织学上由前向后分五层:上皮细胞层、前弹性层、基质层、后弹性层和内皮细胞层。上皮层表面还覆盖一层泪膜。了解角膜的组织学结构有助于理解穿透性角膜移植和板层角膜移植手术的解剖层次以及对麻醉的不同要求。

158. 角膜有血管分布吗？

角膜是眼球壁外层前部的透明部分，呈圆形，占外层面积的 1/6，约 1 mm 厚，主要由无血管的结缔组织构成。前面微微突起，像球面一样弯曲，有折光作用。角膜和巩膜的连接部分称作角膜缘。角膜缘有血管分布，和眼球内的房水一起供给角膜营养。

159. 角膜由何神经支配？

支配角膜的神经是三叉神经的一个分支，也就是眼神经。眼神经的主要分支如睫状神经、泪腺神经及鼻睫状对角膜均有支配作用。这些神经分支在角膜缘区互相吻合，形成网状神经丛，进而发出神经纤维进入角膜并失去神经鞘膜变成轴索纤维，在角膜浅层及深层分别形成神经丛。角膜内皮层没有神经支配。

160. 什么是角膜反射？

角膜含有丰富的感觉神经末梢，任何微小刺激、损伤或发炎皆能引起疼痛、流泪。如果用棉花轻触角膜，会引起眼睑闭合的保护性反应，称为角膜反射。角膜反射分为直接角膜反射和间接角膜反射。正常时，被检测眼睑迅速闭合，称为直接角膜反射；与刺激无关的另一只眼睛也会同时产生反应，称为间接角膜反射。

161. 角膜反射有哪些诊断意义？

角膜反射中枢在于脑桥，输入纤维为眼神经之分支鼻睫神经，传出神经为面神经颧支。直接与间接角膜反射皆消失见于受刺激侧三叉神经损害（传入障碍）；直接反射消失，间接反射存在，见于受刺激侧面神经损害（传出障碍）；直接反射存在，间接反射消失，见于受刺激对侧面神经损害（传出障碍）；角膜反射完全消失见于深昏迷患者。

162. 角膜的常见疾病有哪些？

角膜疾病包括角膜炎、角膜先天异常、角膜变性、角膜营养不良以及角膜肿瘤。与结膜一样，几乎所有的炎性反应都能在角膜上体现。角膜先天异常包括圆锥角膜、大角膜、小角膜和扁平角膜。角结膜肿瘤包括皮样瘤、内上皮癌、鳞状细胞癌。

163. 角膜炎的原因与分类有哪些？

各种因素导致的角膜炎症反应统称为角膜炎（keratitis），是我国主要致盲眼病之一,临床上表现为视物模糊、疼痛、畏光和流泪等刺激症状及明显的视力减退。目前临床上多按致病原因将角膜炎分为感染性、免疫性、营养不良性、神经麻痹性和暴露性等。感染性角膜炎多发生于角膜中央区,而免疫性角膜病易发生于角膜周边部。

164. 穿透性角膜移植手术的适应证是什么?

穿透性角膜移植术是以全层(即包含所有 5 层)正常角膜代替全层病变角膜的方法。光学性角膜移植术的适应证为圆锥角膜、各种原因所致的角膜瘢痕、各种角膜营养不良、角膜内皮细胞功能衰竭、各种角膜变性;治疗性角膜移植术的适应证为各种原因所致的角巩膜坏死、复发性翼状胬肉、角膜皮样肿、角结膜鳞状上皮癌等。

165. 什么是板层角膜移植手术?

板层角膜移植手术是以角膜的部分组织为操作对象进行的手术,只切除有病变的角膜浅层组织,深层比较完好的角膜仍然保留作为移植床,然后取同样大小和厚度的角膜材料浅层角膜片,缝于患者角膜的创面上。板层角膜移植属于眼外手术,一般不扰动眼内组织,并发症较少。

166. 板层角膜移植手术的适应证有哪些?

凡角膜病变未侵犯角膜深层,而内皮生理功能健康或可复原者,均可行板层角膜移植术。临床常用于:中浅层角膜白斑,实质浅层角膜营养不良性混浊与角膜变性,进行性角膜炎或溃疡,角膜肿瘤,以及有希望剖切至植床透明而不适宜行穿透性角膜移植的患者(如精神病患者、眼球震颤患者)。

167. 板层角膜移植手术有哪些优势?

板层角膜移植手术安全,无需切开前房,很少发生眼内并发症;大范围烧伤、炎症或溃疡以及广泛角膜白斑不宜穿透性移植可行板层移植;不受移植面积限制;对移植材料的要求比较低;排斥反应发生率低。

168. 两种角膜移植手术对麻醉的要求有何区别?

板层角膜移植因无需切开前房,对患者的配合要求比较低,可以在局麻下完成;而穿透性角膜移植术需进入前房,对眼压以及患者的配合要求比较高,虽然可以局麻,但大多数情况下主刀医师愿意在全麻下完成,对肌松药的使用也有明确的要求。

169. 哪些系统性疾病会造成角膜病变?

引起角膜病变的全身疾病包括:① 全身营养不良性疾病,如维生素 A 的缺乏常出现角膜混浊;② 神经营养性角膜病变,三叉神经支配的中断,会引起角膜的营养障碍;③ 老年环及 Kayser-Fleischer 环,是由胆固醇、磷脂、三酰甘油或者色素沉着在角膜弹力层和基质层构成;④ 糖尿病,会造成角膜周边神经病变,使角膜敏感度下降,容易发生糜烂或溃疡。

170. 角膜移植手术可以同时联合其他手术吗?

角膜疾病可能合并其他眼部疾病,为了获得最佳预后,可以同时实施手术治疗。比如角膜移植联合白内障摘除术和(或)联合人工晶状体植入术,联合虹膜成形术,联合抗青光眼手术等。需要注意的是,角膜移植手术可以同时做其他眼前节手术,而不宜联合眼后节手术。

171. 羊膜移植手术的适应证是什么?

羊膜移植可以用于重建结膜表面以修复正常的基质,提供健康的基底膜以便上皮细胞移行、分化与增殖。常用于翼状胬肉切除后的缺损创面修复,重建结膜肿瘤切除后的巨大创面,以及修复睑球粘连分离手术导致的结膜缺损。

172. 什么是 Wegener 肉芽肿病?

Wegener 肉芽肿病又称坏死性肉芽肿性血管炎,是一种自身免疫病。病变累及小动脉、静脉及毛细血管,偶尔累及大动脉。病理以血管壁炎症为特征,临床常表现为鼻和副鼻窦炎、肺病变和进行性肾功能衰竭。还可累及关节、眼、皮肤、心脏、神经系统及耳等。眼受累的最高比例达 50% 以上,其中约 15% 的患者为首发症状,表现为眼球突出、视神经及眼肌损伤、结膜炎、角膜溃疡、巩膜外层炎、虹膜炎、视网膜血管炎、视力障碍等。

173. 什么是角膜变性?

角膜变性是指角膜营养不良性退行性变引起的角膜混浊。病情进展缓慢,常为双侧性,一般不伴有充血、疼痛等炎症刺激症状。角膜无炎性细胞浸润,仅在角膜组织内出现各种类型的退行性变性,如脂肪变性、钙质沉着、玻璃样变性等。确切的原因不明,有的表现为家族遗传性。

174. 角膜变性的分类包括哪些？

①老年环是最常见的一种双侧性角膜周边变性；②角膜边缘变性，又称 Terrien 病，病因不明，比较少见，通常为双侧性；③角膜带状变性，发生于睑裂部位的角膜暴露区，表现在角膜上皮层下前弹力层处呈灰色带状混浊；④家族性角膜营养不良，是一组侵犯角膜基质的遗传性角膜病变或角膜变性。

175. 什么是角膜营养不良？

角膜营养不良是一系列与家族遗传有关的原发性进行性角膜病变的总称。该病多数为常染色体显性遗传，原发于角膜，很少伴随其他眼部病变或全身病变，多侵犯角膜中央，双眼对称，病程缓慢，病变区多无新生血管生长。开始只侵犯角膜的某一层，晚期可波及邻近层次，甚至影响全层角膜，药物治疗无效。包括角膜上皮基底膜营养不良、颗粒状营养不良、Fuchs 角膜内皮营养不良。

176. 什么是角膜软化症？

角膜软化症是由于缺乏维生素 A 的营养障碍造成的早期角膜、结膜上皮干燥、变质，晚期出现角膜基质细胞坏死、破溃。多见于 3 岁以下儿童，常为双眼受累。维生素 A 的缺乏不但引起结膜、角膜的上皮变质，身体其他上皮组织系统诸如皮肤、消化道、呼吸道、泌尿道黏膜上皮及由上皮演变而来的睑板腺、泪腺等组织亦均发生或多或少的组织变化。

177. 角膜软化症眼部病变如何分期？

角膜软化症的眼部体征主要为结膜特别是睑裂部分的特殊干燥及角膜基质的坏死变化，病态过程分 4 个阶段：夜盲期，是在黑暗环境下失去健康眼所具有的暗适应功能；干燥前期，眼球结膜表面失去正常光泽，角膜表面变为暗淡无光；干燥期，眼球结膜明显干燥，角膜表面光泽消失；角膜软化期，球结膜粗糙肥厚，皱褶明显，角膜浸润混浊加重，呈灰黄色或黄白色。

第六节　巩膜手术与麻醉

178. 巩膜的生理作用是什么？

巩膜是眼球壁的主要组成之一，占据眼球纤维膜的后 5/6 部分。前方连接角膜,后方与视神经鞘膜延续。巩膜是由胶原纤维组织组成,其结构坚韧,不透明,呈乳白色,血管很少,表面被眼球筋膜和结膜覆盖。巩膜在视神经穿出部附近最厚,愈前愈薄,在肌腱附着处又复增厚,有支持和保护眼内组织的作用。

179. 巩膜的解剖层次是什么?

巩膜从组织学上可以分为三层,由外向内分为表层巩膜、巩膜基质层及巩膜棕黑层。表层巩膜为结缔组织,血管丰富,易形成炎性反应病灶。巩膜基质层由胶原纤维和弹性纤维致密交错排列,缺乏血管。巩膜棕黑层血管及神经都很少。

180. 巩膜的常见疾病有哪些?

巩膜疾病以炎症最常见,其次为巩膜变性及巩膜葡萄肿。根据解剖层次,巩膜炎症分为巩膜外层炎(结节性与单纯性)、巩膜基质层炎(包括结节性前巩膜炎、弥漫性前巩膜炎、坏死性巩膜炎、穿通性巩膜软化、后巩膜炎及全巩膜炎)。

181. 瞳孔的功能是什么?

瞳孔是由环形游离的虹膜边缘形成的小孔,正常时呈圆形,位置居中,边缘整齐。沿瞳孔呈环形排列的平滑肌叫瞳孔括约肌。沿瞳孔呈放射状排列的平滑肌叫瞳孔放大肌。由于瞳孔可以散大或缩小,所以能起到调节进入眼球光线量的作用。正常人的瞳孔能反射性地调节其自身的大小。临床常采用瞳孔对光反射来检查神经系统的功能状态。

182. 瞳孔的大小及变化范围是多少?

瞳孔的大小本身具有生理性瞬时波动,其变化范围可以非常大,在 1~9 mm。正常的瞳孔大小在自然光线下在 2.5~4 mm,当其直径＞5 mm 时为瞳孔扩大,直径＜2 mm 时为瞳孔缩小。通常两侧瞳孔大小相差应该在 0.2 mm 以内,如＞0.5 mm 则为瞳孔不等大。

183. 瞳孔是如何调节的?

瞳孔的缩瞳和扩瞳作用由虹膜内的瞳孔括约肌和瞳孔开大肌控制。瞳孔括约肌呈环形排列,由中枢动眼神经的副交感神经纤维支配,引起缩瞳。瞳孔开大肌呈放射状排列,由中枢颈上交感神经节发出的节后神经纤维支配,引起扩瞳。两者相互协调、控制着瞳孔的形态变化,调节不同光照环境下进入眼内的光线量。

184. 瞳孔缩小的临床意义有哪些?

瞳孔缩小是指瞳孔<2 mm。瞳孔缩小分为双侧瞳孔缩小和单侧瞳孔缩小。双侧瞳孔缩小常见于有机磷农药中毒、吗啡、氯丙嗪等药物中毒。脑出血、脑动脉硬化、远视、虹膜睫状体炎粘连也可以引起双侧瞳孔缩小。一侧瞳孔缩小,可见于霍纳综合征以及支配眼睛的交感神经受损。

185. 瞳孔扩大的临床意义有哪些?

瞳孔扩大是指瞳孔>5 mm。多见于动眼神经麻痹,由于动眼神经的副交感神经纤维在神经的表面,所以当颞叶钩回疝时,可首先出现瞳孔散大而无眼外肌麻痹。视神经病变失明及阿托品类药物中毒时瞳孔也可散大。深昏迷、濒死状态或者脑死亡瞳孔也会散大。

186. 瞳孔变化有哪些临床意义?

临床上可以根据瞳孔的变化初步确定病变所在的部位。分为以下几种情况:① 双侧瞳孔缩小或大小不等大,光反射存在,病变多在丘脑。② 双侧瞳孔针尖样改变,并且眼球固定,光反射消失,多数为脑桥出血。③ 双侧瞳孔散大,多见于阿托品或肾上腺素类药物使用。④ 一侧瞳孔散大,直接或间接光反射消失,是动眼神经麻痹的表现。⑤ 一侧瞳孔进行性散大,光反射迟钝或消失,伴有意识障碍,是颅内压增高的表现。

187. 什么是 Horner 综合征?

Horner 综合征又称颈交感神经麻痹综合征,是由于交感神经中枢至眼部的通路上任何一段受到压迫和破坏所引起,出现瞳孔缩小但对光反应正常、病侧眼球内陷、上睑下垂、患侧面部少或无汗以及眼压下降等表现。据受损部位可分为中枢性障碍、节前障碍及节后障碍。

188. 吸入性麻醉药物对瞳孔有何影响?

麻醉医师可以在吸入麻醉过程中观察患者的瞳孔变化,从而判断麻醉的深浅和规范用药剂量。麻醉深度适当时瞳孔中等,麻醉过深或过浅都会使瞳孔扩大,麻醉苏醒时瞳孔扩大。对于全麻分期的研究发现,Ⅰ~Ⅱ期大脑皮质兴奋,瞳孔中度扩大;Ⅲ期则瞳孔缩小,略小于正常人;到第Ⅳ期,瞳孔逐渐扩大,如变为极大,即表明中枢受到严重抑制。

189. 静脉麻醉药物如何影响对瞳孔大小?

硫喷妥钠引起的变化为瞳孔先正常,后逐渐缩小,当麻醉过深则瞳孔散大;丙泊酚在一般用量时对瞳孔无影响,大剂量时瞳孔散大。

190. 阿片类药物如何影响瞳孔大小?

阿片类药物如哌替啶、吗啡、芬太尼等能作用于中脑背盖前核的阿片受体,兴奋动眼神经缩瞳核,引起瞳孔缩小。有研究指出,可以通过观察患者瞳孔直径是否缩小(2~3 mm)、光反应、是否存在低氧和高碳酸血症来判断阿片类药物的残留效应。但是对于全麻患者,由于所使用的药物作用较为复杂,不能仅凭瞳孔大小来预测阿片类药的效应。

191. 麻醉辅助药品对瞳孔如何影响?

麻醉辅助药物氯丙嗪、新斯的明等药物引起瞳孔缩小;抗胆碱药物阿托品、东莨菪碱和拟肾上腺素药物麻黄碱、肾上腺素等可使瞳孔散大;盐酸戊乙奎醚在全身麻醉术前应用(0.01 mg/kg)时在强化镇静、抑制腺体分泌的同时,对患者眼部无明显瞳孔散大作用,亦无明显升高眼压现象。

192. 心肺复苏中过程中观察瞳孔变化有何意义?

瞳孔缩小,对光反射出现是心肺脑复苏的有效指征之一。在心肺复苏中,如果观察到患者瞳孔一直没有散大,可能停跳时间短,按压会有效。临床上心跳呼吸恢复后,瞳孔不一定马上恢复,这与脑细胞损害的程度和应用复苏药物有关。一般地说,瞳孔 6 小时内恢复,脑损害相对较小;大于 24 小时瞳孔仍大,且无光反射,预后不良。

第七节   晶状体手术与麻醉

193. 晶状体的解剖位置及周围的结构有哪些?

晶状体是一个双凸面透明组织,位于虹膜和瞳孔的后面,玻璃体的前面,晶状体的赤道部通过悬韧带与睫状体的睫状突相连,以固定其位置。

194. 晶状体的主要作用是什么?

晶状体的形状类似于一个凸透镜,富有弹性。作为眼球屈光系统的重要组成部分,它可以让我们的眼睛像照相机的变焦一样,看远或看近时眼球聚光的焦点都能准确地落在视网膜上,从而能够看清楚不同距离的目标物体。

195. 晶状体的屈光度是如何调节的?

当睫状体上的睫状肌收缩时,睫状突向晶状体赤道部移近,悬韧带放松,晶状体变凸,这时候晶状体的屈光力增加,使得我们能够看清楚近的目标;而当睫状体上的睫状肌松弛时,睫状突远离晶状体的赤道部,悬韧带被拉紧,晶状体变扁平,晶状体的屈光力降低,使得我们能够看清楚远的目标。晶状体的调节异常可造成近视眼或远视眼(老花眼)。

196. 常见白内障的病理生理机制是什么?

白内障分先天性白内障和后天性白内障两大类。最常见的为老年性白内障(后天性白内障),发病年龄多在 50 岁左右,随着年龄的增加,晶状体的透明性会逐渐降低,慢慢变得混浊从而阻挡光线进入眼内,这种由于晶状体透明度的下降造成的视功能障碍,称为白内障。导致白内障的其他原因还有外伤、药物毒性、眼内其他组织病变影响晶状体等。

197. 使用阿托品在眼内可产生什么效应?

阿托品是乙酰胆碱受体的竞争性拮抗剂,它通过阻断 M 胆碱受体,使瞳孔括约肌和睫状肌松弛,出现瞳孔扩大、眼内压升高和调节麻痹。这些作用在局部滴眼和全身给药时都可出现。

198. 阿托品散瞳和升高眼内压的机制是什么?

阿托品松弛瞳孔括约肌,使去甲肾上腺素能神经支配的瞳孔扩大肌的功能占优势,从而产生散瞳效应。由于瞳孔扩大,使虹膜退向四周边缘,因而前房角间隙变窄,阻碍房水回流入巩膜静脉窦,造成眼内压升高。因此阿托品禁用于青光眼或有眼内压升高倾向者。

199. 白内障手术的术式有哪些?

天然的晶状体具有一个囊袋,即晶状体囊。按照手术摘除时晶状体核与囊袋的关系可以分为囊内摘除和囊外摘除。在摘除混浊的晶状体后,往往还要在前房或者后房放入一个人工晶状体。目前常用的手术方式是超声乳化晶状体摘除术,采用连续环形撕囊,超声乳化晶状体核,灌注抽吸晶状体皮质,植入人工晶状体。

200. 白内障手术的麻醉方式有哪些?

① 表面麻醉,局麻药滴眼液或凝胶施与结膜囊内或眼球表面进行浸润麻醉。由于白内障手术时间比较短(8~15 分钟),大部分成人都能耐受。② 球周或球后阻滞,主要针对一些痛阈较低、眼球经常转动不能配合的患者,将一定量的局麻药注射到球周或球后部位,以阻滞球后的睫状神经节。③ 全身麻醉,适合婴幼儿及不能配合、幽闭恐惧症或有精神、心理疾病的患者。由于全麻的风险相对于前 2 种要大一些,所以要把握适应证,进行严格的术前评估。

201. 什么是晶状体脱位或晶状体异位?

晶状体位置异常可由先天性发育异常引起。若出生后晶状体不在正常位置,可称为晶体异位;若出生后因先天性因素、外伤或病变使晶状体位置改变,可统称为晶状体脱位(lens dislocation)或半脱位(lens sublaxation)。但在先天性晶状体位置异常的情况下,有时很难分清何时发生晶状体位置改变,因此晶状体脱位或异位并无严格的分界,常常通用。

202. 晶状体脱位的原因有哪些?

① 先天性晶状体异位或脱位:可作为单独发生的先天异常,或与瞳孔异位和其他眼部异常伴发,也可与中胚叶尤其是骨发育异常的全身综合征并发。② 外伤性晶状体脱位:眼外伤尤其眼球钝挫伤是最常见原因,常伴有继发性白内障。③ 自发性晶状体脱位:常见于牛眼、葡萄肿、睫状体炎或玻璃体条索牵拉晶状体。老年性白内障患者的晶状体悬韧带变性,轻微的外伤、用力和咳嗽可随时自发脱位。还可见于眼内肿瘤、营养不良、铁或铜沉着症等。

203. 晶状体脱位是如何分型的?

晶状体脱位分为晶状体不全脱位和晶状体全脱位。晶状体不全脱位指移位的晶状体仍在瞳孔区和虹膜后面的玻璃体腔内。晶状体全脱位指移位的晶状体完全离开了瞳孔区,可产生:① 瞳孔嵌顿;② 晶状体脱入前房;③ 晶状体脱入玻璃体腔;④ 晶状体脱入视网膜下和巩膜下的空间;⑤ 晶状体通过角膜溃疡穿孔、巩膜破裂孔脱入结膜下或眼球筋膜下。晶状体全脱位比不全脱位更严重。

204. 伴有晶状体脱位的综合征主要有哪些？

① Marfan 综合征：是一种不规则的常染色体显性遗传病，为全身中胚叶组织广泛紊乱，以眼、心血管和骨骼系统异常为特征。表现为晶状体半脱位、手足四肢骨细长、长头和主动脉瘤等；② Marchesani 综合征：表现为青光眼、高度近视、矮小、指（趾）短粗，但心血管系统正常；③ 同型脱氨酸尿症（homocystinuria）：以骨质疏松和血栓为特征，眼部可合并白内障、视网膜脱离、虹膜缺如等异常。

205. 晶状体脱位的手术方式有哪些？

晶状体脱位的手术方式包括冷冻及硅胶晶状体摘除术；晶状体抽吸术；睫状体平坦部晶状体切除术；应用过氟化碳摘出玻璃体腔内脱位晶状体；冷冻法摘除玻璃体腔内晶状体；晶状体圈匙娩出前房或玻璃体腔内晶状体；双针法摘除玻璃体内脱位晶状体等。

206. 常见的人工晶状体植入术有哪些术式？

① PMMA（非折叠式）人工晶状体植入；② 软式折叠式人工晶状体植入：折叠镊植入法和推注器植入法。

207. 为什么越来越多的晶状体手术采用全身麻醉？

临床上尚无绝对完美的眼部局麻技术，因为任何一种技术都可能产生相应的并发症。与局麻相关的最严重的全身并发症是脑干麻醉，发生率为 1/500～1/300。最严重的眼部并发症是眼球损伤，发生率近 1/1 000，而在高度近视的情况下，该发生率可增加 30 倍。因眼局部麻醉导致的眼球视功能损伤是不可逆的，其造成的医源性盲给患者家庭及社会带来了巨大的压力和经济负担。因此越来越多的晶状体手术选择采用全身麻醉。

208. 白内障手术难度是怎样分级的？手术需要多长时间？

小切口白内障囊外摘除术为二级手术，手术时间为 5～10 分钟；白内障超声乳化术为三级手术，手术时间 0.5～1 小时；合并晶状体半脱位、虹膜炎、玻璃体切割术后、超高度近视悬韧带松弛脱位、内皮功能差、小瞳孔等复杂因素的白内障超声乳化术为四级手术，手术时间 1～3 小时。

209. 内眼手术灌注液中加入肾上腺素的适应证是什么？

内眼手术如白内障超声乳化术灌注液中加入少量肾上腺素(1/1 000 肾上腺素,0.3~0.5/500 mL)可达到良好的散瞳效果,并可使局部血管收缩,减轻结膜充血发红,减少眼底出血。

210. 内眼手术灌注液中加入肾上腺素的禁忌证是什么？

肾上腺素可兴奋心脏、使心肌收缩力加强、心率加快;收缩皮肤、黏膜和内脏血管,使血压升高。因此,高血压、发热和心脏病患者行内眼手术时,眼内灌注液中不宜加入肾上腺素。

211. 常用散瞳药美多丽(复方托吡卡胺滴眼液)的药理作用是什么？

该药 1 mL 包含托吡卡胺 5 mg,盐酸去氧肾上腺素 5 mg。主要的药理作用为① 散瞳:托吡卡胺引起瞳孔括约肌松弛,去氧肾上腺素引起瞳孔开大肌收缩,产生散瞳效果。两者并用有叠加效应。② 调节麻痹:相对于屈光状态,本品的调节麻痹作用较阿托品为弱,持续时间较短,为速效性。4~5 小时后调节功能恢复正常。

212. 哪些情况下应慎用美多丽(复方托吡卡胺滴眼液)？

婴幼儿;高血压症患者(因去氧肾上腺素的升血压作用);冠心病或心力衰竭等心脏病患者(去氧肾上腺素的 β_1 作用可能使症状加重);糖尿病患者(去氧肾上腺素的促糖生成作用可能使症状加重);甲状腺功能亢进的患者(产生心悸、心率快等交感神经刺激症状)。

213. 散瞳药在婴幼儿和早产儿中应警惕哪些中毒反应？

① 发热和面部潮红。② 心动过速和血压升高,对于甲亢、心动过速的儿童要严密观察。③ 危险的胃肠道反应。主要表现为腹胀和呕吐,也有发生肠梗阻、急性胃扩张等,一般 18 小时后缓解。早产儿对所有的散瞳药都很敏感,一滴也可能引发致命的坏死性小肠结肠炎,尤其是唐氏综合征、白种人、脑损伤的早产儿。

214. 晶状体半脱位的手术方式包括哪些？

半脱位的晶状体的取出一般采用超声乳化吸除或晶状体切割,或者需要联合前段玻璃体切割术。根据不同的晶状体脱位范围及手术摘除方式,一般分为以下几种:标准囊袋张力环联合后房型;前房虹膜夹持型;后房型经巩膜缝线固定术;

虹膜缝线固定后房型;改良带钩囊袋张力环联合折叠型后房人工晶状体植入术。

215. 为什么复杂的晶状体手术需要采用全身麻醉?

手术精细,要求患者绝对安静、无痛;被动眼球运动不能受限,要求眼外肌收缩力消失或减弱;不增加眼内压;手术时间长,患者难以长时间保持同一体位;各种操作带来的不适感,手术室陌生的环境、监护仪尖锐的报警声和手术器械碰撞的声音,都会使患者紧张焦虑,无法配合术者完成手术。

216. 什么是 Marfan 综合征?

Marfan 综合征属于结缔组织病。常染色体显性遗传,有家族史,是一种发病率低但死亡率极高的疾病,发病率为 4～12.7/10 万,平均自然寿命仅为 32 岁,超过 70% 的患者在发病后 3 个月内死亡。此病于 1896 年由法国儿科医生 Antoine Marfan 首次报道,故以其名字命名。Marfan 综合征患者通常体格异于常人,身高多为 1.8～2.1 米,手指和脚趾细长呈蜘蛛脚样,因此又名蜘蛛指(趾)综合征。

217. Marfan 综合征的临床表现有哪些?

Marfan 综合征表现为全身多系统的病变。骨骼肌肉系统:高而瘦,四肢细长,蜘蛛指(趾);皮下脂肪少,肌肉不发达;韧带松弛,关节易脱位;漏斗胸伴翼状肩胛骨;脊柱后凸、侧弯。眼和面部:晶状体脱位、高度近视、白内障、视网膜剥离、长脸等。心血管系统:常见升主动脉瘤样扩张及心脏瓣膜关闭不全。可合并各种心律失常,如传导阻滞、房颤等。易出现主动脉瘤破裂出血,严重时可造成猝死。其他如牙齿细长,第二性征发育不良、肺叶发育不全、游走肾、输尿管狭窄等。

218. Marfan 综合征的术前评估有哪些要点?

对于有晶状体半脱位,骨骼发育异常的患者,应高度怀疑马方综合征。应排查家族史,并进行相关检查,包括心电图、超声心动图、掌骨及胸部 X 线片,必要时行胸腹动脉磁共振检查以确诊。一旦出现大血管病变所导致的主动脉根部瘤样扩张、主动脉夹层、主动脉瓣关闭不全等,是否需要先进行外科手术治疗应视具体病情而定。若出现主动脉瓣重度关闭不全或主动脉夹层等严重病变,手术指征明确,应及早手术纠正。

第八节　视网膜手术与麻醉

219. 早产儿视网膜病的麻醉要点是什么？

早产儿由于全身各脏器发育不成熟,容易出现心动过缓、呼吸暂停,须备好抢救药品。新生儿黄疸,肝功能异常,应注意药物代谢。常伴有动脉导管未闭、先心病等。容易缺氧和呼吸道梗阻,应防止缺氧和预防呼吸系统并发症。注意保暖。避免长时间吸入高浓度氧,可能导致增殖性视网膜病变(Coat's病)。

220. 视网膜的多层组织构架是怎样的？

视网膜色素上皮细胞在视网膜的最外层,对于维持视网膜的正常代谢具有重要作用;从色素上皮细胞往里一层是光感受器细胞,包括负责明视觉和色觉的视锥细胞以及负责暗视觉的视杆细胞;这些光感受器细胞受光线刺激后会将光信号转化为电信号,传递给内层的双极细胞;双极细胞再把这些电信号传递给更内层神经节细胞,神经节细胞最后将这些电信号汇集起来通过视神经传递给大脑视觉中枢,产生视觉。

221. 什么是视网膜脱离？

视网膜脱离是视网膜的神经上皮层与色素上皮层的分离。两层之间有一潜在间隙,分离后间隙内所潴留的液体称为视网膜下液。脱离部分的视网膜无法感知光刺激,导致眼部来的图像不完整或全部缺失。

222. 视网膜脱离的病因有哪些？

孔源性视网膜脱离多见于中年或老年人,近视居多,与年龄、遗传、外伤等因素有关。牵拉性视网膜脱离多见于糖尿病视网膜病变、眼外伤、玻璃体积血、视网膜静脉周围炎、眼内多次手术等。渗出性视网膜脱离各年龄均可以发生,与眼部炎症性病变、眼底的血管性病变以及肿瘤等密切相关。

223. 视网膜脱离的常用术式有哪些？

①玻璃体腔内注气术。由于重力作用,气体上浮顶压住裂孔,同时在裂孔相应位置的眼球壁表面进行冷凝,使裂孔封闭,视网膜复位。在气体完全吸收之前,

患者往往需要一直保持俯卧位。② 巩膜外扣带术。在眼球表面用线缝上硅胶带，把眼球壁往眼球中央推顶，使得脱离的视网膜和眼球壁重新贴附在一起，封闭裂孔。③ 玻璃体切割术。切除玻璃体，解除玻璃体和视网膜的牵拉。然后往玻璃体腔内注气或者硅油，打激光，封闭裂孔。

224. 视网膜脱离术后常见并发症有哪些？

视网膜脱离术后常见并发症有眼内炎、迟发性眼内出血、术后视力恢复不良、继发性白内障、继发性青光眼等。巩膜外扣带术的并发症包括眼睛转动不灵活、胀痛，若扣带手术用的环扎带过紧，患者会有眼前节缺血的表现。玻璃体切割术通常向眼内填充惰性气体或硅油，如果填充惰性气体，应预防视网膜中央动脉阻塞；如果填充硅油，会对晶状体营养供给有影响，导致白内障。

225. 什么是玻璃体切割术？

玻璃体切割术的基本作用是切除混浊的玻璃体或切除玻璃体视网膜牵拉，恢复透明的屈光间质和促进视网膜复位，治疗玻璃体视网膜疾病，以恢复患者视功能。

226. 玻璃体切割术的手术适应证有哪些？

眼前段适应证：皮质性白内障、瞳孔膜、眼前段穿孔伤、晶体脱位、玻璃体角膜接触综合征、恶性青光眼等。眼后段适应证：玻璃体积血、眼内异物、眼内炎、视网膜脱离等。

227. 视网膜脱离手术，术中需要往玻璃体腔内注气，吸入麻醉时应注意什么？

在视网膜脱离修复术中，为保持眼内压稳定，有时需要在玻璃体腔内注入一个小气泡（如 SF6、C3F8、C4F8 等惰性气体和空气的混合气）。采用 N_2O 麻醉时，N_2O 可渗入玻璃体内气泡，使其迅速膨胀，使眼内压升高。如同时伴有血压下降，则可能影响视网膜血供。停用 N_2O 后，气泡内 N_2O 重新进入血液，而因眼内压降低，导致手术失败。因此，应避免使用 N_2O 吸入麻醉药。

228. 视网膜脱落手术需要多长时间？

视网膜脱离手术的时长通常与患者的具体术式有关。巩膜扣带术时长约 1 小时。玻璃体切割术，因术者的经验及患者视网膜脱离的程度不同，时长差异较大。

若患者视网膜脱离的时间很长、已经成漏斗状，或者是一朵花样的视网膜，手术可能需要 3～4 小时。

229. 什么是视网膜母细胞瘤？

视网膜母细胞瘤（retinoblastoma，RB）是一种来源于光感受器前体细胞的恶性肿瘤。常见于 3 岁以下儿童，具有家族遗传倾向，可单眼、双眼先后或同时罹患，是婴幼儿最常见的眼内恶性肿瘤。特征性表现为白瞳症，俗称"猫眼"，还可表现为结膜充血、水肿、角膜水肿、虹膜新生血管、玻璃体混浊、眼压升高及斜视等。本病易发生颅内及远处转移，早期发现、诊断及治疗是提高治愈率、降低死亡率的关键。

230. 视网膜母细胞瘤的治疗方法有哪些？

一旦怀疑视网膜母细胞瘤，应尽快进行眼底检查以确诊，婴幼儿一般采用全身麻醉。视网膜母细胞瘤的治疗包括全身或局部化疗、放射治疗或巩膜敷贴、局灶治疗（直接眼部激光或冷冻治疗），如上述方法无效则应尽早手术摘除眼球。

231. 儿童视网膜母细胞瘤的术前评估及麻醉风险防范有哪些注意事项？

首次查眼底的患儿年龄往往偏小，6 个月以内的婴儿全麻风险较大，不宜行日间手术。患儿往往经过多次全麻，需了解既往手术麻醉史，术中和术后是否曾发生麻醉并发症。应了解患儿化疗史及用药史，注意距上次化疗时间，防范药物相互作用。化疗可导致肝损害、氨基转移酶升高、中性粒细胞缺乏伴感染发热、贫血、血小板减少等，术前应及时纠正。

232. 什么是 FEVR？

FEVR（familial exudative vitreoretinipathy），家族性渗出性玻璃体视网膜病变，是一种罕见遗传疾病。有家族史和早产吸氧史，双眼罹病、玻璃体混浊以及荧光素眼底血管造影为本病诊断的重要依据。根据病情可分为 5 期。1 期：周边视网膜无血管区和（或）视网膜血管异常；2 期：周边无血管区合并视网膜新生血管；3 期：不累及黄斑的视网膜脱离；4 期：累及黄斑的视网膜脱离；5 期：视网膜全脱离。

233. FEVR 患儿全麻的术前评估及术中麻醉风险点有哪些？

对 FEVR 患儿的麻醉前评估应详细询问早产吸氧史、呼吸道感染情况、既往麻醉手术史、是否合并其他器官系统的先天性疾病。应充分了解手术方案及手术时间。术中麻醉管理：对新生儿、早产儿术中应严密监测，注意液体管理，保证肺的通气和换气，避免缺氧和二氧化碳蓄积。若术中应用激光等治疗，术后可能出现较剧烈的眼部疼痛，应给予充分的止痛处理，防止术后躁动。

234. 糖尿病视网膜病变患者的麻醉前评估应注意哪些事项？

根据病史判断糖尿病的类型。了解病程的长短，血糖最低和最高水平，所用药物及剂量。空腹血糖应维持在 6～7 mmol/L，不高于 8.3 mmol/L。判断有无糖尿病的并发症以及对全身脏器的影响：肾小球毛细血管损伤致肾功能衰竭；心脏微血管病变可致冠心病及心肌梗死；脑微血管病变可致脑卒中；当病变累及自主神经系统时，静息状态下即有心动过速；周围神经病变可致肢体感觉麻木及运动障碍等。

235. 非胰岛素依赖型糖尿病视网膜病变的患者，术前及术中胰岛素应怎样应用？

① 术前控制血糖在 6～7 mmol/L。② 口服降糖药者，最好于术前 2～3 天改为以胰岛素控制血糖。③ 术前血糖低于 8.3 mmol/L 者，术日晨可空腹且不给予胰岛素；手术在 4 小时以内者，不补糖也不必使用胰岛素。④ 对妇女、儿童及手术时间长者，术中可补充葡萄糖每小时 0.2 g/kg，并按 1∶4（每 4 g 糖补充 1 IU 胰岛素）给予胰岛素。

236. 胰岛素依赖型糖尿病视网膜病变的患者，术前及术中胰岛素应怎样应用？

① 手术时间短，术前、术中不补糖、不给胰岛素。② 手术时间长，术日晨查空腹血糖。如血糖<6 mmol/L，可输注 5％ 葡萄糖液 500 mL 加 2.5 IU 胰岛素（1∶10）；如血糖>10 mmol/L，按 1∶4 补充葡萄糖和胰岛素；如空腹血糖>14 mmol/L，则按 1∶3 补充。术中每 1～2 小时测血糖一次。③ 急诊伴酮症酸中毒者，应衡量手术的紧迫性与酸中毒的严重性。应以 5～7 IU/h 泵注胰岛素，总量 1～2 IU/kg，酸中毒纠正后一般即可考虑手术。如手术紧急，则于术中补充胰岛素、输液并纠正酸中毒。

237. 糖尿病视网膜病变的患者麻醉管理要点有哪些？

麻醉状态下对低血容量的代偿能力差，极易发生低血压、心动过缓，应及时补充血容量，加用血管活性药物。β 受体阻滞剂应慎用，可引起严重低血糖。口服降糖药代谢慢,作用时间可长达 24～36 小时。当血糖低于 2.8 mmol/L 时,可引起低血压、出汗、意识丧失及脑功能不可逆性损害。糖尿病患者围术期出现难以解释的低血压或苏醒延迟者,应考虑发生低血糖的可能。糖尿病自主神经病变可因胃肠道麻痹而增加反流误吸的风险。

第九节　斜视手术与麻醉

238. 临床上小儿眼科疾病常见的年龄范围是什么?

6 个月内主要包括先天性斜视、眼外伤、眼球震颤等;1 岁左右主要包括眼外伤、屈光参差、斜视等;2 岁左右主要包括斜视、屈光参差、眼外伤;3～6 岁主要包括远视和(或)散光(中、高度)、弱视、近视等。

239. 什么是小儿斜视?

小儿斜视是临床上较为常见的一种疾病,其是指两眼不能同时对目标进行注视,属于眼外肌疾病,通常可将其分为共同性斜视与麻痹性斜视两种。共同性斜视临床特征为第一眼位与第二眼位斜视度相同、眼球无运动障碍;麻痹性斜视则为复视、眼球存在运动障碍,有先天性,也有外伤、全身性疾病所致。

240. 小儿斜视手术特点?

儿童的眼球短小,会由于先天因素和产伤、视功能发育不健全等引起小儿斜视,对儿童的视力以及形象外观造成极大影响,临床上常采用手术方式进行治疗。斜视矫正术虽然手术时间短,但需要进行精细操作才能保证手术效果,因此术中要求患儿安静、无体动,故需要加以麻醉辅助。

241. 什么是共同性斜视?

共同性斜视是指两眼视轴不互相平行,又不能同时注视一个目标,以致一眼正位时,另一眼位偏斜。即用任何一眼注视时,斜度就集中到另一眼上,但斜视度都是相同的,这是一种涉及双眼的现象。

242. 共同性斜视病因是什么?

共同性斜视病因主要包括解剖因素、调节因素、融合功能异常、神经支配因素、感觉障碍、遗传因素等。

243. 共同性斜视手术治疗方式是什么?

手术定量与方法和普通斜视相同,可行双眼内直肌后退或单眼内直肌后退加外直肌缩短术,在手术过程中需应用马德克斯杆(Maddox 杆)加三棱镜反复调整手术量,直至复视消失。最好是看近保留少量外隐斜,看远保留少量内隐斜,这样比较符合生理状况,如术前融合功能较差,需经同视机进行融合训练,融合力达10 N 以上时再手术,这样术后消除复视的效果更为可靠。

244. 什么是共同性外斜视?

共同性外斜视分为原发性及继发性 2 种。原发性者包括外隐斜、间歇性外斜视及恒定性外斜视。继发性者包括知觉性外斜视,系由一眼视力不好而引起,及手术后外斜视,即内斜视手术后过矫引起。大多数患者发病年龄较早,大部分发生在2 岁以内,外斜开始为外隐斜,进一步发展为间歇性外斜及恒定性外斜视,这种进展可能是集合张力随年龄增长而减弱有关。

245. 共同性外斜视病因是什么?

① 先天异常:先天异常不是单纯的遗传,先天异常还包括在孩子出生时的头部受伤等,这种斜视多由先天眼外肌肉的位置发育异常,眼外肌本身发育异常,或支配肌肉的神经麻痹所致。② 眼外肌异常:某一眼外肌发育过度或发育不全、眼外肌附着点异常,眼眶的发育、眶内筋膜结构的异常等,均可导致肌力不平衡而产生斜视。③ 其他:某些疾病也可能导致小儿斜视的发生,如先天性白内障或其他眼睛的器质性疾病。

246. 共同性外斜视临床特点是什么?

① 发病年龄:大多数患者发病年龄较早,常在 2 岁以内,外斜开始为外隐斜,进一步发展为间歇性外斜及恒定性外斜视,这种进展可能与集合张力随年龄增长而减弱有关。② 性别:约 2/3 外斜患者为女性,可能与遗传因素有关。③ 屈光不正:除了集合和分开机制相互作用外,屈光不正可以减弱神经支配而影响眼位。以往认为,外斜多见于近视,根据最近的统计资料,正视眼、远视眼亦不少见,仅8%～15%见于近视,不等散光和外斜有明显关系。

247. 共同性外斜视手术方法是什么？

外斜视矫正术是唯一有效的治疗措施。外斜视矫正术是将斜视眼位矫正到正位，可以改善外观，建立正常的视网膜对应关系，使双眼视轴平行，恢复患者正常的双眼单视功能。斜视患者术前反复检测斜视角，有弱视者先行弱视治疗，待双眼视力平衡后再行手术，设计好手术方案，术前遮盖单眼 1 小时后测量斜视角，均需行牵拉试验。

248. 共同性外斜视的特点是什么？

共同性外斜视常伴有屈光不正、屈光参差，不仅严重影响双眼视觉功能，而且影响患者的容貌，其发病机制至今不明，通常需要手术治疗。

249. 什么是麻痹性斜视？

麻痹性斜视是眼外肌本身或占主导地位的眼外肌的神经发生器质性病变，从而导致眼球旋转不足或不能的疾病。主要特征是眼球运动在某个或某些方向上有障碍，倾斜视角随着注视方向改变而变化，第二倾斜视角大于第一倾斜视角。

250. 麻痹性斜视的治疗方法有哪些？

西医治疗：激素疗法、A 型肉毒杆菌毒素治疗、复方樟柳碱注射液、甲钴胺、小鼠神经生长因子、手术治疗、肌腹下眶-球硅管连接术、眼外肌移植。中医治疗：辨证论治、针灸治疗。

251. 成人斜视的病因主要有哪些？

① 从婴幼儿时期延续而来。因为某些原因耽误治疗，一直到成年，症状特点与小儿斜视相似。② 由外伤或某种疾病伤害眼肌或神经而引起。这种斜视属于麻痹性斜视，其特点为发病急、多有复视和代偿性头位，并伴有眩晕、恶心、步态不稳等全身症状。

252. 斜视有哪些临床表现？

① 久视之后头疼、眼疼、畏光；阅读时字迹模糊不清或重叠、串行，间歇性复视；立体视力差；大部分斜视患者同时患有弱视。② 神经放射症状，如恶心、呕吐、失眠、睑结膜充血等。③ 影响外观及全身骨骼发育，出现斜颈、脊柱侧弯及面部发育不对称。

253. 成人斜视矫正手术主要有哪些方法？

　　斜视手术通过放松或缩短眼睛六条眼外肌中的一条或多条，调整眼外肌的强度与附着点的位置，使眼睛肌肉的拉力回复平衡，眼位就能恢复正常。新式斜视手术只需调整一只眼的一条肌肉，简单、创伤小而且用时短，对眼睛所造成的影响也较小。一些特别大度数的斜视，单一条肌肉的手术或许不足以达到矫正目的，所以会需要考虑多条肌肉的手术方法。

254. 成人斜视手术的麻醉方式如何选择？

　　成人斜视手术的麻醉方式是全麻还是局麻，主要看患者的耐受程度。多数可以在局麻下进行，可以采用局麻复合安定镇痛的方式。局麻手术的优势在于可以在手术中观测眼位的变化以便于及时调整。全麻可以为患者提供舒适化的治疗感受，患者不会感到疼痛和恐惧。不论是全麻还是局麻，手术时间大约都在半小时左右。

255. 斜视手术过程中有哪些注意事项？

　　斜视手术应警惕眼心反射、恶性高热，因此手术中应严密监测 ECG、SpO_2 和体温等。由于斜视手术术中牵拉眼肌，术后容易发生恶心呕吐，术中应给予相应药物进行预防。斜视手术过程不会打开眼球，因此一般不会影响视力，术后第二天打开纱布就可以正常视物，基本不影响正常生活，风险较小。有少数患者由于术后出现的视觉干扰等原因会引起短暂视力下降，但极易恢复。

256. 斜视手术预防术后恶心呕吐的措施有哪些？

　　使用最小剂量的阿片类药物；使用丙泊酚或吸入麻醉药维持；避免使用 N_2O；预防性给予 5 - HT 拮抗剂和地塞米松；避免面罩给氧造成胃扩张；术中轻柔牵拉眼肌；防止脱水；眼外肌附近使用利多卡因。

257. 斜视手术为什么会出血？

　　术野出血原因常为分离肌肉时损伤肌鞘或肌肉内血管或剪断结膜血管，向后分离及剪开肌间膜时误伤涡静脉。有时术野持续渗血与心血管疾病有关。下斜肌手术时在剪断肌肉前作缝线结扎不紧或剪断肌肉时太近缝线，留的残端太少而使结扎线滑脱，或者手术操作粗暴损伤涡静脉，均可引起出血量相对较多。

258. 斜视手术中出血怎么处理？

可用烧灼或压迫出血处止血,斜肌出血可再作缝合结扎止血。如肌腹有血肿,应予清除,否则以后血肿机化可导致肌纤维化或广泛粘连而影响手术效果。

259. 如何预防斜视手术术中出血？

预防方法是手术前应询问有无血液病史,术中应轻巧操作,术者应熟悉眼外肌及其周围解剖结构,避免操作中误伤周围血管。

260. 斜视手术为什么会出现角膜上皮剥脱及损伤？

术中频繁点滴丁卡因或者手术器械或缝线擦伤角膜,检查可见角膜上皮缺损或存在创面。

261. 斜视手术出现角膜上皮剥脱及损伤怎么处理？

处理是在结膜囊内涂以广谱抗生素眼膏并包扎双眼。术中用一薄盐水棉片遮盖角膜,防止角膜上皮干燥与角膜上皮损伤,不要过多滴用表面麻醉药。

262. 斜视手术为什么会发生眼心反射？

眼心反射的机制是由于牵拉眼外肌或压迫眼球或刺激眼眶部组织后,经睫状神经节传到第四脑室三叉神经的感觉主核,连接核上皮质的神经纤维把这些刺激冲动直接传到迷走神经核,经迷走神经传出到心肌,从而抑制心跳。内直肌和下斜肌是眼外肌中最强者,因此,牵拉两者较常发生眼心反射。临床表现轻度者常仅稍有不适,重者有心慌、胸闷、心率变慢,有的还可出现心律不齐甚至心跳停搏。

263. 斜视手术过程中发生眼心反射怎么处理？

应立即停止牵拉肌肉,尽快吸氧,必要时注射阿托品,小儿静脉注射按每千克体重 0.01 mg,还可以做球后注射 1% 利多卡因 1~2 mL。如果发生心搏骤停,应立即实施心脏复苏。

264. 斜视手术如何预防眼心反射发生？

预防眼心反射十分重要,应在术前询问有关心血管病史,充分与患者解释,减轻恐惧心理,术前使用镇静安定药和阿托品等。手术操作应轻巧,尤其在钩、拉直肌时尽可能轻柔操作。

265. 斜视手术可能出现什么麻醉意外？

局麻药过敏；术前有呼吸道疾病，术中呼吸道分泌物多，或呕吐物进入呼吸道而导致窒息；术中过多或过重牵拉眼外肌，发生眼心反射。

266. 斜视手术中发生麻醉意外有什么表现？如何处理？

表现：患者出汗、脸色苍白、呼吸困难或窒息，呈现口唇发绀等症状，脉搏和心率变快或变慢，血压下降，严重者可发生心搏骤停。

处理：应立即停止操作，及时清理呼吸道分泌物，给予面罩辅助呼吸，必要时行气管插管，发生心搏骤停时应立即实施心肺复苏。

267. 如何预防斜视手术过程中发生麻醉意外？

术前询问药物过敏史、心血管病史、呼吸道病史等，术前可使用镇静剂。术中操作应轻柔，避免不必要的眼外肌牵拉。麻醉医师应掌握好麻醉深度，仔细观察患者的各种变化，全麻患者必须严密实施心电监护。

268. 斜视手术后为什么会发生感染？

感染常见为缝线处或肌止端的感染，严重者发展为筋膜炎、眶蜂窝织炎，如缝针穿破巩膜就有可能发生眼内炎。主要原因为手术器械或眼部污染，尤其为缝线污染细菌或真菌。临床表现有术后显著充血，结膜水肿，手术切口处或缝线处可见有白色或黄白色的脓点。患者有眼痛及眼球运动受限或眼球突出、眼睑水肿等。

269. 如何治疗及预防斜视手术后感染？

应酌情全身及局部使用抗生素，各种有效的抗生素滴眼或结膜下注射，必要时肌内或静脉注射。如为缝线处感染形成脓点，可在该处切开排脓。预防主要是落实无菌手术原则，注意做好消毒工作，必要时术后局部应用广谱抗生素。

270. 斜视手术后为什么会发生肌肉滑脱？

术后肌肉滑脱是斜视手术并发症中较严重的一种。其原因可能是肌肉缝线太靠近肌肉断端或缝合肌肉时太浅，只缝到部分肌纤维，或者缝合肌肉新肌止端时缝针过巩膜太浅等。肌肉滑脱的临床表现是在术后第1天或第2天出现手术过矫眼球不能向该肌肉作用之方向转动。一经确诊，应立即手术探查，不得延误，否则时间越长越难找回肌肉，方法与术中肌肉滑失相同。

271. 斜视手术后为什么会发生角膜干凹斑(dellen)?

角膜干凹斑是发生在角膜内 1.5～2.0 mm 的碟形凹陷,常于斜视术后 2～7 天出现。早期可仅呈较干燥和暗淡无光,无荧光素染色;如处理不当,可发展而出现染色,甚至治愈后留下小的混浊斑。

272. 如何治疗斜视术后角膜干凹斑?

局部应用抗生素及人工泪液眼药水,包眼,必要时消除隆起球结膜(如剪开结膜一小口放液),停止使用皮质类固醇滴眼液。

273. 斜视手术后为什么会发生眼内炎?

斜视手术致眼内炎很罕见,但一旦发生,则是一种灾难性的并发症,常常导致失明。其原因几乎都有术中刺穿巩膜史,或有手术器械及术野污染。临床特征是结膜混合性充血、水肿或结膜下有黄白色脓点,眼疼痛,视力下降,前房积脓,房水混浊,或瞳孔后玻璃体呈黄白色。治疗一定要及时和准确,眼局部和全身大量应用抗生素和皮质类固醇,必要时玻璃体内注射抗生素以及行玻璃体切割术。

274. 斜视手术后为什么会出现复视?

斜视手术后部分患者出现复视,其中大多数是矛盾性复视,极少数融合无力性复视。主要因为视网膜对应异常,当斜视手术使斜眼变成正位后,同时也破坏了术前患者已建立的共同视觉关系(实为不正常的),因此出现一种异常的矛盾性的复视。另外,还可能是术后矫正过度所致。

275. 斜视手术后出现复视怎么处理?

术后出现的矛盾性复视不需处理,常在几天至几周内自行消失,小儿斜视手术后的复视,如果眼位正位,极可能恢复为正常的双眼视觉。部分患者对术后的复视很紧张,应给予解释。术后过矫而且度数较小者,可戴三棱镜矫正,术后 6～8 周过矫度数较大,应手术矫正。

276. 如何预防斜视手术后出现复视?

手术前作牵拉试验、三棱镜耐受试验或同视机检查,预测术后复视的出现与否及其性质,让患者术前对术后复视有所体会,做好准确的斜视度检查和手术设计。

277. 斜视手术后为什么会出现过矫及矫正不足?

术后过矫是指斜视术后 6 周以上观察眼位变成另一种斜视者,而术后矫正不足则指术后眼位残留≥5°~10°者。术前检查斜视度不准确,术时局麻药物注射太多影响术中观察和调整,或手术设计不准确等均可影响斜视手术效果。手术中肌肉缝合不牢固,致术后肌肉部分或全部滑脱则会表现为过矫。影响斜视手术效果的因素较为复杂,一次手术后的过矫或矫正不足尚无法完全避免。

278. 斜视手术后出现过矫及矫正不足怎么治疗?

在第一次术后 6 周以上仍为过矫者才行再次手术。过矫者一般首选原做后退的肌肉复位。矫正不足者,可在 1~8 周内再次手术,可选原后退肌再增加手术量,或选另外肌肉的手术。如确诊为肌肉滑脱致过矫,应立即手术探查和把肌肉缝到合适的位置。再次手术的肌肉选择及手术量的设计应根据斜视的性质、肌肉的功能状态、视力、原手术量和远近斜视度等综合考虑。

279. 斜视术后为什么会出现眼前段缺血?

眼前段缺血是严重的并发症。眼球的 4 条直肌中除外直肌只有 1 条睫状前动脉外,其他 3 条直肌中各有两条睫状前动脉,这些动脉在直肌中向前行走,跨肌止端,在角膜缘外 3~4 mm 处穿入巩膜,供应眼球前部营养。临床经验已证明,术中如同时切断 3 条或 4 条直肌,尤其是相邻的两条直肌,导致分布在这些直肌内的供应眼球前段营养的睫状前动脉被破坏,就可能引起眼前段缺血,成年或老年人比儿童更易发生眼前段缺血。

280. 出现眼前段缺血综合征有什么临床表现?

患眼视力下降,眼部充血,角膜上皮水肿,角膜后沉着物,房水混浊,瞳孔散大且向缺血部位方向移位;晚期晶体混浊,虹膜萎缩甚至眼球痨而失明。治疗主要是局部使用激素、散瞳、使用血管扩张剂、必要时全身使用激素。

281. 如何防止发生眼前段缺血综合征?

眼前段缺血综合征主要以预防为主。一次手术不做 2 条以上直肌,尤其在成年和老年人作斜视手术时一次手术只能做 1~2 条直肌;斜视手术设计尽量不在邻近的两条直肌(即一垂直肌和一水平肌)同时手术;复杂的斜视应做好分期手术计划,有人主张 2 次手术间隔时间至少 2 个月,必要时可采用直肌睫状前动脉分离保留,以减少手术次数和缩短手术间隔时间。

282. 瑞芬太尼在小儿斜视手术麻醉中应用应注意什么?

瑞芬太尼是新型的 μ 型阿片类麻醉药物,具有良好的术中镇痛效果,但其也可通过对 N-甲基-D-天冬氨酸(NMDA)受体通路的作用,提高术后痛觉敏感性,即阿片诱发的痛觉过敏,这种痛觉敏感性提高往往发生于停用瑞芬太尼后的 5~10 分钟,可以通过增加其他阿片类药物或镇痛措施予以干预。

283. 地佐辛在小儿斜视手术麻醉中应用的优势是什么?

在麻醉诱导前 5 分钟注射一定剂量的地佐辛,在患儿未受到伤害刺激前阻断伤害冲动的传入,可抑制中枢神经系统因兴奋产生的疼痛,减少机体因伤害刺激而产生的各种应激反应,达到减轻患儿术后疼痛、抑制苏醒期躁动的效果。地佐辛良好的镇痛作用和适度的镇静作用可以大大缓解小儿斜视手术术后眼部的疼痛不适感,其镇静作用可以使小儿术后恢复更平稳,避免躁动造成的眼部感染、出血,以及精神恐惧。

284. 右美托咪定在小儿斜视手术中应用的优势是什么?

小儿斜视手术全麻后的常见并发症是苏醒期躁动,容易引发支气管痉挛、循环剧烈波动以及术后恶心呕吐,给患儿身心造成伤害,同时还增加手术渗血危险。右美托咪定作用于脑干蓝斑核和脊髓的 α_2 受体,是一种高选择性的 α_2 受体激动剂,术前和术中应用无呼吸抑制,可以产生良好的镇痛和镇静作用,对于防范苏醒期躁动有较好的效果。

285. 什么是恶性高热?

恶性高热(malignant hyperthermia,MH)是目前唯一可由常规麻醉用药引起围手术期死亡的遗传性疾病。它是一种亚临床肌肉病,即患者平时无异常表现,在全麻过程中接触挥发性吸入麻醉药(如氟烷、安氟醚、异氟醚等)和/或去极化肌松药(琥珀酰胆碱)而出现骨骼肌强直性收缩,产生大量能量,导致体温持续快速增高,在没有特效治疗药物的情况下,一般临床降温措施难以控制体温的增高,最终可导致患者死亡。

286. 为什么小儿斜视手术应警惕恶性高热?

目前为止,恶性高热的发病机制仍不清楚。普遍认为是与遗传性肌肉疾病有关。根据国外文献报道,儿童 MH 的发病率(1/15 000)高于成人(1/50 000),男性多于女性,在先天性疾病如特发性脊柱侧弯、斜视、上睑下垂、脐疝等患者中多见。

287. 如何预判斜视手术患者是不是恶性高热易感者?

① 仔细询问家族麻醉史:对所有拟行全身麻醉的患者,特别是计划使用挥发性吸入麻醉药和琥珀酰胆碱者,应常规仔细询问家族麻醉史。② 评估患者对 MH 的易感性:有异常高代谢等麻醉不良反应病史的患者、MH 易感者一级亲属和患有先天性骨骼肌肉疾病的患者,是术中发生 MH 的高危患者。如果术前有不明原因的乳酸脱氢酶(LDH)或肌酸磷酸激酶(CPK)显著升高,也应提高警惕。

288. 恶性高热有哪些典型的临床表现?

MH 有四大临床主征:肌强直、高热、自主神经功能紊乱及精神异常。表现为肌肉强直和横纹肌溶解症,中枢神经系统出现锥体外系征、意识改变和癫痫发作等。全身的症状包括体温过高($>38\,^{\circ}\!{\rm C}$)、$EtCO_2$ 升高、血压不稳、心动过速、呼吸急促和多汗。

289. 如何预防恶性高热的发生?

① 麻醉选择:避免使用可能诱发 MH 的麻醉药物;对于可疑或确诊的 MH 易感者,局部麻醉是较好的选择;如果必须实施全身麻醉,应避免使用吸入麻醉药、琥珀胆碱等。② 配备训练有素的应急小组,随时准备应对 MH 危象;进行血气、肌红蛋白、心肌酶等检查;监测二氧化碳、核心体温。③ 使用新的呼吸回路,如有条件可准备一台未使用过吸入性麻醉药的麻醉机或呼吸机;如果设备不足,应选择合适的医院重新安排手术。④ 备 MH 特效药物(丹曲林钠)。

290. 发生恶性高热应如何处理?

立即停用可能触发恶性高热的药物,更换麻醉机和呼吸回路。提高纯氧流量至 10 L/min。如果可以,停止手术。增加每分钟通气量。冰袋降温。丹曲林 2.5 mg/kg 快速静脉推注,并持续给药直至患者状态稳定。治疗代谢性酸中毒和高钾血症。放置尿管,监测尿量。监测血气、凝血、生化、尿肌红蛋白。

第十节　青光眼手术与麻醉

291. 什么是青光眼？有哪些常见的临床类型？

青光眼（glaucoma）是以病理性眼压升高所引起的、以视神经萎缩和视野缺损为共同特征的眼科疾病，是全球范围内第二位最常见的致盲眼病。任何年龄段都可以发生青光眼，但年龄＞60 岁的人群发生率是其他年龄段的 6 倍。常见临床类型包括急性闭角型青光眼、慢性闭角型青光眼、原发性开角型青光眼、先天性青光眼和新生血管性青光眼。

292. 什么是急性闭角型青光眼？

急性闭角型青光眼（acute angle-closure glaucoma，AACG）是由于房角突然大范围关闭引起眼压急剧升高并伴有相应症状和眼部组织病理改变的一类青光眼，为眼科常见的急症之一，如果治疗不及时，可能对视功能造成不可逆性损害，严重者可能导致永久失明。

293. 什么是慢性闭角型青光眼？

慢性闭角型青光眼（chronic angle-closure glaucoma，CACG）是由于周边虹膜与小梁网发生粘连，眼压水平随着房角粘连范围的缓慢扩展而逐渐上升，视盘则在高眼压的持续作用下，逐渐形成凹陷性萎缩，视野也随之发生进行性损害。

294. 什么是原发性开角型青光眼？

原发性开角型青光眼（primary open angle glaucoma，POAG）是一种慢性进行性前部视神经病变，伴有典型的视杯凹陷、视野缺损，房角是开放的，眼压可以升高或有时处于正常范围。

295. 什么是先天性青光眼？

先天性青光眼（congenital glaucoma），又叫发育性青光眼（developmental glaucoma），是胚胎期和发育期内眼球房角组织发育异常所引起的一类青光眼。由于前方虹膜角膜的滤过缺陷导致的房水流出梗阻，进而眼压升高，如不治疗将损害视神经。

296. 什么是新生血管性青光眼？

新生血管性青光眼（neovascular glaucoma，NVG）是继发于虹膜、房角及小梁表面新生血管形成和纤维血管膜增生的青光眼。

297. 青光眼最有效的治疗策略是什么？

目前国内外青光眼学界已达成共识：青光眼最有效的治疗策略是控制眼压联合视神经保护药物。只有把眼压控制在个体的目标眼压水平，才能有效地阻止青光眼视神经和视野损害的发生和发展。

298. 青光眼的药物治疗原则是什么？

药物治疗青光眼的用药原则是一般从低剂量的药物局部治疗开始，如不能控制眼压，再增加药物浓度或联合用药。

299. 治疗青光眼常用的药物种类有哪些？

常用的青光眼治疗药物包括：① 缩瞳药，临床上多用毛果芸香碱；② β 受体阻滞药，常用的有噻吗洛尔、贝他根、贝特舒滴眼液；③ 肾上腺素能受体激动药，常用的有 0.2% 阿法根滴眼液；④ 前列腺素衍生物，常用的有拉坦前列腺素；⑤ 碳酸酐酶抑制剂，以乙酰唑胺、派立明为代表；⑥ 高渗剂，如 20% 甘露醇。

300. 何种情况下青光眼患者需要接受手术治疗？

青光眼患者在正规使用药物治疗后，如果眼压依然无法控制，则应该选择抗青光眼类手术治疗。

301. 确诊青光眼需行哪些检查？

眼科基本检查应包括视力、眼压、裂隙灯显微镜检查、眼底检查、房角镜检查、视野检查、超声生物显微镜检查和角膜厚度等检查。如眼压过高，非接触眼压计无法测量，需要采取 Schiotz 压陷眼压计进行测量。

302. 手术治疗青光眼的常用术式是什么？

小梁切除术是常见的青光眼治疗术式，目的是建立房水引流通道，进而降低眼压。其他经典术式包括小梁切开术（解除小梁网阻塞，切开发育不良或通透性不够的小梁网）、周边虹膜切除术（解除瞳孔阻滞）、睫状体冷凝术（通过破坏睫状体以减少眼内房水生成)、激光虹膜切开术(预防青光眼急性发作)和青光眼引流阀植入术(通过向眼内植入引流房水的装置以引流房水)。

303. 小梁切除术的标准术式包含哪些主要步骤?

小梁切除术的标准术式包括:制作结膜瓣;制作巩膜瓣,使房水排入结膜下间隙;使用抗代谢药物丝裂霉素 C 和 5-氟尿嘧啶防止皮瓣瘢痕形成,提高手术成功率;切除小梁网;切除虹膜;缝合巩膜瓣以及缝合结膜。

304. 什么是眼压? 正常值是多少?

眼内容物(包括房水、晶状体、玻璃体和血液)对眼球壁施加的均衡压力称为眼内压,简称眼压。眼压的正常值为 $1.33 \sim 2.8$ kPa($10 \sim 21$ mmHg),超过 25 mmHg 被认为是病理性的。眼内容物中晶状体和玻璃体相对稳定,眼内压的波动变化主要受房水和血液的影响。

305. 眼压的测量方法有哪些?

眼压是根据眼球受力与变形的关系而进行测量的,可以直接作用在角膜上,或不与角膜接触而通过气流间接作用于角膜上。眼压测量方法分为指测法和眼压计测量法。眼压计测量法包括压陷式、压平式和非接触式眼压计测量法 3 种。非接触式眼压计测量值受中央角膜厚度的影响。

306. 什么是眼压的昼夜波动节律?

正常眼压存在一定的波动范围,具有昼夜节律。大多数正常人早晨眼压最高,以后逐渐降低,夜间眼压最低,午夜后又逐渐升高,也有早晨眼压最低而下午眼压升高者。单次眼压测量值不能作为青光眼诊断和评估治疗效果的证据。

307. 麻醉和手术对眼压的影响因素有哪些?

麻醉和手术对眼压的主要影响因素包括:① 眼球外部受压,如眼外肌张力增加、眼静脉充血和眶内肿瘤;② 巩膜张力增加;③ 眼内容物改变,其中房水循环、眼脉络膜血容量变化、中心静脉压、眼外肌张力与麻醉和手术的相关性最大。

308. 氯胺酮升高眼压的可能机制有哪些?

氯胺酮升高眼压的可能机制涉及:① 通过兴奋交感神经中枢影响房水的生成

和流出;② 通过升高血压,特别是静脉压升高,影响房水流出;③ 增加骨骼肌张力,提高眼肌紧张度,导致巩膜静脉压升高而致房水外流阻力增加;④ 通过升高颅内压阻断静脉回流,对房水形成与排出产生影响。有人认为氯胺酮升高眼压与其升高血压、增加脑血流量和眼外肌张力或与高碳酸血症有关,而并非氯胺酮对眼压的直接作用。

309. 氯胺酮对眼压的影响存在哪些争议?

对于氯胺酮对眼压的影响,不同观察结果差异较大,这可能与剂量、给药途径、术前用药和不同的眼压测量方法有关。小儿肌内注射 6 mg/kg 的氯胺酮可引起眼压小幅度上升,而肌内注射 3 mg/kg 则对小儿眼压影响很小。静脉注射氯胺酮升高眼压的作用持续时间与镇痛时间一致,15 分钟达峰值,30 分钟后恢复到注药前水平。也有报道 2 mg/kg 氯胺酮静脉给予成年人并未明显升高眼内压。

310. 丙泊酚如何影响眼压?

丙泊酚能降低眼压,其可能的作用机制归纳为以下四点：① 通过抑制气管插管所致的呛咳、躁动等症状来间接影响眼内压,规避眼内压的升高;② 抑制抗利尿激素的合成及分泌,由于抗利尿激素能使眼压值升高,丙泊酚的使用将会引起眼压降低;③ 丙泊酚的止吐作用也可降低眼压;④ 通过改变全身血流动力学的直接作用来影响眼内压。虽然眼压和血压之间的关联性不大,但是丙泊酚会引起末梢血管的舒张和收缩,进而引发全身动脉压和静脉压发生改变,且与眼内血容量的变化相一致。

311. 与丙泊酚相比,依托咪酯和咪达唑仑对于眼压的影响如何?

同其他镇静药相似,依托咪酯可通过降低静脉压而产生降低眼内压的效果,但程度明显低于丙泊酚。苯二氮䓬类药引起瞳孔扩大,使闭角型青光眼房水流出道受阻而升高眼压,但小剂量并不增加眼压甚至可降低眼压。咪达唑仑降低眼压的作用与丙泊酚相似,但弱于丙泊酚,其机制在于咪达唑仑使静脉容量增加,回心血量减少,血压下降。

312. 吸入性麻醉药如何影响眼压?

吸入麻醉药可引起剂量依赖性的眼压降低,可能的机制涉及间脑中枢神经系统的抑制,房水生成减少而流出增加,改善房水循环及松弛眼外肌等。

313. 非去极化肌松药如何影响眼压？

非去极化肌松药被认为可以降低眼压,其机制主要是通过眼外肌松弛来实现。但是,如果呼吸肌麻痹后伴随肺泡低通气,则可发生继发性眼压升高。

314. 去极化肌松药如何影响眼压？

去极化肌松药的主要代表是琥珀胆碱,静脉使用后 1~4 分钟眼压上升的平均值为 8 mmHg,通常情况下 7 分钟恢复到基础值。眼压升高的机制主要是：琥珀胆碱可致眼外肌痉挛性收缩,眼内压急剧升高,睫状肌麻痹而产生前房角加深和流出阻力增加,脉络膜血管扩张等。

315. 有哪些措施可以减轻去极化肌松药物使用带来的眼压升高？

预先给予乙酰唑胺、普萘洛尔、非去极化肌松药等措施被用于预防或减轻琥珀胆碱导致的眼内压升高。有关小剂量非去极化肌药预防眼压升高的结果不尽一致。Miller 曾报道,预先给予小剂量加拉明或右筒箭毒碱可以预防琥珀胆碱升高眼压的作用。然而,当使用更敏感的眼压测量仪时,并没有得到相似的结果。静脉预防性给予 1~2 mg/kg 利多卡因可减缓置入喉镜的血流动力学反应,但不能可靠地预防琥珀胆碱和插管引起的高眼压反应。

316. 右美托咪定如何影响眼压？

右美托咪定降低眼压方面的药理机制主要有 3 种假设：① 激动突触前膜的 α_2 肾上腺素能受体可抑制去甲肾上腺素的释放,减少房水生成。② 激动突触后膜的 α_2 肾上腺素能受体,引起睫状体血管收缩,减少睫状体的血容量而降低眼内压。③ 激动突触后膜上皮上的 α_2 肾上腺素能受体,抑制环腺苷酸引起眼内压下降。通过削弱交感神经对眼排水系统的张力,从而利于房水的排出,降低眼外肌张力亦可使眼内压下降。

317. 青光眼患者手术麻醉过程中可以使用阿托品吗？

阿托品为抗胆碱药物,局部使用或者全身使用均可使瞳孔散大和睫状肌麻痹,作用时间长且持久。其作用机制在于阻断睫状肌 M 受体,使睫状肌松弛,甚至导致周边虹膜与小梁网接触、房角关闭,进而导致眼压急剧升高,引起闭角型青光眼的急性发作。因此,未实施小梁切除术的急性闭角型青光眼患者不能使用。

318. 对于青光眼患者术后健康宣教的主要建议有哪些？

饮水：建议少量多次，通过增加饮水频率保持一天的正常饮水量。一次快速饮入大量液体会导致青光眼患者眼压升高，因此青光眼患者需要控制单次饮水量。

运动：建议青光眼患者坚持日常有氧运动，鼓励进行散步、慢跑等运动。正常人和青光眼患者有氧运动后眼压均下降，青光眼患者下降幅度更明显，长期有氧锻炼可以使眼压基线值降低。

319. 青光眼患者如何随诊？

青光眼是终身疾病，需要长期随诊，监测眼压控制情况及视神经损失的进展情况。

320. 为什么青光眼患儿诊断性眼压测量要采用全麻？

准确测量眼压对于儿童青光眼的诊断、随访以及手术预后评估均十分重要，但给清醒儿童测量眼压较为困难。在一项研究中，使用 Perkins 眼压计测量 1～3 岁年龄组的清醒眼压的成功率为 50%～60%。在另一项针对年龄更小的儿童的研究中成功率更低，仅有 14%。此外，清醒儿童眼压测量值并不可靠，因为在儿童中挤压眼睑可能导致眼压上升。虽然反弹眼压计的引入使许多不合作的儿童能够测量眼压，但它在眼压较高时测得值偏高。

321. 常用吸入麻醉药七氟烷和地氟烷对青光眼患儿全麻下测眼压准确度的影响有多大？

七氟烷和地氟烷可降低眼压。麻醉深度和用药、血流动力学、体位和气道管理方法都会影响眼压。使用丙泊酚诱导，青光眼患儿插入喉罩 3 分钟后，IOP 下降 5.2 mmHg，而非青光眼患儿插入喉罩 2 分钟后，IOP 下降 2.7 mmHg。在另一项研究中，吸入七氟醚后，眼压出现了持续下降。在麻醉的各个阶段，吸入麻醉药对眼压测量也有不同的影响。在有争议的情况下，可考虑使用其他对眼压影响小的镇静剂（如水合氯醛）后测量眼压。

322. 导致青光眼手术患者术后疼痛的原因有哪些？

① 组织损伤，表现为刀割样疼痛及刺痛，通常在手术当天明显，次日便可减轻。② 手术切口、缝线或滤过阀刺激，疼痛程度通常较轻，多为异物感及磨痛。③ 剪短的睫毛，睫毛剪短后会对睑缘及球结膜造成刺激，引起眼部刺痛。④ 负性

因素,由于青光眼会造成视力损害,加上对手术的恐惧,导致患者紧张焦虑等负面情绪,诱发疼痛或导致痛感加重。⑤ 消毒液刺激,少量消毒液进入眼内,刺激角膜,引起剧烈疼痛。

323. 如何鉴别青光眼术后疼痛是手术原因还是眼压升高所导致?

高眼压性眼痛通常表现为眼睛的胀痛、眼眶或是鼻根部的酸痛,眼压可以升高到 70 mmHg 以上,常会出现剧烈的眼痛、头痛,伴有眼红、视力下降、恶心、呕吐等。

324. 青光眼术后疼痛该怎么办?

如果是高眼压引起的疼痛,应积极降眼压处理。除外高眼压的因素,手术或精神因素导致的疼痛,可口服或肌注止疼药物处理。

325. 儿童青光眼全麻术后如何护理?

儿童青光眼手术后应时刻观察患儿呼吸、体温、嘴唇及面部颜色、意识;等患儿完全清醒无呕吐后才可以少量多次进食流质食物;术后患儿容易有躁动的表现,这时需专人进行看管,防止患儿抓伤或碰撞术眼;多给予患儿安慰与鼓励,或给孩子讲喜欢的故事或放音乐,以分散注意力,减轻术后疼痛感;避免剧烈运动。

326. 不同的麻醉方式和麻醉药物对眼压的影响有多大?

球后或球周阻滞可引起一过性眼压升高,对眼压敏感的患者应谨慎实施。氯胺酮和琥珀胆碱可使眼压升高。大多数静脉和吸入全麻药、麻醉性镇痛药、神经安定镇静药等均有不同程度的降眼压作用。抗胆碱及交感类血管活性药均有散瞳作用,可升高眼压。

麻醉中的操作和管理也直接影响眼压,其中使眼压增高的因素有麻醉过浅、呛咳、躁动、血压升高、呼吸道不通畅、呼吸阻力增大、动脉血 CO_2 分压升高、头低位以及任何使颅内压增高的因素。

327. 全麻中使 IOP 降低的药物有哪些?

镇静药、吸入麻醉药、非去极化肌松药以及中枢神经系统抑制药。

328. 全麻中升高 IOP 的操作和药物有哪些?

操作：浅麻醉下喉镜刺激及气管内插管；呛咳、躁动；血压升高；呼吸道梗阻，二氧化碳分压升高；头低位以及任何使颅内压增高的因素。

药物：琥珀胆碱、氯胺酮、抗胆碱能药物、散瞳药。

第十一节　眼肿瘤手术与麻醉

329. 眼肿瘤如何分类?

根据解剖部位、组织类型和浸润程度可将眼肿瘤分为：原发和转移性肿瘤，良性和恶性肿瘤，眼球内和眼球外肿瘤。

330. 常见眼内原发肿瘤组织类型有哪些?

常见眼内原发性肿瘤包括：黑素瘤、视网膜母细胞瘤、淋巴瘤、血管瘤、星形细胞瘤。

331. 常见原发性眼内肿瘤按解剖位置分类分别有哪些?

根据肿瘤所在解剖位置，脉络膜常见肿瘤有：脉络膜黑素瘤、脉络膜转移瘤、脉络膜痣、脉络膜血管瘤；睫状体部位常见肿瘤包括：睫状体黑色素瘤、睫状体上皮瘤；虹膜常见肿瘤包括：虹膜黑素瘤、葡萄黑素瘤；视网膜部位常见肿瘤包括：视网膜母细胞瘤、视网膜血管瘤、视网膜星形细胞瘤。

332. 成人眼部转移瘤最常见于哪个部位? 原发灶多位于哪些器官?

眼部转移瘤通常为位于眼球外的眼眶，脉络膜是眼外肿瘤转移的好发部位，肿瘤原发灶多位于胸部、肺部、消化系统、肾脏和前列腺。

333. 儿童最常见眼部原发恶性肿瘤组织类型是什么?

儿童眼部肿瘤发病率最高的类型为视网膜母细胞瘤。

334. 眼肿瘤的治疗手段包括哪些?

手术切除是眼肿瘤主要和有效的治疗手段之一，同时眼肿瘤也强调以手术治疗、放射治疗、冷冻治疗、温热治疗、激光治疗、光动力治疗、化学药物治疗、免疫治疗和中药治疗等各种手段的综合治疗。

335. 眼肿瘤切除术按治疗目的如何分类?

按照治疗目的,眼肿瘤切除手术可分为:根治性切除、非根治性切除、姑息性切除、诊断性切除和预防性切除。

336. 脉络膜黑素瘤患者行眼球摘除术的麻醉应有哪些注意点?

眼球摘除术可在局部麻醉或全身麻醉下完成。行此手术的患者多为老年人,麻醉前应进行详细的系统评估。若行全身麻醉,可用喉罩或气管插管保证气道安全。局部麻醉通常复合静脉镇静。眼心反射是本式式的常见并发症,严重时可致心搏骤停。由于存在眼-胃反射,应注意预防围术期恶心呕吐。

337. 婴幼儿视网膜母细胞瘤早期的常见临床表现是什么?

婴儿视网膜母细胞瘤早期不易被发现,约半数患儿出现白瞳症,瞳孔区出现反光而被发现。位于中心凹或其附近的较小视网膜母细胞瘤早期即可引起视力显著降低,造成患眼斜视。

338. 儿童视网膜母细胞瘤治疗手段包括哪些?

儿童视网膜母细胞瘤的治疗手段分为保守治疗和去眼球治疗,前者包括激光治疗、冷冻治疗、巩膜表面敷贴放疗或称近距离放疗、外部放射治疗和化学疗法,后者包括眼球摘除术和眶内容摘除术。

339. 患有视网膜母细胞瘤的儿童其诊疗过程中麻醉镇静应考虑哪些问题?

视网膜母细胞瘤小儿患者在疾病的诊断、治疗、复查过程中多数需要多次镇静或麻醉。眼底检查、眼底照相、荧光造影、眼底激光治疗、冷冻治疗、局部注射化疗、热疗等均需在镇静或麻醉下完成。无痛或无创检查可在右美托咪定、氯胺酮、咪达唑仑或水合氯醛镇静下完成。眼底荧光造影虽无疼痛刺激,但检查过程接触角膜,且所需时间较久,可在全身麻醉下完成。眼底激光治疗存在疼痛刺激,若在静脉麻醉下完成须辅助氯胺酮或阿片类镇痛药物。若检查或治疗时间较长,需建立人工气道辅助呼吸,首选声门上气道工具。

340. 在眼肿瘤手术患者行局部麻醉时如何避免医源性肿瘤播散？

眼部肿瘤手术行区域神经阻滞，应尽可能选择避开瘤体进针；行区域浸润麻醉时，针尖不可刺破瘤体，仅在瘤体周围注射麻醉药。注射后避免挤压瘤体。

341. 眼肿瘤患者麻醉前评估应注意哪些事项？

评估眼肿瘤患者，应首先区分眼瘤为原发或继发，若为转移瘤，应评估原发肿瘤情况，是否应先处理原发灶；眼部原发肿瘤应注意有无侵犯周围组织，若肿瘤侵袭鼻窦，应重点关注是否存在面罩通气困难可能；若肿瘤侵袭至中枢，应评估神经系统，并注意是否同时进行颅内转移瘤手术。

342. 眼睑的常见肿瘤包括有哪些？

常见的眼睑良性肿瘤包括：眼睑血管瘤、眼睑色素痣、眼睑黄色瘤；常见的眼睑恶性肿瘤包括：眼睑基底细胞癌、眼睑皮脂腺癌、眼睑鳞状细胞癌。

343. 眼睑肿瘤的治疗原则是什么？

眼睑肿瘤的治疗以手术切除为主，术中或术后进行病理诊断，一般不需要诊断性活检。可疑恶性肿瘤需术中病理诊断，且在病理诊断帮助下进行手术切除，在完整切除肿瘤的同时应最大限度保留正常眼睑组织，以利于眼睑缺损的修复重建。

344. 眼睑重建术患者术中需患者自主配合时应如何设计镇静及麻醉方案？

在行眼睑重建术时，术前需制定取皮、黏膜、耳软骨等自体组织的范围。在手术进行过程中，如果需要患者睁眼以确定矫正或重建手术后是否双眼对称，麻醉前手术医师和麻醉医师需与患者充分沟通，告知患者需配合的动作。若患者能配合且手术范围较小，可考虑局部麻醉复合清醒镇静下完成手术；若必须实施全身麻醉，则在需要时进行术中唤醒。

345. 眼睑植皮术麻醉方式有哪些？

眼睑植皮术包括游离植皮术、带蒂皮瓣移植术，常见取皮部位包括：同侧眼睑、健侧眼睑、同侧前额或颞部、耳后、锁骨上、上臂内侧、大腿内部、腹部皮肤；若需修复眼睑后半部，则需采用同侧眼对应上睑或下睑或健眼之部分睑板与睑结膜、带鼻黏膜的鼻中隔软骨、耳郭软骨、异体硬脑膜或巩膜。麻醉根据手术范围、取皮是否需特殊头位或体位来选择,可采用局部麻醉、局部麻醉复合镇静、喉罩或气管插管通气全身麻醉。

346. 上睑重建术有哪些注意事项?

施行上睑重建术,应注意下列两点:首先是上睑有提睑功能,若切除上睑板,应在提上睑肌断端作标记缝线,以便于识别,被移植后眼睑组织上端要与上睑肌断端缝合,以恢复上睑的提睑功能。其次,由于 Bell 现象,上睑缝合后缝线不能露出睑结膜表面,以免刺激角膜。

347. 常见结膜良性肿瘤有哪些?

常见结膜良性肿瘤包括:结膜色素痣、结膜乳头状瘤、结膜皮样瘤和皮样脂肪瘤、结膜血管瘤、结膜囊肿、先天性皮样脂肪瘤、肉芽肿、反应性淋巴细胞增生和原发性获得性黑变病。

348. 结膜上穹隆手术为何有术后上睑下垂风险?

上穹隆的结膜囊肿其囊壁周围组织往往是提上睑肌的一部分,分离肿物后未重新缝合已切断的提上睑肌,可能导致部分或全部上睑下垂。

349. 先天性皮样脂肪瘤或皮样瘤切除时如何保护邻近组织?

切除肿瘤时注意不要破坏颞上方穹隆处的结膜,以免造成泪腺导管破坏,致术后没有流泪功能。病变累及角膜与巩膜,切除时应靠近肿瘤边缘,以免扩大组织缺损范围。

350. 常见结膜恶性肿瘤有哪些?

常见结膜恶性肿瘤包括结膜鳞状上皮癌、黑素瘤和淋巴瘤。

351. 结膜恶性肿瘤手术时局部麻醉需注意哪些问题?

部分学者认为结膜下注射可能破坏肿瘤和结膜结构,结膜恶性肿瘤行手术推荐结膜下注射麻醉或加球后麻醉,避免肿瘤部位的局部浸润麻醉,以免造成肿瘤扩散。

352. 结膜恶性肿瘤切除术治疗原则有哪些？

行结膜恶性肿瘤切除术时原则上应完整切除肿瘤，一般不采用活检术。若肿瘤广泛、不可能完整切除且可能需行眶内容摘除术时才做组织活检术。需保证切缘有足够正常结膜，且肿瘤切除后需对边缘进行冷冻治疗。怀疑切缘肿瘤浸润，则可在冷冻前切除边缘结膜行病理检查。术中避免器械接触肿瘤。

353. 眼内肿瘤穿刺活检适应证是什么？

眼内肿瘤穿刺活检术的适应证包括：眼内恶性肿瘤需制定保眼计划者；临床与影像诊断为眼内恶性肿瘤但不典型者；临床诊断为恶性肿瘤但患者和家属需病理诊断者；眼内转移瘤未能发现原发灶、眼球摘除术前需确定肿物性质者。

354. 眼内肿瘤活检术穿刺入路如何选择？

行眼内肿瘤穿刺活检术时，根据肿瘤位置，可选择肿瘤侧角巩缘进针或睫状体扁平部进针，无晶状体者可选择角巩缘进针。后部脉络膜病变伴有视网膜脱离者可采用赤道部进针。

355. 对眼内肿物患者行穿刺活检术时如何避免穿刺所致医源性肿瘤播散？

对眼内肿物患者行穿刺活检术时，活检入路从肿物对侧睫状体扁平部进针，穿透睫状体后再经过玻璃体，到达肿物表面，然后刺入肿物内。利用肿物与穿刺口睫状体扁平部间的玻璃体内形成一个"缓冲区"，以便在抽出针头时万一有肿瘤细胞溢出眼内，也仅留在玻璃体内而不直接进入睫状体血管，从而减少医源性肿瘤细胞扩散风险。

356. 眼内肿瘤活检术注意事项有哪些？

行眼内肿瘤活检术时应注意，角膜缘进路时，抽吸针不要伤及角膜内皮；睫状体扁平部进路时，抽吸针的方向为玻璃体，注意不要摆动抽吸针，不要向前伤及晶状体；抽吸后退穿刺针前，先要解除抽吸针内负压，否则易将肿瘤细胞带入针道，形成肿瘤扩散。术后给予抗生素预防感染。

357. 眼内肿瘤活检术的并发症有哪些？

眼内肿瘤活检术的并发症包括：眼内出血，视网膜裂孔与视网膜脱离，肿瘤细胞沿穿刺针道扩散至眼内其他部位、结膜下或眼眶内，损伤角膜内皮细胞，形成角膜失代偿、外伤性白内障、眼内炎。

358. 眼内肿瘤冷冻治疗的原理是什么?

冷冻不是手术治疗,而是一种物理疗法。冷冻可使肿瘤细胞内多种细胞器的蛋白变性,肿瘤组织内血管血液瘀滞形成组织坏死,达到使肿瘤萎缩的目的。

359. 眼内肿瘤冷冻治疗的适应证是什么?

眼内肿瘤冷冻适用于病灶位于赤道与锯齿缘间的视网膜母细胞瘤,肿瘤直径≤3.5 mm,厚度≤2 mm,且玻璃体没有瘤细胞种植者,先前没有用过激光治疗和放射治疗者效果尤佳。如果瘤体直径超过前述大小,则先进行化疗减容,使肿瘤缩小到前述大小时,再进行局部冷冻治疗。冷冻治疗也可作为放射治疗或激光治疗的辅助治疗。

360. 眼内肿瘤冷冻的温度范围和冷冻顺序是什么?

眼内肿瘤冷冻使用-110~-80℃的冷冻头,先沿肿物相应的结膜或巩膜面四周进行冷冻。每个冷冻点的时间为30~90秒,直至表面出现结冰为止,然后停止冷冻。解冻后,再重复进行第二次冷冻,重复2~3次。

361. 小儿行眼内冷冻治疗时麻醉如何实施?

对婴幼儿实施眼内冷冻术,需在显微镜下实施,操作时存在按压眼球及低温刺激,可在气管插管或喉罩通气全麻下完成冷冻术。首选声门上气道工具保留自主呼吸或控制呼吸,以确保足够镇静深度和术中气道安全。

362. 眼内冷冻术的常见并发症有哪些?

眼内冷冻术常见并发症包括:玻璃体积血,视网膜出血,冷冻部位的结膜水肿出血和眼睑水肿,局限性渗出性视网膜脱离,与睫状体功能减退相关的术后低眼压,视网膜色素增生及视网膜纤维化,视网膜中央动脉阻塞。

363. 虹膜肿瘤切除术适应证有哪些?

要进行手术切除的虹膜肿瘤主要是良性且较大的虹膜囊肿,黑素细胞瘤和恶性虹膜黑素瘤。其他良性肿瘤例如虹膜痣或虹膜血管瘤,除非很大或增长快,一般没有必要进行手术切除。

364. 虹膜肿瘤切除术禁忌证有哪些？

已明确全身原发恶性肿瘤的虹膜转移癌,有眼外蔓延的虹膜恶性肿瘤则不建议行虹膜肿瘤切除术。

365. 虹膜睫状体肿瘤切除术定义及适应证？

因睫状体肿瘤多波及虹膜,故该手术名为虹膜睫状体肿瘤切除术。其适应证为:虹膜睫状体黑素瘤侵犯范围在 4 个钟点以内,观察证明瘤体仍在不断增大者;睫状体或虹膜睫状体良性肿瘤;睫状体肿瘤性质未定,范围较小,患眼视力尚存者。

366. 虹膜睫状体肿瘤切除术禁忌证包括哪些？

虹膜睫状体肿瘤切除术禁忌证包括:睫状体恶性肿瘤较大,范围已超过 4 个钟点或已有向眼外蔓延者;恶性肿瘤转移至睫状体者。

367. 虹膜睫状体肿瘤切除术麻醉注意事项有哪些？

虹膜睫状体肿瘤切除术应注意维持循环血压稳定,避免局部出血影响术野。全麻患者可实施控制性降压,局部麻醉患者可复合镇静麻醉,并在局部术野使用肾上腺素。

368. 脉络膜恶性黑素瘤局部切除术手术适应证包括哪些？

脉络膜黑素瘤的直接＜15 mm,肿瘤厚度＜5 mm,肿瘤位于赤道部前或不超过赤道后 7 mm,瘤体中心接近赤道或更靠前,而且肿瘤不断增大;玻璃体内无瘤体细胞种植、无视网膜破坏,如为睫状体脉络膜黑素瘤,则其大小应＜4 个钟点范围;全身情况良好,无全身转移表现;向患者及家属交代各种治疗方法的优缺点,患者愿意手术。

369. 脉络膜恶性黑素瘤局部切除术手术禁忌证有哪些？

肿瘤细胞玻璃体种植;肿瘤已侵犯视盘;肿瘤已有明显的眼外扩展者;肿瘤已有全身转移者。

370. 脉络膜恶性黑素瘤局部切除术麻醉注意事项有哪些？

此术式时间较长,需在全身麻醉下完成手术,首选声门上气道工具,尽可能减少围术期呛咳或气道操作对眼内压的影响。若患者存在全身麻醉禁忌证,则在局部麻醉复合镇静下完成手术。术中可采用控制性降压,使得术野更为清晰。

371. 脉络膜恶性黑素瘤局部切除术术中常见并发症有哪些?

常见有玻璃体大量丢失、玻璃体大积血特别是脉络膜驱逐性大出血、前房积血和视网膜脱离等。术前肿瘤范围定位不准确,可能造成肿瘤不完整切除和瘤细胞扩散。

第十二节 眼内容物相关手术与麻醉

372. 眼球摘除术的主要手术步骤有哪些?

眼球摘除术步骤包括:分离球结膜,剪断肌肉,剪断视神经,压迫止血,检查摘除眼球是否完整,植入填充物并相应缝合眼外肌、眼球筋膜和结膜,结膜囊内放入凡士林纱条布团或塑料眼模。

373. 眼球摘除术麻醉方式如何考虑?

成人和小儿行眼球摘除术均可在局部麻醉联合镇静麻醉或全身麻醉下完成手术,球后注射时,麻醉药物分别从外下、外上及内上2～3点钟方向进针。另外,再加球结膜下及直肌下浸润麻醉。

374. 眼球摘除术中,在取出眼球后发生球后出血,应当如何处理?

先用拧干热生理盐水的纱布填塞于眼眶底部并作局部加压,一般压迫数分钟后多能止血。若未能止血,则用湿纱布中加入适量肾上腺素溶液再行填塞压迫,或塞入明胶止血海绵后再作局部填塞压迫。待彻底止血才缝合伤口,以免术后形成眼眶血肿影响结膜切口愈合。

375. 眼内容摘除术相比眼球摘除术有什么优点?

眼内容摘除术(包括保留角膜的眼内容摘除术)和眼球摘除术比较,保留眼球外壳,手术时不伤及眼眶内软组织,可减少术后眼眶内软组织的萎缩;眼外肌也能保持其相对的解剖关系,术后眼部凹陷较轻。义眼外观及活动度较好。手术时间短。

376. 眼内容摘除术适应证有哪些?

无交感眼炎或眼内恶性肿瘤可疑而需牺牲的眼球;全眼球炎,视力无光感;白内障或内眼手术时发生的严重脉络膜爆发性出血,创口无法缝合关闭;无保留价值的新鲜眼球前段穿破伤;符合眼球摘除条件的非眼内恶性肿瘤眼球,但角膜已因溃疡坏死穿孔无法修补。

377. 眼眶由哪些骨性结构组成?

眼眶由额骨、颧骨、蝶骨、上颌骨、额骨、筛骨和泪骨 7 块骨构成,是一个近似四面棱锥体形骨腔。锥体之基底是眶缘,平面超前并稍微朝向外下。眼眶分为上、下、内、外四壁,上臂为眶顶,下壁为眶底。

378. 全麻下行眼眶手术时,涉及哪些眶壁区域的创伤其术后渗血可能至鼻腔?

眼眶眶缘较厚,但眶壁较薄,尤以内、上、下壁更薄。眶内壁厚度一般只有 0.2~0.4 mm,筛骨纸板甚至薄如纸。在这些区域进行骨膜分离时,易发生破裂。眶外壁在颧突之后与蝶骨大翼眶板相接处厚度约 1 mm,外侧开眶时易被骨钳扭断。因此,涉及上述区域的眶部手术,应警惕术后渗血可能至鼻腔影响上呼吸道。

379. 眼眶周围毗邻哪些解剖结构?

眶顶上方前部与额窦相接,上方后部与颅前窝相接,靠内侧与筛窦相接,前外侧有泪腺窝,前内侧有上斜肌经过的滑车。眼眶前中部大部分毗邻上颌窦,有上颌骨、眶下沟和眶下裂,于眶底中部大部分形成眶下管。眶外侧后方与颅中窝相接,在额颧缝下方的眶缘内侧有眶外结节,是外直肌的节制韧带、睑外毗韧带及提上睑肌腱膜外侧之附着处。眶内侧壁大部分与筛窦相接,后面部分与蝶窦、前面与泪囊相接,在鼻泪管口外侧是下斜肌的起始点。

380. 眼眶眶尖有哪些组织通过?

眶四壁的后方交会点是眶尖,眶尖部是眶内重要神经和血管的径路。视神经和眼动脉在眶尖孔穿过,视神经孔周围有除下斜肌以外的眼外肌起始共同构成的环带。

381. 眶上裂有哪些组织穿过?

眶上裂由视神经孔下方向外上前方伸展,第Ⅲ、Ⅳ、Ⅵ对脑神经和第Ⅴ对脑神经的第一支分出的泪腺神经、额神经和鼻睫状神经、眼上静脉、交感神经纤维以及睫状神经的交感根及感觉根均在此穿过。若损伤此区,会导致眶上裂综合征。

382. 眶上裂综合征的诱因和临床表现有哪些?

诱因:眶上裂区域受损伤。

临床表现:眼球固定不动,上睑下垂,瞳孔散大,角膜麻痹,眼上静脉回流障碍,眼球轻度突出。

383. 眶尖综合征的诱因和临床表现有哪些?

诱因:眶尖部因炎症、肿瘤、出血以及眼外伤所致的损伤。

临床表现:眼球固定不动,上睑下垂,瞳孔散大,角膜麻痹,眼上静脉回流障碍,眼球轻度突出且出现眼部知觉障碍。

384. 眶底病变有哪些症状及其发生原因?

眶下裂有第Ⅴ对脑神经的第二支(上颌支)、眶下动脉、颧神经、蝶腭神经节的分支及至翼丛的眼下静脉支经过,当眶底发生病变时,可致上颌部疼痛或有第Ⅴ对脑神经第二支的麻痹及眼突、复视等症状群出现。

385. 眼眶组织如何保护视神经不因过度牵拉而损伤?

眼眶包括眼球、视神经、血管、眼肌、眶脂肪、骨膜及筋膜。视神经在眶内段长约 30 mm,呈 S 形弯曲。眼球病变突出或手术牵引眼球时,有眼肌和节制韧带限制,弯曲的视神经亦可少许伸展,故只要牵引不过度,视神经损伤即可避免。

386. 眼眶肿瘤术前气道评估有哪些注意事项?

首先应评估肿瘤引起的眼球突出是否会造成面罩通气困难;其次应了解肿瘤是否侵袭至鼻窦、是否堵塞鼻腔或造成鼻腔分泌物增多,从而带来面罩通气及气道建立困难;最后应了解手术入路是否经鼻操作以及手术是否切除眶壁骨板,并有针对性做好麻醉恢复期口腔、鼻腔吸引,注意防范术后大出血,并做好再次全麻下止血的准备。

387. 继发性眼眶疾病的常见病因有哪些?

有些眶内肿瘤或病变是其他疾病的表现之一。例如,鼻咽癌或黏液腺癌侵犯

第
一
章

眼眶,肺癌向眼眶转移,儿童肾母细胞瘤或尤因肉瘤可向眶内转移。伴有尿崩症者可能是组织细胞增生症,白细胞或恶性淋巴瘤可能侵犯至眼眶部。

388. 眼球病理性突出的特点有哪些?

双眼球突出差别 2 mm 以上为眼球突出,后者是眼眶病最常见的和最主要的症状和体征之一。眼眶前部的肿瘤可能导致眼球偏位;赤道部之后的肿瘤须一定大小才能显出眼球突出。原发性肿瘤多为单侧眼突,继发性肿瘤、淋巴瘤、炎性假瘤及绿色瘤可为单侧或者双侧;甲状腺相关眼病可能先单侧再发展为双侧眼突。

389. 眼眶手术麻醉准备有哪些要点?

首先明确眼眶为原发性或继发性病变,继发于全身性疾病例如转移瘤、甲状腺相关眼病等需评估原发疾病;其次应该评估疾病或手术对上呼吸道影响;虽然眼眶手术出血量较少,但术前应充分预计手术可能的出血量。

390. 行眼眶手术时,完善的区域神经阻滞应包括哪些内容?

球后阻滞适合眶前部和中部的手术,也适合于边界比较清楚、眶尖部无粘连的海绵状血管瘤切除;筛前神经阻滞联合球后阻滞适合于眶内侧肿瘤切除;眶下神经阻滞适合眼眶下部肿瘤切除。

391. 球后神经阻滞的常见并发症有哪些?

球后神经阻滞的常见并发症包括眼心反射、刺穿眼球、球后出血、局麻药注入血管内以及局麻药中毒。

392. 眼眶脓肿的穿刺及其麻醉方式选择包含哪些要点?

眼眶脓肿患者在术前可行 CT 或者超声检查定位,成人可在局部麻醉下进行穿刺,儿童或者不能配合的患者可在镇静或者全身麻醉下接受穿刺术。穿刺时应避开眼球,为提高穿刺精准度和安全性,可在术中采用 B 超辅助定位。

393. 眼眶肿瘤摘除的手术径路有哪些?

眼眶肿瘤摘除术的手术径路主要有 6 种,包括:前路开眶术、外侧开眶术、冠状皮肤切口外侧术、外侧联合内侧开眶术、经筛窦内侧开眶术以及经颅开眶术。

394. 眼眶肿瘤摘除术有何禁忌证?

　　未排除甲状腺相关眼病;未排除动静脉畸形或者颈动脉海绵窦瘘;眼眶鼻上方肿物未排除脑膜脑膨出者;眼眶蝶骨缺损、眶内肿物与颅内病变相同以及肿瘤境界不清者。

395. 外上方和内上方皮肤入路前路开眶术麻醉方式如何选择?

　　小儿或不合作患者行该类手术需在全身麻醉下进行,合作的成年患者可考虑在局部麻醉下进行,局部麻醉需在切口皮下、骨膜及球后眶内肿瘤周围作浸润麻醉,必要时加行眶上裂麻醉。

396. 前路开眶内上方皮肤入路手术应避免损伤哪些组织?

　　做眶内上缘皮肤切口时应避免损伤滑车、眶上神经及上斜肌。骨膜切口不宜超过眶缘内下角,否则可能损伤鼻泪管及下斜肌。

397. 前路下方睑睫毛下皮肤入路开眶术应注意保护哪些重要组织?

　　行前路下方睑睫毛下皮肤入路开眶术,术中分离肿瘤时应避免损伤下直肌、下斜肌和外直肌;摘除眶下方较深部位或者打开眶下壁时应注意避免损伤眶下神经。

398. 外眦切开联合下穹隆结膜入路开眶术应注意保护哪些重要组织?

　　行外眦切开联合下穹隆结膜入路开眶术,术中分离肿瘤时避免损伤下直肌、下斜肌和外直肌。术中若剪断外眦韧带,缝合时应将外眦韧带下支和眶外侧缘缝合好,使外眦对合良好。

399. 外侧开眶术有哪些优点? 麻醉方式如何选择?

　　外侧开眶术是治疗眼眶肿瘤的一种标准手术入路,有利于暴露眶内容,扩大术野。一般采用全身麻醉加局部浸润麻醉。若单纯行局部麻醉,浸润范围应包括球后组织;上下睑及眶外侧的局部麻醉向上要越过眉弓、向下越过眶下缘,避免针头刺向瘤体引起出血。

400. 经筛窦内侧开眶手术适应证有哪些?

　　视神经内侧或内直肌内侧的肿瘤,眶尖部视神经内侧的肿瘤,额筛窦黏液囊肿、骨瘤以及筛窦肿瘤侵入眼眶。

401. 眼眶手术围术期眶内出血的处理和麻醉注意事项有哪些?

若术中眶内出血较多,应先加压止血,并努力寻找出血点,可使用显微镜或内镜下辅助完成;应关注出血量、血压和心率变化,及时补充循环血量。全身麻醉患者若术野通至鼻窦,术毕应充分吸引鼻腔、口腔血液和分泌物,待患者完全清醒后拔除气管导管或喉罩。术后若发生继发性出血,需行全身麻醉时,应做好预防误吸窒息的风险,必要时保留自主呼吸清醒插管。

402. 开眶手术术中暂时性视神经损伤的诱因和临床表现是什么?

开眶手术中操作时,牵引和压迫眼球可造成视网膜血管痉挛或视神经间接损伤。靠近视神经的肿瘤,如果取出时动作过快,导致视神经震动,可引起视网膜血管痉挛或缺血,导致暂时性视力丧失,并有瞳孔散大。此时需立刻停止手术并迅速给氧,同时给予亚硝酸异戊酯等扩血管药物以帮助视力恢复。若扩血管 1 小时患者仍未恢复光感,可给予甲泼尼龙 1 000 mg 冲击治疗。

403. 开眶手术术中永久性视神经损伤的常见诱因是什么?

开眶手术直接损伤视神经和眼动脉,暂时性的视网膜血管痉挛或缺血导致视神经损伤而因为操作时间过长或术中、术后未及时处理,术后眼眶出血造成眶压升高压迫神经,以上原因都可能导致视神经永久损伤。

404. 眶内容摘除术的手术类型有哪些?

眶内容剜除术包括部分眶内容剜除术、全眶内容剜除术、扩大眶内容剜除术(包括部分眶骨壁)以及超眶内容剜除术(包括全框内容剜除术以及邻近鼻窦根治切除)。

405. 眶内容摘除术实施局部麻醉有哪些注意事项?

局部麻醉时局麻药注射范围由眼睑到眶缘、球结膜及穹隆部全周,球后注射由眶缘四角向眶深部至骨膜前。

406. 超眶内容物剜除术的手术范围及麻醉注意事项有哪些?

超眶内容剜除术是指同时将眼眶周围的鼻旁窦以及眶骨切除的手术,适用于眶周的鼻窦或颅内恶性肿瘤眶内侵犯,以及眼眶内恶性肿瘤侵犯周围结构。术中有大出血可能,应作好补液和输血计划。若术中无需改变头位或体位,可在加强型喉罩下完成手术。术中、术毕应注意有无脑部受损症状。术毕应充分吸引鼻腔、口腔积血,警惕术后创面出血可能。

407. 眼眶减压术的适应证有哪些?

眼眶突发严重出血、甲状腺相关眼病、严重眼球突出以及眶内容肿胀等导致视神经受压,或因眼球急剧受压损伤视功能、假性脑瘤引起视盘水肿、头面部外伤引起视神经压迫损害等,均需尽快减压以抢救视功能。

408. 甲状腺相关眼病的治疗原则及其麻醉关注点是什么?

甲状腺眼病治疗包括药物治疗,放射治疗和手术治疗。药物治疗以糖皮质激素冲击治疗为主,以缓解炎症、缩短疾病活动期,使疾病进入静止期为主要目的。放射治疗适用于伴有眼外肌肥大的活动期甲状腺相关眼病患者。手术治疗包括眼眶减压术、眼肌矫正术和眼睑矫正术,目的在于保护视功能、保护角膜不暴露、改善外观。麻醉前评估应重点关注患者甲状腺功能状态以及循环系统受累情况。

409. 甲状腺相关眼病眼眶减压术的术式及适应证有哪些?

甲状腺相关眼病眼眶减压术主要包括眼眶脂肪减压术和骨性眼眶减压术。前者适用于轻中度眼球突出的患者,后者适用于严重眼球突出导致暴露性角膜炎以及视神经受压和视功能损伤的患者。手术将一侧壁或两侧壁、三侧壁的骨性眼眶切除,将眶内软组织突出于眶外的间隙,以减低眶内压、缓解眼球突出。

410. 眼眶脂肪切除术分为哪几种类型?

眼眶脂肪切除术分为2种:一种是切除浅层眶脂肪的手术,手术目的主要是改善外观,适用于眼球突出并不明显、仅表现为下睑或者上睑隆起的患者;另外一种是切除眶深部脂肪的深层脂肪切除术,目的是为缓解较为严重的眼球突出。

411. 骨性眼眶减压术的适应证是什么?

① 眼球突出导致暴露性角膜炎或角膜溃疡;② 眼外肌肥大,在眶尖引起压迫性视神经病变、视野缺损、视力和色觉损害;③ 患者强烈要求改善因眼球前突所致的外观改变。

412. 骨性眼眶减压术禁忌证是什么？

① 甲状腺功能亢进未经治疗；② 化脓性鼻窦炎；③ 未经治疗的血液系统疾病；④ 病期太长导致眶内软组织有广泛纤维化。

413. 骨性眶减压术并发症有哪些？

视力下降或失明，眼外肌(平衡)受累，眶下神经受损致眶下皮肤麻木，上睑退缩加重，眼眶蜂窝织炎，脑脊液鼻漏。

414. 骨性眶减压术的气道工具选择和麻醉复苏有哪些注意事项？

行骨性眶减压术时，术中、术后鼻窦与眼眶相通，术中可能切开眶壁，因此应选择气管插管或加强型喉罩，以确保气道安全。麻醉复苏期应充分吸净口鼻腔，清醒后拔管。

415. 视神经鞘减压术的原理和目的是什么？

视神经鞘减压术又称视神经鞘开窗术，是将视神经脑膜鞘开窗，引流脑脊液，从而减轻视神经水肿，是治疗颅高压及其他原因引起视盘水肿和视功能损害的一种手术，目的是恢复视力或避免进一步的视力丧失，属对症治疗。

416. 视神经鞘减压术麻醉前评估应注意什么？

视盘水肿多为继发性改变，注意评估原发疾病。若为外伤相关，注意评估是否合并多发脏器外伤；若为颅内高压导致视盘水肿需行减压术时，诱导时应注意避免血压波动而引起的颅内压波动。

417. 视神经鞘减压术并发症有哪些？

视神经损伤，影响视功能；眼眶出血；损伤眼外肌；切开范围或者深度不够，或切开处被脂肪或血肿压迫导致手术无效。

418. 视神管减压术适应证有哪些？

① 头面部钝性伤后发生的急性视神经外伤，受伤眼视力明显丧失，瞳孔散大，直接对光反射消失、间接对光反射完好，此类患者 7 天内接受手术成功率较高；② 全身情况允许且排除眼内病变所致视力丧失或颅脑损伤。

419. 视神经管解剖毗邻有哪些?

视神经管内侧为蝶窦,偶可见后组筛窦参与。上方是大脑额叶后部,管和眶上裂内端之间有蝶骨小翼后根相隔,此处有视神经孔下结节,是 Zinn 总腱环附着部。

420. 视神经管减压术手术入路有哪些?

视神经管减压术可从内侧皮肤进路(筛窦切除),也可经颅内或鼻腔进入。

421. 眼眶重建术的常见术式有哪些?

眼眶重建术的常见术式包括:皮肤移植,带蒂颞肌瓣移植,其他皮片移植术或眶内植入物。

422. 眼眶异物的分类及处理特点是什么?

眼眶异物包括金属性和非金属性异物,由外伤引起。金属性异物在眶内可存留很长时间而无明显症状或体征,多数可不取出;若需去除,应根据异物大小、位置以及取出难易程度和患者意愿决定;非金属异物包括非植物异物和植物性异物,如木质、竹、纸等,在眶内几乎最终都引起感染、脓肿、肉芽肿或瘘管,甚至蜂窝织炎和骨髓炎,一定需要取出。玻璃等非植物性异物,一般不引起感染,但可能具有锋利边缘而有额外伤害,需根据情况取出。

423. 眼眶异物取出术麻醉前评估有哪些注意事项?

除常规系统评估外,应着重注意异物的性质、位置和发生原因。金属性或玻璃性异物在麻醉诱导时应避免压迫眼眶,以防潜在损伤;应评估异物的位置是否涉及鼻窦或颅内;散弹枪伤或异物飞溅所致的眶内异物,应评估是否存在合并伤。

424. 眼眶异物取出术麻醉方式有哪些?

浅眶异物可在单纯局部麻醉或复合镇静麻醉下完成手术;异物合并瘘管形成者,术中需进行瘘管探查,宜在喉罩或气管内全麻下完成手术。异物位置毗邻重要组织例如视神经、血管、眼外肌等,麻醉或手术中可能发生异物移位,宜在全身麻醉下完成手术。

第十三节　眼外伤手术与麻醉

425. 眼外伤的定义是什么?

眼球或附属器官因受外来机械性、物理性或化学性伤害,发生各种病理性改变而损害其正常功能者,称为眼外伤。

426. 急诊眼外伤患者术前评估注意事项有哪些?

麻醉医师对急诊眼外伤患者进行术前评估时应首先了解眼外伤的部位,是否开放性眼外伤,致伤物品,受伤时间,是否存在合并伤,是否合并基础疾病及其控制情况,是否有足够禁食禁饮时间等。

427. 眼外伤手术麻醉方式选择有哪些?

眼外伤缝合手术可在局部麻醉、局部麻醉复合镇静或全身麻醉下完成。多数眼外伤手术可在局部麻醉下完成。对于不配合的儿童或成人,以及损伤严重、手术范围广泛且时间较长者,可选择全身麻醉。

428. 眼外伤患者接受区域神经阻滞有哪些注意事项?

为开放性眼位伤患者实施球后神经阻滞时,应注意减少注射总量,控制注射速度,同时关注眼球情况,尤其是眼球伤口处。可辅以 sub-Tenon's 囊阻滞麻醉。

429. 全身麻醉在急诊开放性眼外伤手术中的优势有哪些?

全身麻醉可以选择性地使用肌肉松弛药,确保足够镇痛,保证眼压平稳,避免严重眼心反射,保证术野充分暴露。

430. 对于眼外伤手术实施麻醉诱导应注意哪些问题?

对于存在开放性眼外伤的患者,在围麻醉期应避免压迫眼球和眼内压剧烈变化。麻醉诱导时,应避免面罩压迫眼球。注意预防阿片类药物相关咳嗽,可在肌松药物起效后再使用阿片类药物。首选非去极化肌松药,避免琥珀胆碱去极化过程中肌肉强制收缩导致的眼内压过高、眼内容物膨出。气管插管或喉罩置入必须在足够的镇静深度和恰当的肌松程度下完成,避免喉镜刺激会厌或气管导管置入时诱发呛咳以致眼内压剧增。

431. 声门上气道工具在眼外伤患者手术麻醉时有何优势?

置入声门上气道工具所需的麻醉深度低于气管插管,可不使用肌松药,声门上工具的置入和拔除均较少诱发呛咳,对眼内压影响较小。

432. 眼外伤的手术目的是什么?

恢复眼的完整性,尽可能重建正常的眼部解剖结构,清除眼屈光介质的混浊物,取出有害的眼内异物,预防眼内感染、炎症和瘢痕形成。

433. 眼睑外伤合并眼球穿通伤处理原则是什么?

对眼球穿通伤,除无其他明显的眼球损伤或可自行封闭的小伤口,所有穿通伤均需尽早手术。简单的损伤可能仅需缝合伤口;较复杂的外伤则需要复杂的玻璃体切割或视网膜复位手术,通常需在2周后二期处理。若合并眼睑裂伤,应先修复眼球,然后修复眼睑。

434. 单纯眼球挫伤损害视力的可能原因包括哪些?

单纯眼球挫伤但视力严重损害的原因包括前房积血、房角后退青光眼、睫状体分离和低眼压、白内障、晶状体脱位、玻璃体积血、视网膜和脉络膜破裂以及视神经损害等。

435. 眼外伤修复手术的一般程序包括哪些?

眼外伤修复手术的一般程序是:缝合角膜和巩膜伤口,除去前房积血、白内障和玻璃体积血等混浊物,切除移位或嵌顿组织如脱位的晶状体和角膜伤口内的玻璃体或无活力的虹膜,用凝固疗法预防和控制眼内出血、恢复正常眼压,通过切除被穿通伤损害的玻璃体来防止玻璃体的牵引带,取出眼内异物,修复或预防视网膜脱离,预防或治疗眼内感染。

436. 碱烧伤后前房穿刺及前房冲洗术的适应证和麻醉手术要点有哪些?

前房穿刺及前房冲洗主要适用于伤后不超过8小时的碱烧伤,在碱烧伤后1～2小时内进行更具有临床意义。此术式可在单纯表麻或球后阻滞联合清醒镇静或全身麻醉下进行;若患者合并其他部位烧伤,应进行相应评估,尤其注意是否合并气道烧伤。手术主要目的是放出高 pH 房水,必要时可用平衡盐溶液冲洗前房,促使房水 pH 恢复正常。

437. 碱烧伤后放射状球结膜切开和结膜下冲洗术的适应证及手术麻醉要点有哪些?

本术式适用于伤后 8 小时内的碱性化学伤和有严重球结膜水肿或缺血的其他化学伤或热烧伤。手术目的在于冲洗渗入结膜下的碱性化学物,减轻球结膜水肿,激发结膜反射性充血,改善组织缺血及促进上皮组织再生和修复。能配合的成年人可在表面麻醉下完成手术,小儿则需全身麻醉下完成。

438. 严重化学伤或热烧伤后早期处理原则是什么?

Ⅲ～Ⅳ度化学伤和热烧伤如有明显浅层组织坏死或有大量不能除去的致伤物颗粒,应争取在伤后 24 小时内进行清创,联合羊膜或结膜和(或)黏膜移植术,最迟不宜超过 3 天。目的在于清除坏死组织和致伤物,防止有害因素继续作用,减少感染机会和并发症,以及加速上皮组织修复。可用周围组织、对侧眼或直系亲属球结膜植片修复,若无足够健康结膜组织修复,可用羊膜或自体唇黏膜或颊黏膜植片替代。

439. 眼化学伤后造成眼表大面积坏死和角膜缘缺血的处理原则是什么?

结膜及筋膜囊遮盖术适用于严重的眼化学伤后造成眼表大面积坏死和角膜缘缺血。可在表面麻醉或局部浸润麻醉下,去除表层坏死的球结膜及浅表巩膜组织,然后剥离邻近结膜和筋膜囊,直到范围足够大。剥离的组织应尽量厚一些,保证足够的血运。将已剥离的结膜和筋膜囊遮盖于缺损组织的表面,褥式缝合于角膜边缘处的浅层巩膜上。对于合并角膜表面广泛坏死的病例,可联合板层角膜移植术。

440. 羊膜遮盖及羊膜移植术适应证和手术方法有哪些?

羊膜可作为结膜基质替代物修复坏死结膜切除后的裸露创面,也可作为移植片或敷料修补变薄的角膜缺损。羊膜可在烧伤的各个时期应用。主要手术方法包括:覆盖法、嵌入法和填塞法。

441. 眼化学伤后睑缘缝合术的适应证和麻醉要点有哪些?

当角膜上皮创面愈合被推迟时,为预防细菌感染和无菌性溃疡等严重并发症,促进创面愈合,在外伤后的 2~3 周内重建有上皮覆盖的角膜面,可进行睑缘缝合。成人可在局麻或全身麻醉下完成手术,儿童单纯睑缘缝合可在单纯静脉麻醉或喉罩全麻下完成手术。若缝合前需清创,则建议在全身麻醉下实施手术。

442. 自体角膜缘移植术用于眼化学伤或眼烧伤的作用是什么?

自体角膜缘移植术可以有效治疗持续上皮缺损的病例,尽可能减少溃疡形成的危险及其并发症,为将来视力康复手术做准备。

443. 角膜上皮移植术在治疗眼化学伤或眼烧伤的作用是什么?

角膜上皮移植术可恢复角膜表面的完整性,限制表面新生血管侵入,促进双眼烧伤患者恢复视力。

444. 泪点封闭术治疗碱烧伤的原理是什么?

碱性伤数月后,由于结膜杯状细胞-黏蛋白异常而出现一种慢性持续性角膜上皮病变,需要通过改善眼表面的润滑性来促进角膜上皮病变痊愈。临时或长期的胶原塞或泪小管结扎术可以间接延长泪液代用品在结膜囊和角膜表面的停留时间从而加强其作用。胶原塞可随着时间推移而消失,结扎泪小管的缝线待角膜上皮病变愈合后拆除。

445. 虹膜外伤手术的目标是什么?

虹膜外伤早期的处理目标是尽可能多保存健康的虹膜组织并让其恢复正常的位置,二期手术的目标是恢复虹膜的完整性,重建虹膜屏障,保护晶状体和悬韧带,改善眼球美容和光学效果。

446. 二期虹膜修补术适应证有哪些?

需二期修补虹膜的情况包括:瞳孔过大引起明显眩目及视力矫正不良;多瞳孔或虹膜根部离断造成单眼复视;虹膜缺损影响后房型人工晶状体的稳定性;需要建立良好的晶状体虹膜隔离,以预防某些手术并发症。

447. 临床上如何对前房积血进行分类?

前房积血可分为外伤性和自发性两大类。自发性前房积血无明显诱因,多见于内科系统疾病。外伤性前房积血是眼球外伤包括眼球挫伤、眼球穿通伤以及眼前段手术后所发生的前房积血。

448. 虹膜的血液供应有哪些构成？

虹膜的血液供应主要来自位于睫状体前端的虹膜动脉大环,它除了分出肌支和睫状支分别供应睫状肌和睫状体前端外,还有脉络膜返回支到前部脉络膜,而其最重要的末梢分支则分布到虹膜。从动脉大环分出的虹膜动脉分支,经过虹膜根部沿虹膜基质呈放射形由周边走向瞳孔缘,并在距瞳孔缘约 1.5 mm 处吻合成虹膜动脉小环,然后再由此分出细支到瞳孔缘,在该处的瞳孔括约肌和瞳孔开大肌之间的基质内形成丰富的毛细血管网。

449. 诊断性前房穿刺术的适应证有哪些？

① 有微生物感染征象,急需确定感染性质;② 需要确定眼部疾患免疫学病因;③ 需做微量元素分析以确定眼内异物性质或了解眼内某种元素的代谢状况;④ 眼内原发或转移性肿瘤,需做房水细胞学诊断;⑤ 其他有诊断意义的房水测定。

450. 前房成形术的适应证有哪些？

① 外伤、炎症粘连等因素导致的全部或部分前房消失或前房变浅;② 青光眼手术后前房形成迟缓而保守治疗无效;③ 眼后段手术中因注入硅油或气体导致前房受挤压消失。

451. 外伤性白内障的病理改变是什么？

眼挫伤后对眼球的冲击波可以引起晶状体的前后囊破裂及晶状体混浊。眼球遭受外力挤压时,前后径缩短而赤道部的直径扩张,使晶状体的赤道直径也突然加大,引起该处的囊膜破裂形成晶状体混浊。在眼球赤道子午线突然增加期间,又引起晶状体小带的部分或完全断离,导致晶状体不完全或完全脱位。穿孔伤或眼内异物伤常直接损伤晶状体,引起晶状体囊膜裂开及晶状体迅速混浊,并常伴有明显的葡萄膜炎及继发性青光眼。

452. 睫状体外伤的常见病理改变有哪些？

外伤所致的睫状体损伤多样且复杂,可出现房角后退、睫状体上皮脱离、睫状体破裂、睫状体脉络膜上腔积血、睫状体脱离、睫状体分离等多种形式。

453. 睫状上皮脱离如何治疗？

睫状上皮脱离常伴发视网膜脱离,可行视网膜复位术,若合并睫状上皮裂孔,需行巩膜冷冻术。

454. 睫状体破裂如何治疗？

睫状体破裂是睫状体的平坦部和脉络膜破裂,须行巩膜冷冻、硅胶外加压封闭破裂孔或睫状体复位术治疗。

455. 睫状体脉络膜上腔积血的病因及治疗如何？

睫状体脉络膜上腔积血是由于睫状体脉络膜毛细血管破裂后血液进入睫状体脉络膜上腔所致。大量睫状体脉络膜上腔积血须行巩膜切开排血。

456. 睫状体分离如何导致低眼压？

睫状体分离是指睫状肌纵行纤维附着在巩膜突上的肌腱断裂,睫状体纵行肌与巩膜之间分离,睫状体上腔与前房贯通,形成房水引流旁路,导致低眼压。

457. 睫状体分离的手术方式如何？

睫状体分离引起的低眼压一般不能自愈,如果出现黄斑低压病变,需要手术治疗。常见术式包括:睫状体电凝、冷凝或光凝术,睫状体上腔放液、电凝、冷冻术,睫状体复位术,激光治疗术,玻璃体切割联合睫状体冷凝术,环形睫状体固定术,睫状膜切除术。

458. 角巩膜裂伤手术的治疗目的？

角巩膜裂伤是眼外伤的重要组成部分,它可导致永久的视力丧失。角巩膜裂伤手术治疗的目的是使伤口闭合,最大限度地减少角膜瘢痕及角膜散光;切除被破坏的晶状体和玻璃体,避免葡萄膜及玻璃体嵌顿在伤口内,取出眼内异物,预防感染,恢复眼组织正常的解剖关系和尽量通过光学矫正提高视力。

459. 非穿通的角巩膜裂伤其手术治疗的目的是什么？

治疗目的是预防感染,使上皮再生和基质愈合达到最佳状态,尽可能减少可能引起上皮黏附不良以及瘢痕形成和角膜表面不规则所致的散光。

460. 单纯的全层角膜伤口特点及处理方式如何?

单纯的全层角膜伤口是指角膜缘尚未受侵犯且无眼内组织嵌顿和睫状体损害的角膜伤口。可以采取以下方式处理:① 绷带软性角膜接触镜:长度 3 mm 以内且边缘无移位、倾斜或水肿的裂伤,特别是伤口自行闭合者,绷带软性角膜接触镜可以起到保护及支持伤口愈合的作用;② 角膜伤口缝合法。

461. 眼球后段损伤的主要诱因及病理改变有哪些?

眼球后段是指锯齿缘后的巩膜、葡萄膜、视网膜和玻璃体,其损伤的主要原因是利器及异物造成的穿通伤及钝物引起的眼挫伤和眼球破裂。这些外伤可能导致眼球壁破裂、眼内容物脱出、玻璃体积血、脉络膜破裂或出血、睫状体及视网膜挫伤,其预后往往欠佳。

462. 导致眼球后段外伤后失明的主要原因有哪些?

导致眼球后段外伤后失明的主要原因是玻璃体内纤维组织、神经胶质和细胞增殖引起的牵引性视网膜脱离和睫状体损害所致的低眼压。

463. 眼球后段外伤手术缝合时如何避免与伤口有关的增殖反应?

在处理眼球后段外伤时要正确缝合伤口,尽量减少对损伤区组织和视网膜的额外损伤,减少与伤口有关的异常增殖反应。

464. 双重眼球穿通伤的诱因及手术处理原则有哪些?

高速物体,如猎枪子弹可从前部进入眼球并从后部穿出,同时引起前后 2 个眼球伤口。处理上首先要尽快缝合每一个角膜或巩膜伤口,并在进一步探查后巩膜伤口前应该妥善缝合已发现的每一个伤口。手术时必须小心避免因操作所指的眼内组织脱出。只有在对眼球没有产生任何压力时,才在能够到达的范围内完成眼球后部伤口的探查和缝合。

465. 眼球穿通伤行预防性巩膜外加压术的适应证是什么?

对于某些在外伤后处于发生视网膜脱离高度危险的眼球穿通伤,要使用预防性巩膜外加压术。包括以下情况:① 屈光媒质尚透明及巩膜伤口位于锯齿缘前,但伴有大量玻璃体脱出及玻璃体条索牵引;② 位于锯齿缘后的巩膜裂伤;③ 从眼后段取出眼内异物的患者。

466. 眼睑异物合并眼球损伤时有哪些手术注意事项?

眼睑异物若合并眼球损伤时应注意先缝合眼球壁伤口。在处理异物,取出异物后还要了解提上睑肌有无受累,并及时修复。

467. 结膜异物的处理流程是什么?

数目较多的结膜面异物先行表面麻醉,然后分别翻转上下眼睑,用生理盐水将结膜面异物冲洗干净。冲洗时嘱患者向不同方向转动眼球,确保异物得到彻底冲洗。如单个结膜面异物,可采用生理盐水蘸湿棉签将异物拭去。陷入上穹隆或半月皱襞隐窝内的异物有时需用镊子取出。

468. 眶内异物取出术的麻醉方式与注意事项有哪些?

眶内异物取出术可在局部浸润麻醉或全身麻醉下完成手术。全身麻醉诱导应避免压迫眼球或异物所涉及的位置。术前应了解异物所在位置是否累及鼻窦、中枢神经系统以及头颈部重要血管。处理应遵循以下 3 个主要原则:全面认识眼眶解剖,完成病史和体格检查,基于高度怀疑眶内异物存留的前提来处理每一例患者。

469. 眼内异物的术前检查有哪些注意事项?

眼部检查除常规项目外,应注意寻找异物入口,识别异物通道、位置及其所产生的异常改变,判断是否存在异物相关的并发症。

470. 眼睑伤口修复的麻醉手术原则有哪些?

眼睑裂伤可在全身麻醉或局部麻醉下进行,手术一般原则包括:① 彻底冲洗伤口并清除所有异物;② 如为动物咬伤,应用抗生素冲洗伤口,必要时放置引流片;③ 尽可能保留受损的眼睑组织;④ 较大的眼睑组织缺损要尽快修复;⑤ 对不同部位的受损组织应分别按其解剖位置特点进行细致修补。

471. 眼睑烧伤的治疗原则有哪些?

眼睑Ⅲ度烧伤(化学或热烧伤)治疗的原则是暴露疗法。Ⅲ度以上的眼睑烧伤要用抗生素溶液湿敷创面,促使焦痂脱落;皮肤创面宜及早植皮,防止睑外翻及角膜暴露。常用术式包括:睑缘缝合术、皮肤移植术等。

472. 泪腺脱垂的病因及手术修复要点有哪些?

　　累及上睑外侧部分的损伤可以引起泪腺下垂或脱出。泪腺悬吊术可使其复位。在眉下沿眶上缘的外侧半切开眼睑皮肤,随后钝性分离暴露外上眶缘及泪腺窝,分别经过该处的骨膜和泪腺周围的包膜组织,安置一条水平褥式缝合的聚乙醇酸缝线。结扎该缝线时,泪腺被悬吊并复位于正常解剖位置。

473. 泪液引流系统损伤的手术处理和麻醉考虑有哪些?

　　泪液引流系统修复手术的目的在于修复泪小管及泪液引流系统。手术方式包括泪小管断离吻合术和泪囊外伤修复术。手术可在局麻下完成,对于小儿或不合作的成年人,则需要在全身麻醉下完成。术中为寻找泪小管断端,可在泪小管断端另一端进行灌注,因此全身麻醉时应注意灌注液体可能经鼻泪管进入鼻腔。

474. 眼眶软组织钝伤的手术处理和麻醉考虑有哪些?

　　眼眶软组织钝伤导致的眼眶内血肿、出血可引起眶压或眼压增高、视网膜中央动脉灌注不良、中心视力丧失、瞳孔直接对光反射消失、黄斑出现樱桃红斑等严重并发症。紧急处理包括外眦切开术、球结膜环形切开术、眼眶减压术和持续性球结膜脱出复位术。对于合作的患者,前两种术式可在局部麻醉下完成。而对于不合作的患者,后 2 种术式应选择全身麻醉下完成。

475. 眼眶骨折的检查要点和麻醉要点有哪些?

　　眼眶骨折常伴有眼球、其他眼附属器及视神经损伤。检查应注意眼球位置,进行眶缘触诊,测量内眦距离。应了解泪液引流系统功能,测定眶下神经感觉是否正常,有无眼睑及睑皮下气肿。观察眼球的能动性,行眼球被动运动试验,检查瞳孔大小及对光反射等。可在球后阻滞麻醉及下睑、下穹隆及下眶缘浸润麻醉,或者在全身麻醉下完成手术。全麻诱导时注意避免药物相关呛咳,避免面罩压迫伤侧眼球加重骨折移位。

476. 眼球半脱臼如何处理?

　　采用加压或不加压的方法使半脱臼眼球复位到眶内,使眼睑完全遮盖外露的角膜。术中若眼球被痉挛眼睑所挟持,可在眶缘全周皮下做眼轮匝肌浸润麻醉,令肌肉松弛;或切开外眦,使眼球易于复位。术后配合皮质类固醇和活血化瘀的中药治疗,让眼球慢慢恢复到正常位置。

477. 眼球全脱臼如何处理?

采用外眦切开复位法。手术时做球后和眼轮匝肌麻醉,常规切开外眦。如果眼球复位仍有困难,可将外眦韧带上肢或下肢或两肢同时剪断,然后使脱臼眼球复位。若眼眶内有较多积血,可经外侧结膜切口进入眼眶排出部分积血。假如脱臼眼球已完全失明,眼内严重破坏且3条以上的眼外肌完全断裂,伤眼复位后难免发生眼前段缺血,故应将脱臼的眼球摘除。

478. 成人眼外伤行全身麻醉的注意事项有哪些?

仔细询问受伤情况,判断是否合并全身其他部位外伤,以首先处理危及生命的外伤为原则。严重眼外伤不宜实施球后阻滞,以免加重眼内物的脱出。局麻药中不可加入肾上腺素,后者可导致视网膜中央动脉痉挛引起视网膜缺血而损害视力。复杂眼外伤手术刺激强,局麻效果往往不理想,宜采用全身麻醉。眼外伤急诊患者多为饱胃,全麻诱导应按饱胃患者麻醉处理,防止呕吐和误吸。预防感染和出血。

479. 小儿眼外伤合并上呼吸道感染的麻醉处理有哪些要点?

小儿眼外伤合并上呼吸道感染者约占半数以上,要综合眼局部和全身情况来决定麻醉时机。麻醉诱导力求平顺,避免患儿哭闹。术中注意气道管理,及时清除分泌物,避免频繁吞咽。术后应在恢复室或病房看护,不宜早期离院。术中应进行体温监测,出现高热要积极采用降温治疗,以物理降温为主。

第十四节   眼激光手术

480. 激光治疗眼部疾病是什么原理?

眼球具有透明的角膜、房水、晶状体、玻璃体及视网膜神经纤维层,可见光及近红外光波长范围内的激光可以顺利通过这些透明组织,到达眼内特定区域,这些特点是激光治疗的必要条件。激光单色性好、方向性强、亮度强,是被广泛应用于临床眼科治疗的根本原因。

481. 正常屈光介质透射性对激光波长选择有何影响?

正常人眼屈光介质对沿视轴方向入射激光有良好的透射特性,可见光及近红外光波长范围的激光能很好地透过眼屈光介质到达眼底,很少被吸收或散射。但波长<400 μm 或>1 200 μm 的激光透射率很低。因此眼底病的激光治疗多选用透射率高的激光,角膜手术则选用不易穿透进入眼内的激光。

482. 激光组织对眼组织的作用形式有哪些?

激光与生物组织的相互作用结果取决于激光的波长、功率密度、作用时间、工作效率以及靶组织的成分。激光的作用效应可以分为三大类:光化学效应、热效应和离子化效应。

483. 光辐射量法的作用原理是什么?

血卟啉衍生物(hematoporphyrin derivative,HPD)是一种具备活动性肿瘤选择性吸收和潴留的物质,当这种吸收了血卟啉衍生物的肿瘤组织收到波长 625～635 μm 的光照射时,HPD 受激处于兴奋状态,与氧分子相互作用,结果产生细胞毒性的单氧,从而杀死肿瘤细胞和肿瘤组织。

484. 光切除术的原理是什么?

波长小于 300 nm 的紫外光通常引起生物组织的光化学效应,例如准分子激光,其紫外线光子有足够的能量打断目标的分子键,并以超音速驱逐打断的分子碎片,从而实现了激光对组织的切割作用。

485. 激光光凝的原理是什么?

氩离子激光视网膜凝固术是典型的热效应。它是通过视网膜色素上皮细胞及脉络膜细胞内的黑素颗粒吸收光能量后,黑素温度升高,作用于周围组织,使蛋白质发生凝固,温度超过 40℃,蛋白质开始变性;温度 45℃以下,变性可逆;温度超过45℃,蛋白质开始凝固。

486. 光凝治疗原理是什么?

光凝引起血管闭塞,其原因主要为血管内的血柱吸收光能,血红蛋白温度升高发生变性,形成血栓,并引起血管壁以及周围结缔组织收缩。由于血栓运动,实际血管效应通常发生在作用点下游。理想的情况下,用于封闭血管的激光光子穿透的深度应该大约与血管管径相同,以便既能有效地封闭血管,又不损伤深部组织。

487. 激光治疗中光汽化的原理是什么？

激光辐射度显著高于组织光凝固所需的量,组织温度可能达到水的沸点,并且快速膨胀的水蒸气在组织凝固前将引起组织破裂。在沸点以上,组织温度继续升高并发生组织炭化。

488. 什么是激光治疗的离子化效应？

短脉冲 Nd：YAG 激光(1 064 nm)可以分裂透明和非透明组织,这一效果是通过应用小光斑和极短的(毫微秒级至微微秒级)脉冲而获得的。高辐照度使激光焦点处小范围空间的物质发生离子化,蜕变为离子和电子的共同体——等离子体。等离子体一旦形成,将会发生下列变化：吸收或散射即将到来的脉冲,阻止下方组织免受随之而来的脉冲光子的作用;快速膨胀、产生震动和声(压)波,后者机械性地分裂蜕变区周围组织,其潜在的压力使其他组织也发生分裂。

489. 影响激光治疗实施的眼前段和眼后段疾病有哪些？

眼前段疾病中,应注意有无角膜薄翳、斑翳及角膜白斑,有无胬肉,角膜上皮及内皮有无缺损,角膜后有无色素或其沉着物;前房有无闪辉,有无积血或积脓,有无晶状体样屑或色素斑,虹膜结构有无异常,有无新生物或血管,有无前或后粘连,晶状体混浊类型,有无表皮剥脱,晶状体囊膜面有无色素斑等。眼后段必须发现黄斑或周边部病变,例如玻璃体膜弥漫性积血、血块、色素以及组织浓缩等。

490. 视网膜光凝术前行眼底荧光造影有何作用？

眼底荧光血管造影和(或)吲哚菁绿脉络膜血管造影是视网膜光凝术前应查项目。是决定光凝方法、步骤和范围的重要依据,并能检验术后效果。眼底荧光血管造影片可以确定色素上皮渗漏点的位置及形态,神经上皮及色素上皮脱离的大小及位置,黄斑脉络膜新生血管膜的位置范围和形态,帮助鉴别视网膜微动脉瘤与小出血点,鉴别新生血管与侧支循环;确定黄斑区有无水肿及水肿类型等。

491. 视盘、视网膜新生血管的危害有哪些？

视盘、视网膜新生血管可见于增殖性糖尿病性视网膜病变、视网膜静脉周围炎、外层渗出性视网膜病变、缺血性视网膜静脉阻塞等。新生血管管壁通透性高,血管内物质容易渗出到血管外,引起组织水肿、渗出和出血。若累及黄斑中心凹,则严重影响视力。新生血管易破裂,导致视网膜内或视网膜前出血,重者出血突破内界膜进入玻璃体,引起玻璃体大量积血,从而使视力下降。缺氧的视网膜可能释放新生血管因子。

492. 激光治疗视网膜下脉络膜新生血管膜的机制是什么?

激光使色素上皮及脉络膜色素颗粒温度升高,间接使其邻近的视网膜下脉络膜新生血管(SRCNM)凝固,新生血管闭塞,最后瘢痕化;激光直接照射 SRCNM,被血管内血红蛋白吸收,发生凝固,新生血管管壁痉挛、缩窄并最终闭塞。

493. 激光治疗视网膜变性、裂孔、脱离的机制是什么?

激光治疗这类疾病的目的都是试图加强视网膜神经上皮层与色素上皮层之间的粘合力,以防止视网膜脱离或阻止原已脱离的部分继续扩大。激光治疗本疾病的原理是使视网膜变性、裂孔的病变区光凝后产生渗出性脉络膜炎,炎症吸收后则留下粘连性瘢痕组织,从而将视网膜神经上皮层和色素上皮层及脉络膜紧密粘连在一起。

494. 激光治疗中心性浆液性视网膜脉络膜病变的机制是什么?

视网膜色素膜上皮屏障作用受损时,脉络膜液体通过色素上皮损害处进入视网膜下,形成浆液性神经上皮脱离,若累及黄斑中心凹,则影响视力。激光有效封闭色素上皮渗漏点,促进神经上皮下液体吸收。其机制可能包括:① 激光破坏失代偿色素上皮细胞和刺激周围正常色素上皮细胞增殖,形成新的脱色素上皮细胞;② 光凝可能形成一自由通道,由于脉络膜的抽吸作用,使神经上皮下液体经该通道流向脉络膜,从而使之被吸收。

495. 激光治疗眼底肿瘤的机制是什么?

① 激光作用于瘤体周围色素颗粒,受照黑素颗粒温度升高,通过热传导使瘤体热凝固坏死;② 激光直接作用于瘤体,瘤体内黑素颗粒及血红蛋白吸收激光能量,产生热效应,使瘤体或瘤壁产生变性或坏死;③ 激光作用于供养血管,使瘤体萎缩;④ 光动力学疗法治疗眼底肿瘤。

496. 糖尿病视网膜病变的临床分类有哪些?

临床上多将糖尿病视网膜病变分为非增殖性与增殖性 2 类视网膜病变。

497. 非增殖性糖尿病视网膜病变的病理改变有哪些？

非增殖糖尿病视网膜病变进展缓慢，在视网膜后极部出现微动脉瘤、斑点状视网膜内出血、炎性渗出、静脉扩张，这些病变随着病情控制程度而时轻时重。

498. 增殖性糖尿病视网膜病变的病理改变有哪些？

增殖性糖尿病视网膜病变是以新生血管及增殖性病变为特征，同时可伴有微动脉瘤毛细血管变色、视网膜内出血、视网膜前或玻璃体积血等表现。

499. 激光治疗糖尿病视网膜病变的治疗技术可分为哪些类型？

包括全视网膜光凝技术、新生血管直接光凝术、局部光凝术和黄斑格栅样光凝术。

500. 全视网膜光凝术治疗糖尿病视网膜病变的适应证有哪些？

全视网膜光凝术的适应证是非增殖性糖尿病视网膜病变和增殖性糖尿病视网膜病变，对于轻、中度的非增殖性糖尿病视网膜病变不适用。

501. 激光用于治疗视网膜母细胞瘤的适应证和禁忌证是什么？

激光治疗视网膜母细胞瘤适用于病变仅限于视网膜、没有累及视神经和黄斑的病例，禁用于肿瘤侵犯玻璃体脉络膜或累及黄斑中心凹、视神经或晶状体扁平部的病例。

502. 激光治疗视网膜血管瘤术后最严重的并发症是什么？如何预防？

激光治疗后最严重的并发症是瘤体出血。为预防此并发症，必须警告患者避免以任何方式用力，尽可能放松，待出血完全吸收后再作光凝治疗。

503. 小儿眼底血管造影的麻醉方式如何选择？

对于不能配合的小儿行眼底血管荧光素钠造影检查需接触角膜，且需相对固定居中的眼位，因此需要在深度镇静或麻醉下进行。可以在表面麻醉联合静脉镇静，或者在声门上工具复合七氟醚麻醉下完成检查。

504. 小儿眼底激光治疗围麻醉期应考虑哪些问题？

小儿眼底激光治疗可在仰卧位或侧卧位下进行，麻醉需提供充分的镇痛。因此可在氯胺酮静脉麻醉或声门上气道工具复合七氟醚、氯胺酮等静吸复合麻醉下完成治疗。

505. 小儿眼底病激光治疗与膜性白内障激光治疗麻醉特点有何差异？

膜性白内障为单纯后囊膜混浊或皱褶,晶状体后囊膜极薄,较容易被激光打开。在临床实践中,模型白内障激光切除术疼痛刺激程度均较眼底病激光治疗时轻,流程较简单。在麻醉管理上,眼底病激光治疗术应更重视足够的镇痛,而膜性白内障激光治疗时仅需在足够的镇静和适当的镇痛下即可完成手术。

506. 激光在泪道阻塞性疾病治疗的术中有哪些？

激光治疗泪道阻塞性疾病的术式包括激光泪道成形术和鼻内镜激光泪囊鼻腔吻合术。

507. 屈光手术的分类及麻醉方式选择？

屈光手术包括角膜屈光手术、晶状体屈光手术和巩膜屈光手术,手术可在表面麻醉下完成,若有幽闭恐惧症或无法配合患者,可在表面麻醉复合静脉镇静镇痛下完成手术。

508. 准分子激光原位角膜磨削术手术特点？

准分子激光穿透深度浅($<3\,\mu m$),使用 193 nm 准分子激光进行角膜切削不会对眼内组织造成损害。准分子激光每个脉冲可重复性好,因此可以精准控制切削量。切削精度高、可预测性强是准分子激光的特征。

509. 飞秒激光角膜屈光手术有何特点？

飞秒激光手术的主要特点有：每一激光脉冲持续的时间只有几飞秒;具有非常高的瞬时功率,可达到百万亿瓦,比目前全世界发电总功率还要多出百倍;可将其能量聚集到比头发丝直径还要小的空间;是一种冷激光,几乎无热效应,对作用部位以外的组织不产生影响。

510. 全飞秒激光角膜屈光手术原理是什么？

全飞秒激光角膜屈光手术的基本原理：利用飞秒激光的组织切割功能,根据需要矫正的屈光度数,在角膜内按预先设计程序切除并取出一定大小和形状的透镜样基质组织片,以改变角膜原有曲率,达到屈光矫正目的。

（林艺全）

第十五节　其他眼科术式

511. 什么是黄斑前膜?

视网膜内面的血管性纤维增生膜发生在黄斑者称为黄斑视网膜前膜,简称黄斑前膜。发生于孔源性视网膜脱离及其复位手术、脉络膜视网膜炎症、视网膜血管阻塞、糖尿病视网膜病变、眼外伤、玻璃体积血者,称继发性黄斑前膜。常见症状有视力下降、视物变小、视物变形和单眼复视。

512. 黄斑前膜的手术方式和麻醉的主要目的有哪些?

目前为止,没有任何治疗黄斑前膜的药物,手术是唯一出路。通过手术把新增生的黄斑前膜和正常的视网膜分离、剥除,恢复视网膜的正常结构,达到改善视力、防止膜不断收缩对视网膜带来更大的损伤。黄斑前膜手术方式包括玻璃体切割术、黄斑前膜剥除术;内界膜剥除术等。麻醉的主要目的是停止眼球转动和消除疼痛。

513. 什么是黄斑裂孔?

黄斑裂孔是指黄斑部视网膜内界膜至感光细胞层发生的组织缺损,严重损害患者的中心视力。在人体的老龄过程中,由于玻璃体液化和玻璃体后脱离,使视网膜表面常残余部分玻璃体后皮质,由于这些残余后皮质中的玻璃体细胞发生增殖,在黄斑中心凹区视网膜表面形成平行于视网膜表面的牵张力,最初发生黄斑中心小凹脱离,继而发生中心凹脱离,最终形成黄斑全层裂孔。

514. 黄斑裂孔的手术方式有哪些?

手术目的为缓解玻璃体黄斑牵拉,切除玻璃体特别是去除黄斑区前的玻璃体后皮质可使已脱离的黄斑中央小凹复位。对于难治性黄斑裂孔,使用自体血清、β_2转化生长因子($TGF-\beta_2$)或自体浓缩血小板涂抹于黄斑孔上,可能增加孔区的脉络膜视网膜粘连,促使孔封闭愈合。

515. 眼内填充气体的原理是什么?

一方面气体填充可压迫、封堵视网膜裂孔,为脉络膜视网膜间长期黏附提供良好基础;另一方面气体的顶压作用可以促进视网膜下液体的吸收。眼内气体填充既可以维持手术中眼内压力的稳定,又可以减少眼内出血以及术后眼压低引起的一系列并发症。有时此方法也被用于视网膜下大量积血者,气体将黄斑区视网膜下的积血推向周边,继而使中央光轴区保持清亮,可以恢复视物。

516. 眼内填充气体的种类有哪些?

目前可用于眼内填充的气体主要有:消毒空气、六氟化硫(SF6)、全氟甲烷(CF4)、全氟乙烷(C2F6)、全氟丙烷(C3F8)、全氟丁烷(C4F10)。其中 SF6、CF4、C2F6、C3F8、C4F10 均有一定的膨胀性。而临床中最常用的则是消毒空气、六氟化硫、全氟丙烷。

517. 眼内气体填充的副作用有哪些?

① 眼压升高:除空气外,其余各种气体都存在一定的膨胀性;② 白内障:与手术引起晶状体代谢的改变、损伤有关;③ 小气泡游走;④ 医源性视网膜裂孔、增殖性玻璃体视网膜病变等,需要再次手术。

518. 眼内填充气体的麻醉注意事项有哪些?

术中保持一定的麻醉深度。避免使用 N_2O。术后尽早苏醒,保持俯卧位或适当体位。术后苏醒质量良好,避免术后躁动导致气体移位。

519. 眼科"重水"有什么作用?

过氟化碳(重水)的特点:比重高,可机械压迫视网膜,使之展平;黏度低,易于注入和吸出;与气体或其他液体之间界面清楚,便于两者置换;无色透明,术中不影响视线;不溶于血液,出血时不影响操作;沸点高,可在其中进行眼内光凝、冷或热凝。对于复杂视网膜脱离、眼内异物、白内障手术中晶体脱落或驱逐性出血,重水是决定手术成败的关键。重水术后眼内存留将引起一系列眼部并发症,手术结束时必须完全自眼内交换取出。

520. 眼科硅油起什么作用？

眼科用硅油为聚二甲基硅氧烷,适应证主要是严重的增殖性糖尿病视网膜病变合并牵拉性或孔源性视网膜脱离,且不适于气体填充者。硅油可以长时间顶压视网膜,体位要求不如气体严格,止血的效果比气体要好,术后也可随时补充光凝,年老体弱患者不能采用俯卧位者最为适用。另外,视网膜缺失较多、眼压不易维持时,填充硅油可保持眼球稳定。其临床应用仅限于重症病例。

521. 硅油长期存留有什么危害？

硅油并不能完全替代正常玻璃体,长时间充填于玻璃体腔后可能导致诸多严重眼部并发症。一般第一次硅油充填手术后 3 个月至半年,视网膜已经复位良好,应再次手术取出。否则眼内长时间存留有硅油,容易引发硅油乳化,导致继发性青光眼,角膜变性以及白内障等并发症。

(李 芸)

第十六节　眼科麻醉中的评估及要点

522. 什么是 Sturge-Weber 综合征？

Sturge-Weber 综合征(斯特奇－韦伯综合征)又称脑－面血管瘤病(encephalofacial angiomatosis),主要病变为软脑膜血管瘤和毛细血管畸形,以一侧面部三叉神经分布区不规则血管斑痣、对侧偏瘫、青光眼或脉络膜血管瘤、癫痫发作和智能减退为特征。患者容易发生脑出血及脑梗死等脑血管疾病。有典型面部皮肤改变、癫痫(或异常脑电图改变)、青光眼三主征者,易于做出诊断。

523. Sturge-Weber 综合征伴发青光眼患者的术前评估及术中麻醉风险点有哪些？

应仔细询问家族遗传史。患儿通常有癫痫发作史,须请儿科或神经内科会诊,并治疗癫痫。行头 MRA 检查等除外颅内血管瘤。向家属充分交代围术期发生脑血管意外的风险。术中应避免循环剧烈波动,严密监测生命体征,可监测 BIS,注意瞳孔变化,警惕脑出血及脑梗死的发生。预防和控制癫痫发作。患儿常有智力障碍,诱导和苏醒期麻醉管理难度较大,必要时可在家属陪同下实施麻醉。苏醒期力求平稳,预防术后谵妄及躁动。

524. 什么是眼脑肾综合征?

又称 Lowe 综合征,是一种罕见的性连锁隐性遗传病,以先天性白内障、智力低下以及肾小管酸中毒为特点,男性多见,症状多出现在婴儿期或更晚。主要表现有:① 脑:智力发育迟缓,肌张力低,腱反射减弱;② 眼:先天性双侧白内障,伴有先天性青光眼、严重视力障碍、眼球粗颤及畏光。③ 肾小管功能障碍:常有肾小管型蛋白尿,尿中可见红细胞、白细胞、颗粒管型、尿糖,有高氯性肾小管酸中毒,后期可发生慢性肾功能不全。

525. 眼脑肾综合征的术前评估和麻醉管理要点是什么?

术前需进行必要的检查包括:血、尿检查、肾活检、头部影像学检查、X 线、脑电图等。麻醉管理要点:患者可能存在神经系统畸形,一般不需外科处理,全身惊厥者可给予解痉药物,而对于各种行为异常以及智能低下,应预防术后躁动。治疗肾病,纠正酸中毒,补足液体量,补钙补磷,给予维生素 D 等。本病患儿易并发感染,应警惕呼吸道感染。

526. 什么是 Down 综合征?

Down 综合征又称唐氏综合征或 21-三体综合征、先天愚型,是由常染色体异常(多了一条 21 号染色体)而导致的疾病。Down 综合征是最常见的严重出生缺陷病之一。临床表现为:患者面容特殊,两外眼角上翘,鼻梁扁平,舌头常往外伸出,肌无力及通贯手。患者绝大多数为严重智能障碍并伴有多种脏器的异常,如先天性心脏病、白血病、消化道畸形等。Down 综合征患儿通常有白内障,视力障碍,需要行眼科手术。

527. Down 综合征患儿行眼科手术应怎样进行术前评估?

60%以上的患儿合并各种先天性心脏病,需行超声心动图检查。舌体肥大、腺样体肿大导致上呼吸道梗阻以及睡眠呼吸暂停,应警惕气道风险。常伴有甲减和糖尿病,术前需行相关检查。生长发育迟缓、智力障碍、行走困难、步态异常、颈部活动受限、斜颈、尿潴留或失禁、强直状态、腱反射亢进以及阵挛。脑功能异常、癫痫发作、白血病、常规血液检查即可有异常表现。牙齿发育异常,可能会有牙齿脱落的风险。

528. Down 综合征患儿的麻醉风险有哪些？

全身各系统可能存在先天性异常，特别是合并先心病，麻醉风险大，全麻过程中易发生相应并发症。潜在的困难气道风险。存在沟通障碍，麻醉诱导和苏醒难以配合，容易发生躁动。脑发育异常，术中术后可能伴有癫痫发作、苏醒延迟。

529. Down 综合征患儿行眼科手术的麻醉管理要点有哪些？

术前应充分进行评估，多科室协作诊断纠正基础疾病。预防和治疗全身各系统围术期并发症。与患儿家属充分沟通，交代麻醉风险。备好困难气道设备。麻醉诱导和苏醒时可以让家属陪同安抚。监测 BIS，及时发现和处理癫痫。术后入ICU，若苏醒延迟可带管回 ICU 进行呼吸机支持治疗。

530. 什么是脉络膜黑素瘤？

脉络膜黑素瘤是一种常见的眼内恶性肿瘤，多见于 40～60 岁。可能与种族、家族及内分泌因素等有关。其他致病因素包括阳光照射、病毒感染以及接触某些致癌化学物质等。脉络膜黑素瘤如位于眼底周边部，早期常无自觉症状。如位于后极部，患者早期常主诉视力减退，视野缺损，视物变形，眼前黑影，色觉改变，持续性远视屈光度数增加等。后期可继发视网膜脱离、虹膜睫状体炎、前房积血、新生血管性青光眼等。

531. 脉络膜黑素瘤眼内切除术的麻醉风险有哪些？

脉络膜黑素瘤患者往往存在高凝状态，加上术前禁食水，血液黏滞，更容易形成血栓栓塞。加上肿瘤血供丰富，术中容易出血影响手术野，一般手术医生要求尽量降低血压以减少出血便于切除肿瘤。因此，围术期发生心肌梗死、肺栓塞、脑梗死的风险较大。术前应充分补液，血液稀释，降低血黏度。术中避免血压过低。术中和术后 24 小时之内密切监测生命体征，如有特殊情况，及时请多学科会诊紧急处理。

532. 什么是 Stevens-Johnson 综合征？

Stevens-Johnson 综合征（SJS）是一种累及皮肤和黏膜的急性水疱病变。SJS可发生在某些感染或口服某些药物后出现多形性红斑，进一步发展形成毒性表皮坏死溶解，这是一种急性致命性病变，可累及面部和肢端，后期相互融合，形成大片的水疱和表皮剥脱，口腔黏膜、唇黏膜、生殖器黏膜也可受累。还可出现发热、白细胞增多、肾功能衰竭、肺栓塞、胃肠道出血、脓毒血症等现象。该病的眼部表现比较严重,病变可累及角膜、睑结膜、球结膜和眼睑。

533. Stevens-Johnson 综合征患者行眼科手术全麻的注意事项有哪些?

应警惕围术期过敏反应,使用免疫抑制剂或激素。维持体液和电解质平衡,纠正低蛋白血症,保温。患者的处理和转运应尽量轻柔。可采用皮内针心电图电极,血压袖带下方使用 PVC 膜保护,较长时间的手术应采用有创动脉压监测。患者免疫功能低下,围术期须采取严格的无菌措施。面罩、通气道、插管都可能出现困难。可使用小一号的气管导管,套囊轻度充气。困难气道患者可采用清醒状态下纤支镜引导插管。

534. 艾滋病相关眼病有哪些?

巨细胞病毒(CMV)视网膜炎;弓形体性脉络膜视网膜炎;急性视网膜坏死综合征;脉络膜炎和玻璃体炎(排除其他病因);视神经病变;非化脓性角膜、结膜炎。

535. HIV 相关眼病患者行全麻眼底手术有哪些注意事项?

气管插管时佩戴护目镜,双层口罩,穿一次性手术隔离衣、鞋套,戴双层乳胶手套。

使用过的针头不得再套上针鞘。针头和刀片应放入利器盒内。患者的排泄物、血液、引流液等应放入专用醒目的容器内,加 0.5% 过氧乙酸浸泡处理。尽量使用一次性麻醉器械,非一次性器械必须高压蒸汽消毒。使用过的一次性用品,放入双层医疗垃圾袋,扎紧口并标记"HIV 阳性",送焚烧。仪器和设备应采用 2% 戊二醛擦拭,并进行二次消毒处理。

536. 眼科手术的全身麻醉应怎样进行术前评估和术前准备?

① 治疗原发病。某些眼科疾病是全身性疾病在眼部的表现,麻醉前应注意其全身性疾病的进展情况以及重要脏器功能受损严重程度,围术期做好相应处理。② 治疗并发症。中老年患者多并存呼吸、循环或内分泌系统疾病,术前应进行充分的评估和准备。③ 注意眼科用药的全身作用。如散瞳与缩瞳药经全身吸收后可引起高血压、心律失常等。

537. 眼科麻醉的基本要求是什么?

不同的眼科手术对麻醉的要求不同,其重点在于完善的镇痛以及预防和处理眼心反射。内眼手术应防止眼压升高和保持眼压稳定。全麻要求无呛咳和躁动,苏醒快而完全。部分复杂的眼底手术术毕要求尽可能短时间内改为俯卧位,宜采用短效的全麻药物。

538. 什么是安定镇痛术?

安定镇痛术是对于一些患者在局麻或区域阻滞时辅助一些镇痛、镇静的药物,使患者处于一种安静入睡的状态,痛觉暂时消失但是仍可以被唤醒。国外学者称为"monitored anesthesia care"(MAC),可以翻译成"麻醉下监护"或者"监护下的麻醉管理"或者"麻醉监控镇静术"。过去常用依诺伐,近年来已被小剂量咪达唑仑或右美托咪定+舒芬太代替。

539. 安定镇痛术在眼科手术中如何实施?

术前禁食,排空膀胱;给药前应观察瞳孔大小,散瞳满意后再给药;咪达唑仑1～2 mg+舒芬太尼5～10 μg于手术开始前分次静脉注射,应保持患者安静,有合作能力,又易被唤醒的状态;面罩吸氧,流量>4 L/min,注意呼吸频率和幅度;术中必须监测心电图、无创血压、血氧饱和度;密切观察患者,发现问题及时处理。主要防范呼吸抑制或呼吸道部分梗阻。

540. 眼科手术中理想的安定镇痛麻醉要求是什么?

减少焦虑、烦躁;减少疼痛和不适感;可以控制行为;保证通气和氧合;迅速起效和苏醒;无后遗效应;不良反应小(恶心、呕吐等)。

541. 实施安定镇痛麻醉前应进行哪些准备?

充足的氧源;正压氧传输系统;负压吸引装置;监测设备(血压、心电图、SpO_2、$PETCO_2$);急救药物;气管插管工具。

542. 出于舒适化医疗的目的,实施七氟烷吸入诱导前可以采取哪些方法预防患儿哭闹?

诱导前10～20分钟口服咪达唑仑糖浆0.25～0.5 mg/kg,最大推荐剂量为10 mg。不合作的大龄儿童可在糖浆中加入3 mg/kg氯胺酮。直肠给药的优点和口服相似,常用于不能服药的婴幼儿。不推荐采用肌肉注射的方法给予麻醉前用药。术前30分钟右美托咪啶1～2 μg/kg滴鼻能产生满意的镇静效果且没有不良反应,可降低术后谵妄发生率,对循环呼吸无影响,不延长拔管时间。

543. 七氟烷吸入诱导的实施方法有哪些?

小儿吸入麻醉诱导方法主要有3种:潮气量法、肺活量法和浓度递增诱导法。为了加快诱导速度,需要用高浓度七氟烷预充呼吸回路。呼吸回路预充具体操作步骤如下:手控模式,关闭新鲜气流,排空呼吸囊,关闭逸气阀,封闭呼吸回路输出口,将装有七氟烷的挥发罐调至6%~8%(建议新生儿用2%~3%),然后打开新鲜气流,流量3~6 L/min,直到呼吸囊充满;可重复此步骤2次,然后关闭新鲜气流,准备诱导。

544. 什么是潮气量法诱导?

适用于婴幼儿和不合作的学龄前儿童。七氟烷预充回路后,连接合适的面罩,盖于患儿口鼻处。患儿平静呼吸,不合作患儿注意固定其头部,避免用力托下颌造成疼痛刺激,诱发躁动。意识消失后,将七氟烷调至3%~4%(新生儿调至1%~2%),必要时辅助呼吸。适当降低新鲜气流至1~2 L/min,减少浪费和污染。调整逸气阀,避免呼吸囊过度充盈。建立静脉通路,辅助镇静镇痛药物和/或肌松药完成喉罩放置或者气管插管。

545. 什么是肺活量法诱导?

适用于合作的患儿(一般>6岁)。在术前一天访视时或麻醉诱导前训练患儿深呼/吸气和屏气。七氟烷的挥发罐调至6%~8%,新鲜气流量3~6 L/min,预充回路。让患儿用力呼出肺内残余气体后,将面罩密闭盖于患儿口鼻处,嘱其用力吸气并屏气,再呼气。绝大多数小儿在2次呼吸循环后意识消失,此后将七氟烷的挥发罐浓度调至3%~4%,新鲜气流调整至1~2 L/min。维持自主呼吸,必要时辅助呼吸。

546. 什么是浓度递增法诱导?

适用于合作且危重患儿。手动模式,逸气阀于开放位,新鲜气流3~6 L/min。七氟烷挥发罐起始浓度设为0.5%,患儿每3次呼吸后增加0.5%(如果希望加快速度每次可增加1%~1.5%),直至达到6%。如果小儿躁动明显,可立即改为潮气量法。小儿意识消失后,将挥发罐调至3%~4%,新鲜气流调整至1~2 L/min。

547. 实施小儿吸入诱导时的常用辅助方法有哪些？

分散小儿的注意力，如让小儿玩面罩、吹皮球、看动画片等。如其不愿意躺在手术床上，可将患儿抱坐于腿上，麻醉医师持面罩紧贴患儿口鼻部实施诱导。如患儿拒绝接受面罩，可在面罩上涂上香精，或将双手在面罩周围围成"杯状"罩于患儿口鼻部。如诱导前患儿已睡着，尽可能避免面罩触碰，将面罩慢慢接近其口鼻处，吸入氧化亚氮＋氧气，再轻轻地扣上面罩。吸氧化亚氮1~2分钟后开始增加七氟烷浓度。

548. 小儿吸入诱导的注意事项有哪些？

诱导期间如果呼吸囊不够充盈，可增加新鲜气流量或调整逸气阀，不要按快充氧开关。扣面罩和托下颌动作轻柔。单纯用七氟烷诱导气管插管，如果深度不够易诱发喉痉挛，可辅助静脉药物，必要时肌注琥珀胆碱2~4 mg/kg。如果患儿出现明显三凹征，多为上呼吸道梗阻，可托下颌或置入口咽通气道；如梗阻非常严重，应怀疑伴有先天性喉软骨发育不良、气管软化、扁桃体肥大等，应立即减浅麻醉，仔细询问病史，再重新决定麻醉方案。

549. 6岁以下小儿麻醉最主要的风险是什么？

最主要的风险是呼吸道风险。包括：喉痉挛、呼吸抑制、气道梗阻、窒息、低氧血症和高碳酸血症等。尤其应警惕有上呼吸道感染或哮喘史的患儿。

550. 水合氯醛用于小儿手术室外镇静如何使用？

水合氯醛是儿童中镇静最常用的药物。多用于婴幼儿或学龄前儿童的镇静。用法为口服10％水合氯醛50 mg/kg，起效时间为15~30分钟，达峰时间约30分钟，维持时间为60~120分钟，镇静成功率为70％~90％。水合氯醛起效慢，但药效温和，药物不良反应小。大剂量使用水合氯醛（＞75 mg/kg）可能造成呼吸抑制和心肌抑制，最大剂量不能超过1 g/d。

551. 苯巴比妥用于小儿手术室外镇静如何使用？

苯巴比妥也是儿童镇静较常用的药物，分为静脉和肌内注射2种给药方式。静脉注射剂量为1~2 mg/kg，给药后3~5分钟起效，作用维持时间15~45分钟。肌内注射剂量为2~6 mg/kg，给药后10~15分钟起效，作用维持时间60~120分钟。不良反应为呼吸抑制和低血压。

552.　眼科全麻使用喉罩有什么优势？

眼科手术的特点为时间短、数量大、周转快、恢复快。喉罩可以兼顾运转快、操作简便、刺激小等要求。其优势体现在：① 麻醉诱导和建立气道可以在无静脉通道下完成；② 维持气道低反应性有助于术中采取控制性低血压；③ 拔除喉罩操作简单，可以使苏醒过程更加安全；④ 更容易实现麻醉苏醒期的标准化管理。

553.　成功实施喉罩全麻需要关注的问题有哪些？

① 如何正确置入喉罩：手法和时机；② 如何选择合适型号的喉罩；③ 喉罩位置判断；④ 喉罩麻醉维持；⑤ 苏醒期拔除喉罩的时机；⑥ 并发症。

554.　如何正确置入可弯曲喉罩？

采用经典"手指导引法"是置入可弯曲喉罩最可靠的方法。其要点包括：① 单手或他人协助打开口腔，以示指紧压罩囊尖于硬腭板上；② 向后方用力保持喉罩平滑下移，注意用另一手保持头部伸展；③ 只有当感知有明显阻力时方可停止喉罩前行；④ 在移出示指前对侧手应下压喉罩以防止移位，此后给罩囊充气，通常会发现喉罩通气管外移。

555.　如何选择喉罩置入的诱导方法？

对于 10 kg 以内儿童，应以七氟烷吸入诱导为主，必要时辅以 1 mg/kg 丙泊酚，尽可能保留自主呼吸，尽量少用阿片类药物。对于 10 kg 以上儿童，采用丙泊酚或七氟烷加芬太尼或瑞芬太尼诱导，用或不用肌肉松弛药。婴幼儿喉罩置入时机：深麻醉下，但要能够保留自主呼吸。右美托咪啶有助于婴幼儿在保留自主呼吸下置入喉罩。

556.　如何选择合适的喉罩型号？

一般地说，按照制造商推荐的以千克体重选择喉罩型号的方法对于大部分患者来说是适用的，但体重不一定是选择喉罩型号的唯一因素。肥胖患者宜选择偏小一号的喉罩，而面部发育畸形（如肢端肥大症）、瘦高型患者，可选择偏大一号的喉罩。

557. 如何判断喉罩位置？

判断喉罩位置的方法：① 置入过程顺利；② 压力控制呼吸（PCV）模式下，15 cmH_2O 不漏气或轻微漏气，潮气量满意（一般＞10 mL/kg）；然后下调压力到10 cmH_2O，潮气量可以接受，但应无漏气，CO_2 波形正常；③ 胸廓起伏正常，喉部听诊无明显梗阻音，胃部听诊无胃充气，双肺呼吸音正常。若满足以上条件，可以判定喉罩位置满意。

558. 喉罩麻醉下行小儿眼科手术是否需要保留自主呼吸？

喉罩麻醉维持过程中并不总是需要保留自主呼吸。喉罩位置满意时通气方式并不重要；喉罩位置不满意时，小儿尤其是幼儿需恢复自主呼吸；婴儿应尽可能保留自主呼吸下置入喉罩，维持过程中可采取压力辅助通气模式，避免使用肌松药。吸入麻醉有助于减少气道分泌物，保持良好的肺顺应性和对喉罩的耐受，有利于自主呼吸的维持。

559. 眼科手术中发生心搏骤停最常见的原因是什么？

眼心反射是眼科手术过程中发生心搏骤停的最常见原因。压迫、刺激眼球或眼眶，牵拉眼外肌等操作均可引起由迷走神经介导的心动过缓或心律失常，严重者可致心搏骤停。常见于小儿斜视手术、眼底手术、眶内手术以及眼球摘除术等。浅麻醉、缺氧或 CO_2 蓄积以及迷走张力增加时眼心反射症状加重，全麻与局麻均可发生，小儿较老年人常见。

560. 眼心反射应如何进行预防和处理？

术前应用卡他明较阿托品能够明显减少儿童眼心反射的程度，右美托咪啶也有降低眼心反射的效果。球后阻滞有预防作用，但其本身也可引发眼心反射。在横突水平行迷走神经阻滞可以预防眼心反射。手术过程中应操作轻柔、避免缺氧和 CO_2 蓄积，可在一定程度上预防眼心反射。当出现眼心反射时应暂停手术刺激，加深麻醉，静脉注射阿托品后一般可以减轻或改善症状。如伴低血压，应加用血管收缩药，可选麻黄碱静注。

561. 眼科手术中突然出现的血压升高、心率增快应考虑什么原因？

在除外麻醉过浅、疼痛刺激等情况下，应考虑术中使用散瞳药或灌注液中加入肾上腺素等原因。此时应予以相应的降压药处理。

562. 哪些眼科用药可致全身性反应？

　　① 缩瞳药，包括碘解磷定、毒扁豆碱等，可导致心动过缓、分泌物增多等。② 扩瞳药，包括阿托品、肾上腺素、新福林等，可导致高血压、心动过速。③ 抑制房水分泌药物，包括乙酰唑胺等，可导致电解质紊乱、酸中毒等。

563. 眼科手术使用喉罩的注意事项有哪些？

　　饱胃或胃内容物残留的患者禁用；重度肥胖或肺顺应性降低的患者禁用；潜在气道梗阻的患者不宜使用；避免浅麻醉下置入或拔除喉罩而引发喉痉挛；呼吸道感染或分泌物多的患者慎用；由于术中难以调整或更换通气管，应确保喉罩对位良好。

564. 在小儿喉罩全麻中，PCV 和 VCV 哪种正压通气模式更佳？

　　压力控制通气（pressure controlled ventilation，PCV）和容量控制通气（volume controlled ventilation，VCV）是小儿全麻中常用的 2 种通气模式。不管使用哪种模式维持喉罩全麻，在保持呼吸频率、呼气末二氧化碳分压、吸呼比一致的情况下，患儿的潮气量和喉罩漏气分数（吸入潮气量-呼出潮气量/吸入潮气量）无明显差异，但 PCV 模式下所需的气道压力明显低于 VCV 模式，降低了胃扩张的发生率，从而降低了误吸的风险。

565. 关于内眼手术肌松药的使用需要注意哪些问题？

　　内眼手术术中要严格制动，因为一旦术中出现体动，很可能导致眼科手术失败、眼内压剧烈变化甚至失明。因此，除保持合适的麻醉深度以外，还需要给予适当的肌松，既保证术中不出现体动、眼动，又保证拔管时肌松完全恢复。

566. 眼科手术为什么容易发生术中知晓？

　　由于眼科手术刺激小，不当的麻醉管理会造成麻醉过浅，特别在肌松药的掩盖下所发生的麻醉过浅不易察觉，因此容易发生术中知晓。

567. 如何预防眼科手术的术中知晓？

　　术前重视 ASA 分级Ⅳ～Ⅴ的患者，关注血流动力学不稳定者，告知其术中有可能发生知晓。预防性使用苯二氮䓬类药物，保证有效的静脉通路，加强麻醉深度监测（如 BIS 等），同时密切监测血压、心率、心电图、呼气末麻醉气体分析等，可以有效降低术中知晓的发生率。

568. 一旦发生术中知晓,应如何处理?

全麻术后麻醉医师应在 72 小时内对患者进行随访(随访次数依患者病情而定),对患者的呼吸、循环、消化、泌尿等系统的变化和各个器官的功能依次进行观察,完善各项检查,询问患者术中知晓的有无。当发现患者有术中知晓时,应同主管医生共同处理,提高对患者的关注程度和人文关怀,必要时各科室联合帮助患者解决术中知晓的心理问题,增进康复的速度。

569. 眼科喉罩全麻应如何选择拔除喉罩的时机?

合作患者待清醒张口拔除;无牙婴幼儿可等待其自行吐出;不合作患者可根据通气指标在镇静状态下拔除;放置侧卧位等待苏醒有助于减少拔管不良事件;拔除喉罩同诱导过程一样需保持高度警惕。

570. 眼科全麻手术应如何选择拔除气管导管的时机?

关键在于避免呛咳和恶心呕吐。术中保持呼吸道的洁净,手术结束前 5～10 分钟,吸净气管内分泌物,拔管时除吸尽口咽部分泌物外不再经气管内吸引。充分拮抗非去极化肌松药(注意避免阿托品在青光眼患者中使用),适量使用镇痛药,尽可能在患者配合条件下拔除气管导管。

(林艺全　李芸　魏嵘)

参考文献

［1］　邓小明,姚尚龙,于布为,等. 现代麻醉学［M］. 第 5 版. 北京：人民卫生出版社,2021.
［2］　邓小明,黄宇光,李文志. 米勒麻醉学［M］. 第 9 版. 北京：北京大学医学出版社,2021.
［3］　王天龙,刘进,熊利泽. 摩根临床麻醉学［M］. 北京：北京大学医学出版社,2021.
［4］　葛坚,刘奕志. 眼科手术学(第 3 版). 北京：人民卫生出版社,2013.
［5］　杨培增,范先群. 眼科学(第 9 版). 北京：人民卫生出版社,2018.
［6］　孙为荣,牛膺筠. 眼科肿瘤学. 北京：人民卫生出版社,2004.
［7］　邓小明,姚尚龙,于布为,等. 现代麻醉学(第 4 版). 北京：人民卫生出版社,2014.
［8］　诸葛万银,周芳,李文硕,等. 实用眼科麻醉学［M］. 天津：天津科学技术出版社,2008.

[9]　王宁利,杨培增,徐国兴,等.眼科学(第3版)[M].北京：人民卫生出版社,2021.

[10]　邓小明、黄宇光、李文志.米勒麻醉学(第9版)[M].北京：北京大学医学出版社,2021.

[11]　葛坚,刘奕志.眼科手术学[M].北京：人民卫生出版社,2015,551-758.

[12]　赵堪兴,杨培增,范先群,等.眼科学[M].北京：人民卫生出版社,2018,258-268.

[13]　王天龙,刘进,熊利泽.摩根临床麻醉学(第6版)[M].北京：北京大学医学出版社,2021.

第二章

耳鼻咽喉科麻醉

第一节　鼻科麻醉

1. 鼻腔有哪些生理功能？

　　鼻腔的生理功能包括：呼吸功能（包括对空气的加温、加湿、过滤和清洁）；嗅觉功能；发声共鸣功能；反射功能；免疫功能；吸收功能；排泄泪液功能等。

2. 鼻腔最狭窄处位于哪里？

　　鼻内孔（鼻阈）位于鼻前庭和固有鼻腔之间，是鼻腔最狭窄处，对鼻的呼吸功能有重要影响。

3. 鼻窦分为哪几对？

　　鼻窦左右成对，共有 4 对，分别为上颌窦、筛窦、额窦和蝶窦。

4. 鼻窦有哪些生理功能？

　　鼻窦的生理功能有：增加呼吸区黏膜面积，促进对空气的加温加湿作用；发音共鸣作用；减轻头颅重量；缓冲冲撞力，保护重要器官。

5. 经鼻给药的解剖和生理基础是什么？

　　人类鼻腔黏膜表面积约为 $150\ cm^2$，呼吸区黏膜表层上皮细胞还有很多微绒毛，增加了吸收面积。鼻黏膜上皮下层有丰富的毛细血管、静脉窦、动-静脉吻合支和毛细淋巴管交织成网，使吸收的药物能迅速进入血液循环。

6. 如何进行鼻腔的局部麻醉?

鼻部黏膜的感觉神经支配都来自三叉神经的分支。其中腭大神经和腭小神经来自上颌支,为鼻甲和鼻中隔后 2/3 提供感觉支配;筛前神经来自鼻睫神经,支配鼻腔的其余部分。鼻部黏膜的局部麻醉主要可分为表面麻醉和浸润麻醉,表面麻醉可采用 1‰丁卡因或 2‰利多卡因,在鼻腔的总鼻道、嗅裂和中鼻道分别放置局麻药浸湿的棉片;局部浸润麻醉可采用 1‰的利多卡因或普鲁卡因溶液在钩突、中鼻甲、鼻丘等手术部位及蝶筛隐窝黏膜下进行注射给药。

7. 鼻科手术中的神经阻滞涉及哪几根神经?

鼻科手术常用的局部神经阻滞麻醉涉及以下这些神经:① 筛前神经(anterior ethmoid nerve)和筛后神经(posterior ethmoid nerve);② 蝶腭神经(sphenopalatine nerve)和腭大神经阻滞(great palatine nerve,亦称腭前神经 anterior palatine nerve);③ 眶下神经(infra orbital nerve)。

8. 什么是"远隔小脑出血"?

硬膜受到创伤破裂后发生脑脊液漏,引起颅内低压,导致颅内结构随重力塌陷、破坏蛛网膜下血管,引起小脑出血,称为"远隔小脑出血",从颅顶至腰椎区域的手术都有可能发生。

9. 鼻腔的黏膜纤毛系统有什么生理意义?

鼻腔鼻窦黏膜大部分为假复层柱状黏膜上皮,每个柱状上皮细胞有数百根纤毛,鼻腔内纤毛向鼻咽部摆动,鼻窦内纤毛向鼻窦开口摆动。在纤毛的表面覆盖了一层黏液毯,主要成分为无机盐、黏多糖、黏蛋白、溶菌酶和水。空气中的灰尘和病原体附着在黏液毯上,随着纤毛运动被排到鼻咽部,此为鼻腔的第一道防线;鼻黏液中的溶菌酶有抑菌和溶菌作用,加上白细胞的噬菌作用,此为鼻腔的第二道防线。因此,鼻腔黏膜纤毛系统具有重要的清洁和防御功能。

10. 急性鼻炎的病因有哪些?

各种上呼吸道病毒都可以引起急性鼻炎,常见的有鼻病毒、腺病毒、冠状病毒、流感病毒和副流感病毒。常见的全身性诱发因素有受凉、疲劳、营养不良、维生素缺乏、各种全身慢性疾病导致的机体免疫力下降;局部诱发因素有鼻腔和邻近部位的慢性病变如慢性鼻-鼻窦炎、腺样体肥大、慢性扁桃体炎等。

11. 什么是"囊性纤维化"?

囊性纤维化是跨膜电导调节剂基因突变引起氯离子通道缺陷的一种常染色体隐性遗传疾病。由于氯离子和钠离子跨细胞膜转运出现异常,使气道分泌物呈低渗性且黏度增大,减少了黏膜纤毛清除能力并增加了感染可能性。患者常常有鼻窦炎、鼻息肉和慢性肺部感染。

12. 什么是"原发性纤毛运动障碍"(纤毛不动综合征)?

原发性纤毛运动障碍(primary ciliary dyskinesia,PCD)是一种纤毛结构缺陷导致活动障碍引起纤毛清除功能降低及其他功能障碍的常染色体隐性遗传疾病。由于黏膜纤毛的清除功能受损,导致自出生起反复发作的慢性鼻窦炎、分泌性中耳炎、气管支气管炎、支气管扩张等上下呼吸道感染,此外还有内脏转位、不孕不育、脑积水、多囊肾、胆道闭锁、脊柱侧弯、体液免疫缺陷、先天性心脏病和色素性视网膜炎等异常。

13. 什么是 Kartagener 综合征?

鼻窦炎和(或)鼻息肉、支气管扩张和内脏转位三联征,称为 Kartagener 综合征,占原发性纤毛运动障碍患者总数的 50%。

14. 原发性纤毛运动障碍的临床症状出现有什么规律?

原发性纤毛运动障碍多在 15 岁前发病,幼儿主要表现为流黏脓涕、顽固性咳嗽、咳痰、肺部感染,急性中耳炎反复发作;儿童表现为慢性或反复性中耳炎;青年以慢性鼻窦炎多见;成人则常表现为复发性支气管炎、支气管扩张、肺不张、鼻息肉等。

15. 原发性纤毛运动障碍和慢性鼻-鼻窦炎有什么联系?

正常情况下,呼吸道内纤毛呈节律性摆动,推动呼吸道分泌物形成的黏液毯以一定速度向一个方向移动,维持呼吸道清洁。鼻腔内纤毛是自前向后向鼻咽部摆动,鼻窦内纤毛向鼻窦开口自然摆动,这种方向一致的整体运动可将鼻腔鼻窦的细菌、病毒、灰尘、污染颗粒等有害物质和鼻腔鼻窦的分泌物运送到咽部吐出或咽下,由于纤毛的黏液运输功能障碍,分泌物和病原体潴留,最终导致慢性鼻-鼻窦炎。

16. 原发性纤毛运动障碍患者为什么会出现右位心脏?

在胚胎时期,胚胎纤毛具有引导正常胚胎向右螺旋形旋转、弯曲从而将心脏等引向左侧的作用,原发性纤毛运动障碍患者由于纤毛结构功能异常,纤毛不能发生引导作用,使内脏的定向旋转变为随机旋转,从而形成内脏转位。

17. 青少年鼻咽纤维血管瘤如何分级?

Ⅰ级:肿瘤局限于鼻咽部、后鼻孔及蝶窦,没有侵犯到骨质。

Ⅱ级:肿瘤向前突入鼻腔、筛窦上颌窦颊及眶内侧或向外扩展入翼上颌窝,有骨浸润。

Ⅲ级:肿瘤侵犯至颞下窝,眶壁及蝶鞍旁等靠近海绵窦的位置。

Ⅳ级:肿瘤侵犯至海绵窦,视交叉和垂体窝。

18. 青少年鼻咽纤维血管瘤的血液供应来源如何?

肿瘤的血供来源于颈外动脉(下颌骨支),当肿瘤侵犯至颅中窝后,会有颈内动脉的血供加入。术前数字减影血管造影(DSA)可了解肿瘤的血供并可进行血管栓塞,不仅可以减少术中出血,还可以减少术后复发的概率。

19. 为什么鼻面部疖肿等感染性疾病处理不当可能引起颅内并发症?

外鼻的静脉经内眦静脉和面前静脉汇入颈内静脉,其中内眦静脉可经眼上、下静脉与海绵窦相通,面部静脉内没有瓣膜,血液可上下流通,所以鼻面部的疖肿等感染如处理不当或用力挤压,可引起海绵窦血栓性静脉炎或其他颅内并发症。

20. 鼻阻力对于维持正常的呼吸功能有什么生理意义?

鼻阻力占全部呼吸道阻力的 $40\%\sim50\%$,鼻阻力的存在有助于吸气时形成胸腔负压,使肺泡扩张以增加气体交换面积,同时也使呼气时气体在肺泡内停留的时间延长以增加气体交换时间,因此鼻阻力的存在对完成肺泡气体交换过程非常重要。

21. 什么叫"鼻肺反射"?

鼻肺反射以鼻黏膜三叉神经为传入支,以三叉神经核和迷走神经核为中枢核,以广泛分布于支气管平滑肌的迷走神经为传出支,形成反射弧。鼻肺反射是鼻部疾病引起支气管病变的原因之一,当鼻黏膜受到机械性、物理性或化学性刺激时,可引起支气管痉挛。

22. 鼻肺反射对于鼻科手术的麻醉管理有什么影响？

鼻肺反射的传出支为迷走神经,迷走神经不仅广泛分布于支气管平滑肌,也分布于心脏和血管,在浅麻醉下当鼻黏膜受到手术机械刺激时有可能发生支气管痉挛,也可能发生心率减慢、血压下降等心血管迷走反应。因此,手术期间要保证一定的麻醉深度,加强监测,有相应的应急预案。

23. 怎样鉴别鼻源性头痛和非鼻源性头痛？

判断头痛是否为鼻源性的,主要根据疼痛的部位、发生的时间、鼻部症状以及必要的鼻科检查。以黏膜表面麻醉剂麻醉中鼻甲后端外方和中鼻甲前端的前方,如果头痛很快减轻甚至消失,即可诊断为鼻源性头痛。

24. 什么是先天性脑膜脑膨出？怎样掌握手术时机？

脑膜和脑组织通过先天性颅骨缺损疝至颅外称为先天性脑膜脑膨出。除膨出部皮肤菲薄有破裂倾向者需要急行手术以外,一般以2～3岁手术为宜。如手术过晚,膨出物随颅底骨质缺损增大而增大,会造成难以纠正的颅面畸形。

25. 对先天性后鼻孔闭锁的患儿如何进行术前评估？

先天性后鼻孔闭锁的患儿常常伴有其他先天性畸形,如眼部缺陷、心脏畸形、生长发育迟缓、生殖器发育不良和耳畸形。双侧后鼻孔闭锁患儿在吸奶时会发生呼吸困难,随后张口啼哭后呼吸困难缓解,如此反复呈现阵发性呼吸困难,会有误吸的可能。因此,麻醉前评估除了需要关注全身情况以外,特别需要注意有无误吸和肺部感染。

26. 为什么鼻骨易骨折,最常见于什么部位？

鼻为面部最高点,容易受到外力所伤。鼻骨骨质薄而宽,且缺乏周围骨质的支撑,比较脆弱,外力作用于鼻根部时容易发生鼻骨骨折,临床上鼻骨骨折多见于下2/3处。

27. 鼻骨骨折有哪些临床表现？

鼻骨骨折导致的外鼻畸形;外鼻及其周围组织肿胀;鼻出血,伤及鼻黏膜、血管时可有鼻出血,量多少不等;鼻塞,鼻黏膜肿胀、鼻中隔偏曲、鼻中隔血肿时可导致;鼻清水样物流出,提示脑脊液漏;视力下降、复视,提示眶壁及视神经受损;头痛、意识丧失，提示颅内损伤可能。

28. 不同病程的鼻骨骨折分别采用哪种复位术式？

鼻骨骨折宜在 2 周之内行骨折复位术，如果超过 2 周，由于骨痂的形成会增加整复的难度。一般 2 周之内的闭合性鼻骨骨折可以使用手法复位；2 周至 1 个月内的闭合性骨折采用鼻内切口辅助复位；1 个月以上的闭合性骨折或开放性骨折采用鼻外切口行歪鼻矫正术。

29. 鼻骨骨折复位术的麻醉前评估有何特殊关注点？

鼻骨骨折多由于鼻部遭受拳击、运动外伤、交通事故、意外撞击等造成，可伴有眼眶、颅底和脑的损伤，因此在麻醉前评估时要注意有无复合外伤，注意生命体征，注意气道评估，按照病情的轻重缓急循序处理。

30. 鼻骨骨折复位术如何实施麻醉？

鼻骨骨折手法复位虽然时间很短，但是疼痛很剧烈，如果不实施麻醉，复位的成功率较低，建议在全身麻醉下复位，可以使用声门上气道。鼻内切口辅助复位和鼻外切口歪鼻矫正术需在全身麻醉下实施，一般采用加强气管导管，且把气管导管固定在下颏正中位。

31. 鼻-眶-筛骨折有哪些临床表现？

筛窦骨折多数伴有鼻骨和眼眶损伤，即为鼻-眶-筛骨折，典型的临床表现有：内眦间距增宽、内眦角圆钝、鼻梁塌陷、鼻尖上翘、复视、视力下降或失明、患侧瞳孔散大、直接对光反射消失但间接对光反射存在。

32. 什么是 Marcus-Gunn 瞳孔？有什么临床意义？

一侧视神经炎或压迫性视神经病变导致瞳孔对光反射的感觉支功能受损，患侧直接对光反射消失；但是瞳孔对光反射的运动支不受影响，因此间接对光反射仍然存在，该现象称为"Marcus-Gunn 瞳孔"，对单侧视神经病变的诊断和鉴别诊断有重要的临床意义，但双侧视神经病变时不能用该项检查。

33. 视神经管骨折导致的视神经损伤有什么临床表现？

视神经管骨折导致的视神经损伤表现为：视力下降或失明，Marcus-Gunn 瞳

孔,视野缺损,眼底检查可出现视盘水肿、苍白,CT 检查可发现视神经管壁有不同
程度的骨折。患者常常合并有颅脑和全身器官的损伤,在挽救生命的抢救措施完
成、生命体征稳定以后要及早判断有无视神经管骨折和视神经损伤。

34. 视神经管骨折导致的视神经损伤如何治疗?

视神经管骨折导致的视神经损伤要作为急诊尽早实施视神经管减压术,至少切
除 1/2 的视神经骨管以充分减压。手术前后给予足量的糖皮质激素减轻视神经水肿。

35. 视神经减压术是否成功的手术关键点有哪些?

视神经减压术成功的三要素包括:视神经管周围的骨壁必须去掉周径的 1/2,
使视神经充分暴露成松解状;减压的纵深应达到骨管的全长;切开视神经鞘膜和前
端的总腱环。

36. 经鼻眶减压术有哪些适应证? 手术目的是什么?

经鼻眶减压术的适应证有: ① 恶性突眼症;② 引起视神经受压的眶内压增高
症,常见于手术或外伤造成的眶内血肿对视神经及其相应血管造成的压迫。手术
的主要目的是使眼球周围组织疝入鼻窦腔内而减轻眶内压力,恢复或保存视力、眼
外肌功能和闭睑功能。

37. 颅面骨骨折患者的麻醉前评估需要注意哪些问题?

颅面骨骨折常常由于交通事故、高处坠落、工伤等外伤引起,常常伴有颅脑、胸
部、腹部等复合伤。有严重合并伤的患者以抢救生命、处理严重合并伤为主。骨折
移位及碎片、出血等都可引起呼吸道梗阻,需及时清理呼吸道,谨慎评估有无困难
气道,必要时行清醒气管插管或气管切开。

38. 脑脊液鼻漏的原因有哪些?

脑脊液鼻漏可分为创伤性和非创伤性两大类。创伤性脑脊液鼻漏的原因主要
为外伤和医源性颅底、乳突、鼻窦手术创伤;非创伤性原因多为颅内肿瘤或脑水肿
所致颅内高压,少数为先天性颅骨缺损导致。

39. 脑脊液鼻漏手术治疗的指征有哪些?

脑脊液鼻漏手术治疗的指征包括:开放性外伤、颅内出血、颅内积气、迟发性

鼻漏、自发性鼻漏及保守治疗无效的脑脊液鼻漏。

40. 经鼻内窥镜手术修补脑脊液鼻漏的优点和局限性是什么？

在鼻内镜下行脑脊液鼻漏修补术可在直视下进行修补，其操作精确，损伤小，可最大限度地保护嗅觉功能，取得良好手术效果；不损伤脑组织，可避免传统开颅手术容易出现的并发症和危险。其局限性在于不能同时处理颅内病变或切除颅内肿瘤；硬脑膜缺损面积较大时经鼻内镜手术修补有一定困难。

41. 脑脊液漏患者的术前评估有哪些重点？

如果为急诊手术，需要评估有无胃内容物反流误吸的风险；如果脑脊液漏由前次手术造成，则需要评估前次手术的范围以及保护性骨性屏障是否受损，如有受损需要在直视下置入通气装置，防止进入颅内；继发脑膜炎时可能发生恶心、呕吐、头痛、脱水、神经病理性损伤以及气颅或低颅压有关的反应迟钝。

42. 脑脊液漏患者的麻醉管理有哪些注意点？

麻醉诱导宜采用快速序贯诱导，避免正压通气，防止气体吹入颅内。简单的脑脊液漏修补术可以采用喉罩全麻，复杂手术采用气管插管。清醒插管可能引起恶心和干呕而加重脑脊液漏，遇到困难气道患者需要权衡风险和受益来选择插管方式。在可能存在气颅的情况下，要避免使用氧化亚氮。苏醒期要避免呛咳、恶心、呕吐、打鼾、躁动等。

43. 急性鼻炎的患者是否可以实施择期全麻手术？

上呼吸道感染后气道对非特异性刺激的反应性增加，持续时间为 2～8 周，对于择期手术应被推迟多长时间仍存在争议。如果患者没有发热、咳痰、喘鸣等症状，两肺听诊没有干、湿啰音，大多数医师仍会继续进行已安排的择期手术。

44. 急性鼻炎可有哪些并发症？这些并发症对全身麻醉有哪些影响？

急性鼻炎可因感染向邻近器官扩散而产生多种并发症如急性鼻窦炎、中耳炎、咽炎、喉炎、气管及支气管炎、肺炎等。这些并发症会导致气道分泌物增多和气道敏感性增强，增加气道并发症的发生率。

45. 常用于急性和慢性鼻炎滴鼻的血管收缩剂有哪些？

常用于滴鼻的血管收缩剂有 2 类：交感胺类（麻黄碱、伪麻黄碱、去氧肾上腺素）和咪唑啉类（萘甲唑啉、羟甲唑啉、赛洛唑啉）。

46. 全身用药可引起鼻塞的药物有哪些？

全身用药可引起鼻塞的药物有：抗高血压药物，如 α 受体阻滞剂；抗交感神经药物；抗乙酰胆碱酯酶药物，如新斯的明；避孕药物或使用雌激素替代治疗。

47. 为什么不能长期使用鼻腔血管收缩剂？

长期使用鼻腔血管收缩剂可使小动脉长期收缩而导致缺氧，引起反应性血管扩张、腺体分泌增加、鼻黏膜上皮纤毛功能障碍；黏膜下毛细血管通透性增加、血浆渗出水肿、淋巴细胞浸润，造成"药物性鼻炎"。因此如必须使用鼻腔血管收缩剂，也不应超过 7 天。

48. 慢性鼻-鼻窦炎的总体治疗原则是什么？

总体治疗原则是：轻度不伴息肉的鼻窦炎先行局部糖皮质激素＋鼻腔冲洗治疗 3 个月，如治疗失败则加用大环内酯类抗生素治疗 3 个月，如治疗再失败则行手术治疗；中重度患者直接用局部糖皮质激素＋鼻腔冲洗＋大环内酯类抗生素治疗 3 个月，治疗失败行手术治疗；对伴发鼻息肉、明显解剖异常影响鼻窦引流的情况直接采用手术治疗。

49. 什么是阿司匹林三联征？

阿司匹林三联征是一种呼吸道高反应性疾病，临床表现包括慢性鼻窦炎伴鼻息肉、严重的支气管哮喘和对阿司匹林或其他非甾体抗炎药不耐受。

50. 何谓 NSAIDs 加重的呼吸道疾病（NSAIDs exacerbated respiratory disease，N-ERD）？

N-RED 是指哮喘患者中的一个亚群，这些患者在使用阿司匹林或其他非甾体抗炎药后 2 小时内会发生急性呼吸困难，通常还伴有鼻部症状如鼻腔分泌物增多、鼻塞等。目前这一术语已被建议用来代替既往的"阿司匹林加重的呼吸道疾病"、阿司匹林三联征、阿司匹林敏感性哮喘、阿司匹林诱导的哮喘和 Samter's 综合征等术语。

51. 哮喘与慢性鼻窦炎、鼻息肉有什么联系？

鼻窦炎被证实是哮喘最常见的并发症,哮喘患者行内镜鼻窦手术可改善多种临床哮喘参数,而 N-ERD 与难控制的慢性鼻窦炎显著相关,也是手术失败的危险因素之一。除了哮喘以外,COPD 和支气管扩张也与慢性鼻窦炎相关。

52. 阿司匹林三联征的患者行全麻鼻内镜手术时选择喉罩还是气管插管？

相对于气管导管来说,喉罩因不进入气管而对气道的刺激较小,因而更适合于"阿司匹林三联征"这类气道敏感性高的患者,但需要保证喉罩位置良好以避免血液和分泌物进入气道而诱发支气管痉挛。如果术中发生了支气管痉挛,喉罩无法维持通气时需要更换为气管插管。

53. 阿司匹林三联征的患者行全麻鼻内镜手术时麻醉管理的要点有哪些？

阿司匹林三联征患者实施全麻前可预防性使用支气管扩张剂,诱导时要保证足够的麻醉深度,避免在浅麻醉下进行气道操作诱发支气管痉挛,术中和苏醒期要保证喉罩位置良好,避免血液和分泌物进入气道。尽可能简单用药,禁用 NSAIDs 类药物,不用促进组胺释放的药物。

54. 术中哮喘发作如何处理？

术中哮喘发作时立即以吸入麻醉药加深麻醉、扩张支气管,氯胺酮也可以在加深麻醉的同时扩张支气管;提高氧浓度改善氧合;如果喉罩无法保证通气立即改为气管插管,避免气管导管过深刺激隆突;吸入 β_2 受体激动剂,静脉应用糖皮质激素、小剂量肾上腺素都是可以缓解哮喘发作的处理措施。

55. 支气管扩张患者的麻醉前评估有哪些要点？

支气管扩张患者麻醉前评估要根据患者的症状、体征和影像学检查结果来判断患者是否处于感染期。如果判断处于感染期,应推迟择期手术,先行抗炎、平喘、祛痰等治疗。除了常规术前检查以外,还应进行肺功能检查和血气分析以了解肺功能状况以及有无低氧血症、二氧化碳潴留以及酸碱平衡紊乱。若症状和体征提示有肺心病可能时,还应行心脏超声检查。

56. 支气管扩张的患者实施全麻鼻内镜手术时选择喉罩还是气管插管？

若患者肺部感染控制较好、痰量不多、肺顺应性较好,能在较低的通气压力下达到所需的潮气量,则可以选择双管喉罩通气;若肺顺应性较差,所需通气压力较高,使用喉罩容易发生漏气,宜选择气管插管;若痰量较多,也建议行气管插管以便于吸痰。

57. 慢性鼻窦炎伴息肉手术治疗的目的是什么?

慢性鼻窦炎伴息肉手术治疗的目的是纠正鼻窦的解剖学异常,清除不可逆病变,解除机械阻塞,改善鼻窦的通气和引流,尽可能保留鼻窦黏膜,为药物治疗及黏膜形态和功能的改善创造条件。

58. 慢性鼻窦炎伴息肉患者为何要采用局部和全身糖皮质激素治疗?

免疫因素是慢性鼻窦炎的发病机制之一,因此糖皮质激素(包括局部和全身使用)对于慢性鼻窦炎伴鼻息肉属于一线药物,具有抗炎、抗水肿作用。鼻内糖皮质激素的疗程不少于 12 周。对于严重、复发性鼻息肉,尤其是以嗜酸性粒细胞浸润为主、伴有哮喘的患者可以短期全身使用糖皮质激素(7~21 天),可降低炎症反应,并能缩小鼻息肉的体积。

59. 采用糖皮质激素治疗的患者在术中是否需要类固醇替代治疗?

术前仍在持续服用糖皮质激素治疗的患者,原则上不停药,改为等效剂量的静脉制剂在术中应用。在术前 6 个月中有超过 2 周全身应用糖皮质激素的患者,被认为存在肾上腺皮质功能受抑,应进行激素替代治疗,推荐围术期每天给予 300 mg 氢化可的松。

60. 鼻息肉与变态反应有什么联系?

变态反应是鼻息肉的发病机制之一,大多数鼻息肉有嗜酸性粒细胞浸润;鼻息肉与哮喘密切相关,变应性鼻炎、哮喘患者的鼻息肉发病率高于普通人群;鼻息肉的临床表现与过敏的症状和体征相似,鼻息肉患者的皮肤点刺试验阳性率也高于普通人群。

61. 急性侵袭性真菌性鼻-鼻窦炎有什么临床表现?

急性侵袭性真菌性鼻-鼻窦炎的感染向周围组织和结构侵犯十分迅速,可迅速累及眼眶、颅内、面部、口腔和肝、脾、肺等器官。可有剧烈头痛、发热无力、眶周及面颊部肿胀、突眼、视力减退或眶尖综合征的表现,严重者呕吐、昏迷,如得不到及时有效的治疗或患者免疫功能得不到及时纠正,常很快导致死亡。

62. 何谓"鼻高反应性"和"鼻黏膜高反应性鼻病"?

鼻腔是呼吸道的第一道屏障,对外界的各种刺激会产生包括血管舒缩、腺体分泌、喷嚏反射和鼻黏膜免疫细胞激活等生理反应。鼻高反应性是指鼻黏膜对某些刺激因子过度敏感而产生超出生理范围的过强反应;由此产生的临床状态称为"鼻黏膜高反应性鼻病"。

63. 变态反应性鼻炎与哮喘有什么联系?

变态反应性鼻炎是指易感个体接触变应原以后主要由 IgE 介导的以发作性喷嚏、流涕和鼻塞为主要症状的鼻黏膜慢性炎症。其与支气管哮喘在流行病学、发病机制、病理改变等方面有诸多相似性。目前认为变应性鼻炎和哮喘是"同一气道、同一类疾病",或可称为"完整气道疾病"。

64. 变态反应性鼻炎有哪些特征性的临床表现?

变态反应性鼻炎以鼻痒、阵发性喷嚏、大量水样鼻溢和鼻塞为临床特征。多数患者伴有眼部和咽部发痒,部分患者伴有嗅觉减退或下呼吸道症状如胸闷、咳嗽、哮喘发作。

65. 鼻中隔偏曲有哪些临床表现?

鼻中隔偏曲的临床表现有单侧或双侧鼻塞、鼻出血,同侧反射性头痛;如诱发鼻窦炎则出现相应症状;少数患者嗅觉减退或影响耳咽管通气而出现耳鸣。

66. 常见的鼻出血部位有哪些?

青少年和儿童的鼻出血大多发生在鼻中隔前下部的易出血区(Little 区);中老年人的鼻出血多数与高血压和动脉硬化有关,出血部位多见于鼻腔后部;位于下鼻甲后端附近的吴氏鼻咽静脉丛及鼻中隔后部的动脉出血为鼻后部出血的常见部位。

67. 鼻出血的常见原因有哪些?

有局部原因和全身原因两大类。局部原因有外伤、炎症、鼻中隔疾病、肿瘤、鼻腔异物等;全身原因有心血管疾病、血液疾病、急性发热性传染病、严重营养障碍和维生素缺乏、化学品和药物中毒、内分泌失调以及遗传性出血性毛细血管扩张症。

68. 鼻出血患者行急诊止血术时,麻醉前评估有哪些重要的关注点?

鼻出血患者行急诊止血术时需要了解鼻出血的原因,评估是否有高血压、动脉硬化、血液病等全身疾病;需要了解出血量,评估是否存在低血容量;要考虑血液吞入胃内可能发生反流误吸,需作为饱胃患者处理。此外,鼻出血患者如果已行鼻腔填塞,可能存在面罩通气困难。鼻咽癌出血的患者还要考虑放疗导致的张口受限、颈部活动受限等因素,需作为困难气道患者处理。

69. 鼻出血患者行急诊止血术时,如何实施?

充分预给氧,诱导剂量的麻醉药物注入后,用 Sellick 手法压迫环状软骨以关闭食管,快速给予 1~1.5 mg/kg 琥珀酰胆碱,在不使用正压通气情况下行气管插管,全程按压环状软骨直到气管插管和套囊充气完成。"快速序贯诱导"的目的是快速达到最佳气管插管条件,缩短意识消失到插入气管导管的时间,最大程度防止反流误吸。

70. 鼻出血的术中麻醉管理要点有哪些?

简单的鼻出血没有血液咽下时可以采用喉罩全麻,有血液咽下时采用快速序贯诱导插管。患者可能因高血压、紧张等原因表现为血压偏高,但实际血容量往往不足,麻醉诱导后常常表现为低血压,因此要开放两路静脉通路,准备麻黄碱等血管活性药物,补充血容量,必要时补充血制品。除常规监测以外,必要时行有创连续动脉压监测。止血完成后适当升高血压以确认止血完善。建议清醒拔管,保证拔管平稳。

71. 常用的鼻腔止血法有哪些?

常用的鼻腔止血法有:指压法;烧灼法;填塞法(包括前鼻孔填塞和后鼻孔填塞);鼻内镜下止血;血管结扎法;血管栓塞法。

72. 常用的鼻腔填塞材料有哪些?

鼻腔填塞材料包括可吸收和不可吸收 2 大类:可吸收材料有吸收性明胶海绵、纤维蛋白棉、可吸收高分子止血棉等;不可吸收材料有纱条、高分子膨胀止血棉、藻酸钙止血棉、止血气囊或水囊。

73. 鼻内镜手术技术在鼻出血的检查、诊断和治疗中有什么作用和优势？

借助鼻内镜可准确地探明鼻出血的部位和局部情况，同时在直视下通过微填塞、激光、微波、高频电凝等手段完成止血治疗。

74. 小儿鼻腔异物的麻醉如何实施？

如异物位置比较浅、存留时间不长、比较容易取出时，经面罩吸入七氟烷，保留自主呼吸，等麻醉达到一定深度以后由外科医师取出异物。如异物位置比较深、存留时间长、取出有困难、估计手术操作中有出血或异物进入气管等风险时，全麻诱导后置入合适的可弯曲喉罩或插入气管导管是合适的麻醉方式。

75. 青少年鼻咽纤维血管瘤疾病有何特点？

多发于 10～25 岁的青少年男性，女性少见，其病因不明。虽然为良性肿瘤，但其生长扩展力强，呈恶性临床表现，常直接侵入周围组织及器官（如鼻腔、鼻窦、翼腭窝、颞下窝和眼眶），甚至压迫破坏颅底骨质侵入颅内，引起危及生命的大出血。

76. 青少年鼻咽纤维血管瘤有哪些临床表现？

临床表现为鼻塞、通气困难；压迫咽鼓管咽口可致耳闷塞、耳鸣、听力障碍甚至中耳炎；侵入眼眶、鼻窦可使眼球移位、复视、失明及颅面部畸形；破坏颅底骨质进入颅腔可压迫脑神经，导致头痛等症状。

77. 如何减少鼻咽部术中出血和保持内镜视野清晰？

有效措施包括：将头部抬高 15°以降低静脉压；维持平均动脉压在 55 mmHg 左右或收缩压不高于术前的舒张压水平；吸入麻醉为主，复合小剂量瑞芬太尼持续输注，将心率维持在 60 次/分左右；如果有足够经验应尽可能使用可弯曲喉罩替代气管插管以减少应激。

78. 鼻咽纤维血管瘤有哪些病理和解剖特点？

鼻咽纤维血管瘤的主要成分是比例不定的纤维组织和分支广泛的血管网，血管壁仅为内皮细胞构成，无肌肉等可收缩组织。鼻咽纤维血管瘤可经自然的孔和裂隙向周围扩展，可进入鼻腔、鼻窦、眼眶、翼腭窝、颞下窝、颅前窝和颅中窝。因此，鼻咽纤维血管瘤位置深、周围解剖关系复杂、内含大量收缩不良的血管、肿瘤无包膜与周边关系不清，手术难度很大，出血量大。

79. DSA 在鼻咽纤维血管瘤的诊治中有何作用？

鼻咽纤维血管瘤有自己的主供动脉，可来源于颈外动脉系统、颈内动脉系统和椎动脉系统，以颈外动脉的分支上颌动脉最为常见。DSA 可指导选择性动脉栓塞，一般在术前 2～3 天进行，可有效减少术中出血，是顺利完成手术的重要保证。

80. 鼻咽纤维血管瘤有哪些治疗方法？

鼻咽纤维血管瘤的病因不明，尚无病因治疗方法，目前的治疗方法有手术、放疗、激素和激素拮抗剂、硬化剂、冷冻等，以手术治疗为主。

81. 鼻咽纤维血管瘤的手术进路有哪几种？

目前手术有以下一些进路：① 经鼻腔和口腔进路，在鼻内镜辅助下可取代一部分经硬腭和经鼻侧切进路的手术；② 经硬腭进路为目前应用最广泛者；③ 经鼻侧切进路对复发和范围较大者仍适用；④ 经颈侧、经舌骨上等进路因损伤大和视野小很少应用。

82. 鼻咽纤维血管瘤的麻醉管理重点有哪些？

术前需了解患者既往手术史以及目前的血红蛋白含量，尽量纠正贫血，评估患者可耐受的最大出血量。应至少维持两路大的静脉通路，连续监测有创动脉压、体温、中心静脉压和尿量。术中实施血液稀释、控制性低血压技术可以大大降低输入异体血的机会。谨慎拔管，建议在完全清醒、肌张力和咽喉部反射恢复的情况下拔管。

83. 鼻内镜手术治疗鼻咽纤维血管瘤的术中失血量与哪些因素有关？

鼻内镜手术治疗鼻咽纤维血管瘤的术中失血量与术前是否行动脉栓塞治疗、术中是否实施控制性降压、术者的经验和技术以及器械水平相关，大致与传统手术如经硬腭手术和鼻侧切开手术相当。

84. 鼻腔鼻窦结外 Rosai-Dorfman 病的麻醉前评估需要注意哪些问题？

Rosai-Dorfman 病又称"窦性组织细胞增生伴巨大淋巴结病"，常表现为双侧颈部及其他多处淋巴结肿大，40％以上的病例可见结节外病变，常见受累部位有鼻腔、皮肤、气道、骨、眼眶和中枢神经系统等。部分患者可因鼻部结外病变而行手术治疗，对这类患者要评估气道是否受累、颈部淋巴结和纵隔淋巴结是否压迫气道。

85. 鼻腔鼻窦内翻性乳头状瘤与一般鼻腔鼻窦良性肿瘤相比有何特殊性？

内翻性乳头状瘤虽然是一种良性肿瘤，但是手术后容易复发，一部分患者会发生恶性变，在局部呈侵袭性生长容易产生组织破坏，所以有人认为内翻性乳头状瘤是介于良恶性之间的一种边缘性肿瘤。

86. 鼻腔鼻窦内翻性乳头状瘤有哪些手术进路？

传统手术进路有鼻侧切开术、Caldwell-Luc 手术和鼻内进路肿瘤切除术，其中鼻侧切开术复发率最低。应用鼻内镜手术技术治疗内翻性乳头状瘤也取得不错的疗效，但并不能完全取代传统鼻侧切开术。

87. 鼻窦恶性肿瘤好发的部位有哪些？

鼻窦恶性肿瘤中以上颌窦恶性肿瘤最为多见，占 70% 左右；筛窦肿瘤次之，约占 20%；原发于蝶窦和额窦的肿瘤较少。

88. 鼻腔鼻窦恶性肿瘤常见的病理类型有哪些？

上皮源性恶性肿瘤以鳞状细胞癌最多见，约占 80%。此外，还有淋巴上皮癌、移行细胞癌、基底细胞癌、黏液表皮样癌、腺样囊性癌和鼻腔恶性黑素瘤。非上皮源性恶性肿瘤有：起源于神经组织（嗅母细胞瘤、神经鞘膜瘤、脑膜瘤）；起源于软组织（横纹肌肉瘤、恶性纤维组织细胞瘤、血管外皮细胞瘤）；起源于骨、软骨组织（骨肉瘤、软骨肉瘤）；起源于造血系统（淋巴瘤、组织细胞增生症）。

89. 鼻腔鼻窦恶性肿瘤综合治疗原则是什么？

目前多主张早期采用以手术为主的综合疗法，包括术前放疗、手术彻底切除癌肿原发病灶，必要时行单侧或双侧颈淋巴结清扫术，术后放疗、化疗等。首次治疗是治疗成败的关键。

90. 鼻腔鼻窦恶性肿瘤手术治疗的术式有哪些？

鼻侧切开术，适合于切除鼻腔恶性肿瘤；上颌骨全切除术，适用于上颌窦、筛窦恶性肿瘤；扩大上颌骨全切除术，适用于比较广泛的上颌骨恶性肿瘤、已侵犯翼腭窝或颞下窝者。

91. 鼻腔鼻窦恶性肿瘤的手术麻醉管理有哪些要点？

鼻腔鼻窦恶性肿瘤患者常有放疗史、张口受限等困难气道的危险因素，应作为困难气道处理；手术出血较多，应建立能够快速输血输液的静脉通路，实施有创动脉压监测，关注循环、体温、内环境的管理；手术时间长，建议进行麻醉深度监测，注意皮肤保护；手术创伤较大，术中和术后要有完善的镇痛；苏醒期要考虑术前是否有困难气道以及手术是否因填塞敷料、组织水肿等原因而导致或增加气道处理的困难。

92. 哪些病因可能与鼻咽癌的发生有关？

目前认为鼻咽癌的发病与遗传、病毒和环境因素等相关。鼻咽癌患者具有种族和家族聚集现象。鼻咽癌患者体内不仅存在高滴度抗 EB 病毒抗体，而且抗体水平随病情变化而波动。此外，鼻咽癌高发区的大米和水中的微量元素镍含量较低发病区高，且患者头发中镍含量亦高，镍可能与鼻咽癌的发生相关。

93. 鼻咽癌的临床表现有哪些？

鼻咽癌的早期症状不典型。① 鼻部症状：涕中带血或擤鼻涕中带血；阻塞后鼻孔，引起鼻塞；② 耳部症状：压迫或阻塞咽鼓管咽口，引起该侧耳鸣、耳闭塞感及听力下降，鼓室积液，临床上易误诊为分泌性中耳炎；③ 颈部淋巴结肿大：淋巴结肿大常出现在颈深部上群淋巴结；④ 脑神经症状：破坏颅底骨质或通过破裂孔和颈内动脉管累犯岩骨尖引起颅神经损害症状；⑤ 远处转移表现：晚期鼻咽癌可出现远处转移至骨、肺、肝。

94. 鼻咽癌的治疗方法有哪些？

鼻咽癌大部分为低分化鳞癌（约占 98%），首选放射治疗。在放射治疗期间可配合化疗、中医中药及免疫治疗，以防止远处转移，提高放疗的敏感性，并减轻放疗并发症。对于放疗 3 个月仍有残灶或局部复发者可以行手术切除。

95. 鼻咽癌淋巴转移途径有哪几条？

鼻咽黏膜淋巴组织丰富，主要淋巴管集中于侧壁的前方或后方，引流入颈寰椎侧旁的咽后壁下纤维组织内的外侧咽后淋巴结，再绕颈动脉鞘的后方进入颈深上淋巴结。鼻咽淋巴管也有直接汇入至深淋巴或副神经淋巴结链的，极少转移至颈浅淋巴结。

96. 鼻咽癌颈内动脉分级处理"5S"评分量表的"5S"代表什么？

为了改善鼻咽癌患者的生活质量，提高患者的生存率，根据颈内动脉分级处理"5S"策略进行手术，在保证患者生命安全的同时，获得最大的全切率。5S 分别代表肿瘤包绕颈内动脉的范围（surround）、肿瘤位置（tumor site）、累及分段（segment）、肿瘤血供（blood supply）、术前是否放疗（supplementary data）5 个指标进行评分，制定颈内动脉分级处理策略。

97. 鼻咽癌颈内动脉评分有什么临床意义？

评分越高术中发生颈内动脉破裂的风险越高，该评分对于选择手术方案、决定术前是否进行颈内动脉闭塞试验（BOT 试验）、是否进行颈内动脉栓塞或搭桥有重要的参考意义。

98. 术前栓塞治疗的目的是什么？

对富含血管的肿瘤（如鼻咽纤维血管瘤），术前栓塞其供血动脉可有效减少术中出血，栓塞后应尽快手术。恶性肿瘤累及颈内动脉需切除时，术前要根据 BOT 试验结果行颈内动脉栓塞术或先行颅内外动脉搭桥术。颈内动脉栓塞后要等待至少 1 周以上再行手术。

99. 什么是球囊闭塞试验（BOT）？

球囊闭塞试验（ballon occlusion test，BOT），是一种经皮（股）动脉穿刺，使用不可脱球囊导管闭塞一侧颈内动脉或椎动脉等靶血管，以评估该动脉阻断后患者脑组织耐受、脑血管代偿及其供血情况的技术；由于其定位明确、操作简便、测量直观、结果较为可靠等优点，被广泛用于临床评价颅内侧支循环情况。目前仍认为，BOT 试验是术前预测脑对颈动脉或椎动脉阻断耐受性的重要方法。

100. BOT 试验的适应证和禁忌证有哪些？

BOT 主要的适应证：无法手术夹闭或介入治疗的难治性动脉瘤或假性动脉瘤；颅底手术或介入治疗中可能引起颈内动脉或基底动脉破裂，需阻断动脉主干；头颈部肿瘤累及或包绕主要脑动脉；颈内动脉海绵窦瘘治疗中可能影响颈内动脉；外伤、感染或肿瘤引起的动脉出血。如有严重的动脉粥样硬化改变，应放弃 BOT 检查。

101. BOT 试验如何实施?

将球囊置于需阻断血管的合适位置,充盈球囊,并通过造影确认阻断完全。如患者能耐受,阻断时间持续 15～30 分钟,期间观察言语、肢体运动、感觉和意识水平,做神经系统的评定和监测;如患者在观察期间出现脑缺血表现,立即排空球囊,恢复供血,终止 BOT。

102. BOT 试验的交叉充盈试验如何实施?

阻断一侧颈内动脉以后,行对侧颈内动脉正位和椎动脉侧位造影,观察受阻断区毛细血管充盈情况和延时情况。

103. BOT 试验的降压试验如何实施?

BOT 试验 20～30 分钟以后,临床耐受但侧支循环代偿不良或虽代偿良好却处于临界状态的患者可继续行降压试验。静脉滴注降压药将收缩压降低 20％～30％,平均动脉压降低 10％以上,观察 20 分钟,作神经系统功能的评定和监测。

104. 球囊闭塞试验的并发症有哪些?

BOT 的并发症有动脉夹层形成、假性动脉瘤、血栓形成、血管痉挛、穿刺部位血肿等,其中部分没有症状,部分会引起一过性或永久性的神经功能障碍。

105. 对已行颈内动脉栓塞术的患者,术中如何进行循环管理?

对已行颈内动脉栓塞术的患者,术中要尽可能维持血压在正常水平,收缩压降低不应超过 20％,平均动脉压降低不应超过 10％。

106. 鼻咽癌患者的气道管理有哪些特殊性?

鼻咽癌患者常常因放疗导致张口受限和咽喉部组织僵硬、水肿,可能存在面罩通气困难和(或)插管困难,宜行清醒纤支镜插管。部分患者术前有颅神经受累的症状时,诱导时还需考虑误吸风险。鼻咽癌出血的患者除了困难气道以外,还有反流误吸的风险,出血也限制了纤支镜等可视工具的使用,可以尝试清醒盲探光棒插管,必要时行清醒气管切开。鼻咽癌患者拔管风险也很高,可能发生拔管后气道梗阻,要按照困难拔管流程谨慎处理。

107. 放疗后张口受限的患者如何安全地建立气道？

有放疗史的患者面颈部肌肉和颞颌关节可因放射性炎症而致关节僵硬固定、张口受限，首选清醒纤支镜插管，管芯类工具（包括可视管芯和盲探管芯）也可以应用。如果患者因听力障碍、认知功能障碍等原因无法配合清醒插管时，可以用七氟醚吸入诱导，在保留自主呼吸的情况下用上述工具插管。气管切开是上述方法都无实施条件或失败后可选择的方案。

108. 鼻部肿瘤手术切除的原则是什么？

手术按照先无菌、后有菌的次序进行，如侵犯颅内的鼻、鼻窦肿瘤宜先颅内、后颅外进行手术。邻近器官、组织受累者，连同受累部位一并切除，然后行修复性手术。

109. 鼻部肿瘤手术术式选择的原则有哪些？

手术进路和术式的选择主要依据病变性质、病变侵犯部位及范围而定：保证术者在直视下在尽可能保护邻近器官功能的情况下完整切除肿瘤；尽量使损伤减少至最低限度；能有效控制术中可能发生的动脉、静脉大出血；有利于对组织损伤的修复和整形。

110. 鼻侧切开术有哪些适应证、优点和缺点？

鼻侧切开术是切除鼻腔、上颌窦和筛窦肿瘤的常用进路，也可扩大处理后组筛窦、额窦及蝶窦的病变。该术式的优点是视野宽大，有利于该区域肿瘤的根治性切除，缺点是面部遗留瘢痕。

111. 面中部掀翻术适用于哪些鼻部肿瘤？

面中部掀翻术能很好地暴露鼻腔、鼻中隔、上颌窦、筛窦、蝶窦等解剖部位，切除该区肿瘤后，面部不遗留瘢痕。

112. 颅-面联合进路肿瘤切除术适用于哪些鼻肿瘤？

该术式适用于切除破坏前颅底骨质、侵犯硬脑膜或侵犯脑组织的肿瘤，可一次切除颅内和颅外的肿瘤。

113. 鼻部肿瘤主要的术后并发症有哪些？

主要并发症有术后出血，术腔或颅内、眶内感染，脑脊液鼻漏，颅骨缺损区继发

第二章

脑膨出，嗅觉障碍。

114. 鼻内镜在鼻科疾病的诊断和治疗中有哪些作用？

鼻内镜以其多角度、视野广的特点可完成对鼻腔内各个部分及鼻咽部的检查；此外，还可以通过鼻内镜取活体组织病理检查、发现鼻出血部位行电凝固或激光止血等治疗。

115. 鼻内镜手术有哪些适应证？

鼻内镜手术可用于治疗慢性鼻窦炎、鼻息肉、鼻出血、肥厚性鼻炎、鼻中隔偏曲、鼻窦囊肿、先天性后鼻孔闭锁、鼻腔鼻窦异物、良性肿瘤切除和某些范围比较局限的恶性肿瘤切除等。这一技术还逐渐延伸到眶尖、眶内和颅底某些疾病的手术治疗。

116. 鼻内镜手术有哪些优势？

鼻内镜手术因为有多角度镜子、良好的光学照明和电视监视系统，可获得清晰的全方位术野；手术创伤小、时间短、操作精确，患者痛苦小，术后恢复快；对某些颅底和眶区疾病，可免除开颅或颜面部切口。

117. 何谓功能性内镜鼻窦外科？

功能性内镜鼻窦外科（functional endoscopic sinus surgery，FESS）是指通过内镜精确定位病变和去除病变，最大限度地保留鼻窦黏膜，改善鼻窦的通气引流和黏液纤毛清除功能，提高患者抵御感染的能力，缓解和消除黏膜的炎性反应，达到恢复病变鼻窦正常功能的目的。

118. 鼻内镜手术有哪些并发症？

鼻内镜手术并发症有：鼻内并发症，如鼻出血、鼻腔粘连、鼻中隔穿孔；眶内和眶周并发症，如眶内血肿、眶内感染、眶内炎性假瘤、眶周瘀血、眶周气肿、内直肌损伤、鼻泪管损伤、失明等；颅内并发症，如脑脊液鼻漏、脑脓肿、脑膜炎、颅内出血、颈内动脉或海绵窦损伤大出血。

119. 鼻源性眶内和眶周并发症主要有哪些？

鼻源性眶内和眶周并发症有：眶周蜂窝织炎、眶内蜂窝织炎、眶壁骨膜下脓肿、眶内脓肿、球后视神经炎。若炎症沿眶内静脉向后扩散可引起海绵窦血栓性静脉炎和脑膜炎。

120. 鼻内镜手术后视力障碍可由哪些原因造成？

造成鼻内镜手术后视力障碍的原因有：① 视神经直接损伤，常伴有内直肌损伤而出现球结膜水肿或球结膜下血肿，视力障碍为不可逆；② 视神经间接损伤，为视神经管开放、视神经裸露后受到手术刺激或局部压迫所致，预后不良；③ 中央眼动脉痉挛，除了眼部疼痛和视力障碍以外没有其他眼部症状，多为一过性。

121. 鼻源性颅内并发症主要有哪些？

鼻源性颅内并发症主要有颅内出血、颅内积气、脑脓肿、脑膜炎、硬膜下脓肿、硬膜外脓肿、海绵窦血栓性静脉炎、脑脊液鼻漏、脑膜膨出和脑实质损伤等。

122. 影响鼻窦炎鼻息肉内镜手术治愈率的因素有哪些？

与鼻窦炎鼻息肉内镜手术治愈率相关的因素有：病变程度与范围；手术技术；是否进行规范的随访和综合治疗；哮喘、免疫缺陷等全身因素；解剖畸形、腺样体肥大等局部因素。

123. 对鼻科手术患者，如何进行麻醉前评估和准备？

鼻科患者的治疗用药中可能包含有收缩鼻黏膜血管的药物如去氧肾上腺素、肾上腺素等，术前评估时需注意其对患者潜在心血管疾病的影响。需要关注患者全身情况，特别关注有无哮喘，是否对 NSAIDs 类药物过敏。鼻科患者可能因各种原因存在面罩通气困难和（或）插管困难，要重视气道评估。鼻科手术结束后常常需要填塞鼻腔，术前应对患者（尤其是小儿）进行宣教，告知术后需要用口呼吸，必要时进行呼吸训练。

124. 鼻科手术麻醉方式的选择需要考虑哪些因素？

鼻科手术麻醉方式的选择需要考虑手术范围、手术创伤大小、手术时间、预计出血量以及患者的个人意愿和耐受程度。

125. 实施鼻腔表面麻醉时加入肾上腺素的作用是什么？

通常在局麻药中按照 1∶100 000 比例加入肾上腺素，可以收缩鼻黏膜血管，减少出血,减慢局麻药吸收,延长局麻药作用时效,预防局麻药中毒反应。

126. 鼻科手术常用的神经阻滞方法有哪些?

鼻科手术常用的神经阻滞方法有半月神经节阻滞、蝶腭神经节阻滞、眶下神经阻滞、额神经及眶上神经阻滞。熟悉其解剖位置和体表标志,正确选定穿刺部位和方向有利于提高阻滞成功率。

127. 发生局麻药全身毒性反应的原因有哪些?

引起局麻药全身毒性反应的原因有:局麻药误入血管;用药过量;体弱,一般情况差;肝肾功能障碍。

128. 局麻药的全身毒性反应有什么临床表现?

局麻药的全身毒性主要有心脏毒性和脑毒性,心脏毒性表现为房室传导阻滞、心律失常、心肌抑制和心搏骤停;脑毒性表现为烦躁、昏睡、抽搐和广泛性中枢神经系统抑制。低氧和酸中毒可加重上述毒性反应。

129. 如何预防和处理局麻药的毒性反应?

局麻药毒性反应的预防措施有:使用安全剂量的局麻药;防止局麻药误注入血管内;在局麻药中加入肾上腺素;警惕毒性反应的先驱症状;超声引导阻滞可以降低全身毒性反应的发生率。一旦发生毒性反应,立即进行呼吸循环支持,惊厥时保护患者避免意外伤害,必要时应用镇静药物,静脉注射脂肪乳剂有助于局麻药中毒后的复苏。

130. 鼻科手术中常用哪些鼻腔黏膜收敛剂?

鼻科手术中常用的鼻腔黏膜收敛剂有可卡因、去氧肾上腺素或盐酸羟甲唑啉。

131. 可卡因对心血管系统有哪些影响?

小剂量可卡因可兴奋迷走神经,减慢心率;而增加血药浓度时由于其阻滞了交感神经末梢去甲肾上腺素的再摄取,可引起心动过速、高血压、室速、心肌抑制,可导致心肌梗死、室颤和猝死。

132. 使用可卡因作为鼻黏膜收敛剂有什么优点和缺点？

　　可卡因既是一种局部麻醉剂，又是具有拟交感作用的血管收缩剂，用于鼻科手术既可提供局部麻醉又能使血管收缩。但是可卡因可提高器官对去甲肾上腺素的敏感性，并阻止外周神经末梢对已释放的去甲肾上腺素的再摄取，可能造成高血压、心动过速等心血管系统的不良反应。

133. 为何使用单胺氧化酶抑制剂的患者不能使用可卡因？

　　儿茶酚胺类神经递质依靠单胺氧化酶分解代谢，而单胺氧化酶抑制剂则减少了儿茶酚胺的代谢灭活；可卡因可以阻滞交感神经末梢对去甲肾上腺素的再摄取，两者通过不同途径都可增加去甲肾上腺素的浓度，因此两者合用时可发生高血压危象、心肌梗死等致死性并发症。

134. 使用去氧肾上腺素作为鼻黏膜收敛剂有哪些注意事项？

　　局部使用去氧肾上腺素时初次剂量不应超过 0.5 mg，小儿不超过 20 μg/kg。需要密切监测血压和脉搏。如出现严重的高血压，应立刻使用直接的血管扩张剂或 α 受体拮抗剂，避免使用 β 受体阻滞剂和钙离子通道阻滞剂，因为它们可减少心排血量。

135. 在鼻科手术中采用镇静状态下局部麻醉有什么优点和缺点？

　　优点是避免了呼吸道操作和气道正压通气，从而避免了与气管插管和拔管相关的气道损伤、咳嗽、呛咳、出血等并发症；减少了静脉用药并避免使用吸入麻醉药，从而减少了与此相关的恶心、呕吐等并发症。其缺点是可能因局麻不完善而镇痛不足，术中可能发生体动，过度镇静可能导致通气不足和呼吸抑制，术中出血量大时可能发生误吸。

136. 哪些鼻科手术可在监护麻醉(monitored anesthesia care, MAC)下完成？

　　早年大多数鼻科手术都在局麻下完成，随着麻醉和外科的发展，目前大多数鼻科手术都在全身麻醉下完成，仅少数简单短小且没有误吸风险的鼻出血、鼻腔异物、鼻前庭囊肿等可以在局部麻醉下完成，同时给予少量镇静和(或)镇痛药物，称为"监护麻醉"(MAC)。

137. 哪些药物可用于鼻科手术的监护麻醉(MAC)？

　　可用于 MAC 的药物包括：不影响呼吸的非甾体镇痛药，对呼吸抑制作用较轻的镇静药如右美托咪啶、咪达唑仑、阿片类药如羟考酮等。需要注意的是使用镇静药和阿片类药物时需要术前禁食防止反流误吸。

138. 实施镇静状态下局部麻醉有时需要给患者吸氧,此时如何预防火灾的发生?

预防措施有:尽量降低外科消毒巾周围的氧浓度;必须等可燃性消毒剂干燥后再开始铺巾;使用电灼器之前需准备湿润的纱布和海绵;使用电灼器之前应停止或减少供氧,仅满足最低需氧量;如果手术需要中至重度镇静或者患者对氧依赖,则应选择气管插管或声门上气道等密闭式输氧通路。

139. 在鼻科手术中实施全身麻醉有哪些优点和缺点?

全身麻醉的优点包括镇痛完善、无需患者合作、术中无体动、可控制气道并减少误吸风险;缺点包括气管插管的患者苏醒期可发生呛咳,与局部麻醉相比恶心、呕吐发生率较高、术后恢复时间较长、可能发生定向障碍等。

140. 鼻科疾病为何会导致面罩通气困难?

严重的鼻中隔偏曲可阻塞一侧鼻道,对侧下鼻甲肥厚可阻塞另一侧鼻道;鼻息肉多发时可引起明显的鼻腔阻塞;鼻黏膜充血水肿也可导致鼻腔阻塞;鼻出血患者行前后鼻孔填塞后可由于填塞物导致面罩通气困难;鼻科疾病患者常常伴发阻塞性睡眠呼吸暂停,此类患者也容易发生面罩通气困难。此外,鼻科肿瘤患者多次放疗史也是面罩通气困难的危险因素之一。

141. 哪些人工气道适用于鼻科手术?

喉罩和气管导管都可用于鼻科手术,简单的、出血量不多的手术可选择喉罩,带引流通道的双管加强型喉罩最为理想,普通可弯曲喉罩也可以使用。鼻咽纤维血管瘤、鼻颅底肿瘤等复杂的、出血量多的手术建议选择气管插管,应选择适用于头面部手术的加强气管导管或异形气管导管。

142. 在鼻科手术中使用喉罩有哪些优点和缺点?

使用喉罩的患者术后咽痛发生率比气管插管低,心血管反应更小,苏醒期较少发生咳嗽和呛咳,位置良好的喉罩可以防止血液和分泌物进入气道和胃。其缺点是喉罩不能完全避免误吸血液或胃内容物,可能有放置困难和密闭困难,可能有移位风险,血液或分泌物流入声门可能导致喉痉挛。

143.　在鼻科手术中使用喉罩时如何维持麻醉?

在鼻科手术使用喉罩需要有一定的管理经验,喉罩置入后需要确认喉罩位置良好;因漏气可能影响内镜下视野,故应避免喉罩漏气;适度的头部和胸部抬高有利于改善通气并减少出血;需要用最小的通气压力达到满足临床需要的潮气量;术中要有足够的麻醉深度和肌松程度来满足通气并避免体动导致喉罩移位。

144.　在鼻科手术中采用气管插管有什么优点和缺点?

使用气管插管能防止血液或分泌物流入呼吸道;缺点是插管时心血管反应更明显,苏醒期刺激较大,呼吸道更易激惹,容易发生咳嗽和呛咳。

145.　鼻科手术的麻醉管理目标有哪些?

鼻科手术术野小,操作精细,手术部位血管丰富、容易出血,因此对麻醉的要求包括:术野清晰、患者绝对制动、呼吸循环稳定以及苏醒平稳。

146.　鼻科手术中需要使用肌松药吗?

鼻科手术本身并不需要肌松,但是使用喉罩麻醉时,良好的肌松条件有助于改善通气,降低通气所需的压力,也有助于防止术中体动,减少全麻药物的用量,所以建议术中使用肌松药保持良好的肌松状态。

147.　为了使外科医师的手术视野更加清晰,哪些方法可用来减少鼻科手术中的出血?

减少鼻科手术术中出血的方法包括:使用含有肾上腺素或其他血管收缩剂的局麻药;保持轻度头高位;对合适的患者实施控制性降压。

148.　什么是控制性降压?

为了减少手术中出血或提供清晰的手术视野,应用各种药物将收缩压降低至80~90 mmHg,或将平均动脉压降低至50~65 mmHg,或平均动脉压降低至基础值的70%,称之为控制性降压。

149.　哪些药物可用于实施控制性降压?

常用于实施控制性降压的药物有吸入麻醉药和血管活性药物(如β受体阻滞剂、钙通道阻滞剂、硝普钠、硝酸甘油等),术中持续泵注瑞芬太尼也可以明显降低血压。此外,右美托咪啶也可减少鼻科手术的出血。

150. 控制性降压有哪些相对禁忌证?

　　控制性降压的相对禁忌证包括严重的心血管疾病、脑血管疾病、周围血管疾病、肝肾功能受损、控制不佳的高血压、贫血、低血容量和呼吸功能不全。

151. 什么是"coroner 血块"?

　　鼻科和咽喉部手术结束后都必须清理术腔的血凝块,检查鼻咽部、口咽部和喉咽部有无残留的血凝块。任何遗留的血凝块都可能在拔管后被吸入气管,导致呼吸道梗阻和死亡,因此被称为"coroner 血块"。

152. 鼻内镜手术后再次手术麻醉的主要适应证有哪些?

　　术后出血;脑脊液漏;感染;肿瘤复发;分期手术。

153. 鼻内镜手术后再次手术时麻醉前评估要关注哪些特殊问题?

　　胃内容物误吸是急诊手术时麻醉医师需要关注的主要问题,术前胃肠减压有可能减少反流误吸的风险,但操作本身也可能导致恶心呕吐而加重出血和脑脊液漏,有反流误吸风险的患者需要实施"快速序贯诱导"。评估前次手术范围以及颈椎、颅底的损伤十分重要,当保护性骨性屏障被破坏以后,需要在直视下置入通气装置,防止其进入颅内。

154. 什么是影像导航技术?

　　影像导航是在计算机和医学影像技术基础上发展起来的手术技术。在术前获取患者手术部位的影像信息并记录在计算机中,术中在患者的实际位置与影像之间建立一一对应的关系,用各种定位方法在术前影像上显示手术器械尖端所在的位置和手术路径。

155. 影像导航技术在耳鼻咽喉头颈外科手术中有什么应用价值?

　　有些耳鼻咽喉科手术要在解剖结构复杂的颅底部进行,该部位有重要的血管、神经通过,周围毗邻眼球、脑等重要的器官,一旦损伤会导致大出血、重要器官功能障碍等严重的并发症,手术难度很大。在影像导航技术辅助下进行手术可以保证精准操作,提高手术效果,减少并发症。

156. 耳鼻咽喉影像导航系统有哪些适应证？

影像导航系统原则上适用于所有的鼻内窥镜手术，还适用于一些耳科和颅底外科手术，可用于复杂的鼻窦炎鼻息肉手术、鼻腔鼻窦肿瘤切除术、视神经减压术、经蝶窦活检或引流术、经蝶窦垂体肿瘤切除术、颅底部肿瘤活检或切除术。

157. 耳鼻咽喉影像导航系统有哪些优点和缺点？

耳鼻咽喉影像导航系统的优点是能够帮助外科医师认清重要的解剖标志，提高对解剖结构和手术部位的理解，减少手术时间，提高复杂手术的成功率，减少并发症，增加医师实施复杂手术时的信心。其缺点是费用较高，增加了麻醉时间，如果术中发生解剖结构的改变与术前影像有偏差则增加术中误判的风险。

158. 使用耳鼻咽喉影像导航系统进行手术时，对麻醉有什么特殊要求？

使用影像导航系统进行的手术一般都比较复杂，手术时间长，出血风险大，需要准备足够快速输血输液的静脉通路，有完善的血流动力学监测，术中维护好患者的容量、体温、内环境。此外，因使用导航设备常常无法进行 BIS 监测，麻醉医师要通过临床征象来判断麻醉深度，适时调整麻醉深度使之与手术刺激强度相适应。

159. 全麻鼻科手术后清醒拔管有哪些优缺点？

鼻科手术后清醒拔管的优点是喉反射的恢复可以提供完善的气道保护，防止血液或分泌物污染气道。其缺点是咳嗽、呛咳发生率较高，增加出血的风险。

160. 全麻鼻科手术后深麻醉拔管有哪些缺点？

鼻科手术后深麻醉拔管可能发生胃内积血反流误吸；血液或分泌物刺激声门可能引起喉痉挛；深麻醉拔管后一旦发生呼吸抑制，可能因为鼻部结构重建而发生面罩通气困难，面罩加压通气也可能影响鼻部手术效果，再次插管时也可能因呼吸道积血而发生插管困难。

161. 全麻鼻科手术的拔管时机如何掌握？

因鼻科手术后常常需要鼻腔填塞止血，加之可能存在较多血性分泌物，因此不推荐深麻醉拔管，建议在患者完全清醒、肌张力恢复、咽喉部反射恢复后拔除喉罩或气管导管，要保证患者气道通畅和通气量足够，避免拔管后再实施面罩加压通气而影响鼻部手术效果,同时保证患者咽喉部反射恢复能排出血液和分泌物。

162. 就鼻科手术的气道保护而言,喉罩与气管插管相比哪一个更加有效?

气管导管的套囊位于声门下,因此血液和分泌物可能进入气管而积存在套囊上方;而位置正确的喉罩可以覆盖在声门上从而有效地保护声门和气管不被血液和分泌物污染,因此在大多数情况下喉罩能够提供更好的气道保护。大多数鼻科手术都可以在喉罩麻醉下完成,仅对于手术时间长、出血量多的鼻科肿瘤手术,建议在气管插管下完成手术。

163. 为什么说鼻部手术后喉罩可以提供更好的苏醒质量和气道保护?

与气管导管相比,喉罩对气道的刺激较小,即便在完全清醒的状态下拔除也不会发生咳嗽、呛咳等反应,出血风险小;清醒状态也保证了有完善的咽喉反射以提供气道保护;同时位置正确的喉罩不仅可以覆盖在声门上从而有效地保护声门和气管不被血液和分泌物污染,而且还能"封闭"食管入口防止渗血和冲洗液等流入食管而增加术后恶心呕吐机会,起到"双密封"作用。因此,在鼻部手术的苏醒期,喉罩可以提供更好的苏醒质量和气道保护。

164. 鼻科手术要求平稳苏醒,具体要求有哪些?

鼻科手术苏醒期要预防咳嗽和呛咳,预防恶心和呕吐,预防术后躁动,避免血压过高。

165. 怎样预防鼻科手术苏醒期呛咳?

使用喉罩对气道刺激小,苏醒期呛咳发生率低;保证术中和苏醒期喉罩的对位良好,避免分泌物流入气道引起呛咳;深麻醉时吸净咽喉部分泌物,苏醒期将患者放置于半卧位,待患者完全清醒、能主动张口时拔除喉罩,患者可自行吐出口腔内的血液和分泌物而避免呛咳;气管内表面麻醉和静脉注射利多卡因也有利于预防拔管时呛咳;良好的镇痛也是预防苏醒期呛咳的重要手段。

166. 有哪些方法可以用来实施气管内表面麻醉以预防苏醒期呛咳?

短时间小手术可以在插管时用喉麻管实施气管内表面麻醉,在苏醒期表面麻醉作用依然存在,可以预防呛咳。长时间手术可以在气管导管套囊内灌注利多卡因,依靠弥散作用实施表面麻醉;也可以在手术结束后麻醉深度足够的时候通过气管导管向气管内注入利多卡因;此外还可以通过一些特殊设计的气管导管来实施气管内表面麻醉。

167. 怎样预防鼻科手术苏醒期恶心、呕吐?

以下措施均能有效减少术后恶心、呕吐发生：在咽喉部气管导管周围填塞纱布垫防止血液进入胃内,手术结束后吸除胃内积血;术中维持正常血容量和循环稳定,使用静脉而非吸入全麻药,采用多模式镇痛减少阿片类药物用量;应用地塞米松、5HT-3受体阻滞剂和氟哌利多三联药物预防恶心、呕吐。

168. 怎样预防鼻科手术后躁动?

鼻科手术结束后常常需要填塞鼻腔,术前应对患者(尤其是小儿)进行宣教,告知术后需要用口呼吸,必要时进行呼吸训练,可以避免术后窒息感导致的术后躁动;良好的术后镇痛、避免吸入药物残留都有利于平稳苏醒;减轻患者的各种不适(做好保温预防寒战、预防恶心呕吐、放置导尿管时实施表面麻醉减轻尿道刺激等)都可以预防术后躁动。

169. 怎样做好鼻科手术后镇痛?

在苏醒期根据呼吸频率来静脉滴定使用镇痛药物,找到合适而非不足或过量的镇痛药物剂量。手术结束时可以实施局部麻醉以提供有效的镇痛并减少全身使用镇痛药物。大部分鼻科手术不会有严重的术后疼痛,一般可通过口服对乙酰氨基酚和非甾体抗炎药进行镇痛。也有人认为非甾体抗炎药有潜在的血小板抑制作用,可能会增加出血,应避免使用。

第二节　咽科麻醉

170. 如何划分咽腔?

咽以软腭平面及会厌上缘平面为分界划分为鼻咽、口咽、喉咽三部分。在鼻腔的后方,颅底至软腭游离缘水平面以上的咽部称鼻咽,鼻咽的前方与后鼻孔和鼻中隔的后缘相连。口咽位于软腭游离缘平面至会厌上缘平面之间,前方借咽峡与口咽相通,向下连通喉咽部。会厌软骨的上缘以下至环状软骨的下缘平面之间为喉咽,其前方为喉,向下连通食管。

171. 鼻咽部的解剖结构是怎样的?

鼻咽部(nasopharynx)又称上咽部(epipharynx),位于鼻腔的后方,指颅底至软腭游离缘水平面以上的咽部,向下通口咽部。鼻咽顶微呈拱顶状向后下倾斜,由蝶骨体和枕骨底构成。在顶壁与后壁移行处黏膜内有丰富的淋巴组织。鼻咽的前方经后鼻孔及鼻中隔的后缘与鼻腔相通。鼻咽的后壁在相当于第一、第二颈椎水平的位置,与口咽后壁相连续。鼻咽和口咽后壁统称咽后壁。

172. 何为咽峡?

咽峡(faux)是由上方的悬雍垂和软腭的游离缘、下方的舌背、两侧的舌腭弓和咽腭弓共同构成的一个环形狭窄部分。咽峡侧壁由软腭向下分成两个腭弓:居前者称舌腭弓,又名前腭弓;居后者称咽腭弓,又名后腭弓,两腭弓之间为扁桃体窝,腭扁桃体位于其中。口腔经咽峡与后方的口咽部相通。

173. 腭由何组成?

口腔的顶盖称为腭。腭的前 2/3 为硬腭,由上颌骨的腭突和腭骨水平部组成;后 1/3 为软腭。软腭位于硬腭后缘,为一能活动的肌肉膜样隔,由腭帆张肌、腭帆提肌、舌腭肌、咽腭肌、悬雍垂肌等肌肉共同组成。

174. 腭的感觉神经如何走行?

腭的感觉神经为蝶腭神经节的分支:腭大神经从翼腭管向下出腭大孔,在位于第三磨牙的平面,分布于硬腭、牙龈及牙槽突的内面;腭小神经与腭大神经平行,向下出腭小孔,位置近软腭的后边缘,在腭大孔的稍后方,出孔后腭小神经向后向下分布于软腭;腭中神经较小,支配软腭的后外侧及邻近的扁桃体上极的感觉。

175. 腭有哪些主要血管?

腭的主要动脉来自上颌动脉的分支腭降动脉。腭降动脉又分成腭大动脉,与腭大神经伴行,分布于硬腭;腭小动脉分布于软腭。另外,有腭升动脉、面动脉的扁桃体支及咽升动脉分布于软腭。硬腭的静脉回流至翼丛,软腭静脉回流入咽丛,再与翼丛交通而共同汇入颈内静脉。

176. 咽部的感觉由哪些神经支配?

鼻咽部感觉由上颌神经(第 V 对脑神经)支配;而鼻咽部以下的黏膜感觉由舌

咽神经(第Ⅸ对脑神经)的咽支支配。刺激鼻咽和鼻咽部以下的黏膜,可引起强烈的反射,引起高血压和膈肌收缩。

177. 咽部的淋巴环由哪些构成?

咽黏膜下的淋巴组织丰富,较大淋巴组织团块呈环状排列,称为咽淋巴环(又称 Waldeyer 淋巴环)。主要有腺样体、咽鼓管扁桃体、咽侧索、咽后壁的淋巴滤泡、腭扁桃体和舌扁桃体,这些淋巴组织在黏膜下有淋巴管相连,构成咽淋巴环的内环。内环淋巴流向颈淋巴结,后者又相互交通称为外环,外环主要由咽后淋巴结、下颌角淋巴结、颌下淋巴结、颏下淋巴结等组成。内环和外环统称为咽淋巴环。

178. 支配咽的主要神经有哪些?

咽部神经主要由舌咽神经、迷走神经和交感神经干的颈上神经节所构成的咽丛(pharyngeal plexus)支配,司咽的感觉及相关肌肉的运动。但是腭帆张肌的运动是由三叉神经的第三支下颌神经支配,其他腭肌由咽丛支配。鼻咽上部的黏膜有三叉神经的第二支上颌神经分布。

179. 咽腔有哪些生理功能?

咽为呼吸与消化的共同通道,其生理功能有:① 呼吸功能:咽是呼吸气流的通道,调节吸入空气的温度和湿度,并有清洁作用;② 言语形成:咽腔为共鸣腔之一,保障言语的形成和清晰度;③ 吞咽功能:使食物可以依次进入口腔、咽腔和食管;④ 保护防御功能:一方面吞咽反射避免食物吸入气管或反流入鼻腔,另一方面呕吐反射,有利于异物和有害物质的排出;⑤ 调节中耳气压功能:使中耳内压力与大气压得以平衡;⑥ 扁桃体的免疫功能:对于血液、淋巴或其他组织侵入机体的有害物质具有积极的防御作用。

180. 咽壁的解剖结构有哪几层?

咽壁从内至外有四层,即:① 黏膜层(为咽鼓管、鼻腔、口腔和喉黏膜的延续,在鼻咽部为假复层纤毛柱状上皮,在口咽和喉咽为复层鳞状上皮);② 纤维层(又称腱膜层);③ 肌层(包括 3 对横行的咽缩肌,3 对纵行的咽提肌,5 对腭肌);④ 外膜层(又称筋膜层)共 4 层构成。

181. 咽肌有几组？

咽的肌层按其功能不同分为 3 组：① 3 对横行的咽缩肌组：咽上缩肌、咽中缩肌和咽下缩肌；② 3 对纵行的咽提肌组：茎突咽肌、咽腭肌和咽鼓管咽肌；③ 5 对腭帆肌组：腭帆提肌、腭帆张肌、腭舌肌、腭咽肌和悬雍垂肌。

182. 各组咽肌的有何功能？

3 组咽肌组的功能不同：① 咽缩肌组共同收缩时可以使咽腔缩小，吞咽食物时，各咽缩肌由上而下依次进行收缩，将食物压入食管；② 咽提肌组收缩时可使咽和喉上提，咽部松弛，封闭喉口，开放梨状窝，食物越过会厌进入食管，以协助完成吞咽动作；③ 腭帆肌组的作用在上提软腭、控制鼻咽峡的开闭、分隔鼻咽与口咽的同时，也有开放咽鼓管咽口的作用。

183. 重要的咽筋膜间隙有哪些？

咽筋膜与邻近的筋膜之间的疏松组织间隙称为筋膜间隙，这些间隙的存在有利于咽腔吞咽时的运动，协调头颈部的自由活动，获得正常的生理功能。其中较为重要的有咽后隙和咽旁隙。咽旁隙向前下与下颌下隙相通，向内后与咽后隙相通，向外与咬肌隙相通。

184. 何为咽旁隙？

咽旁隙（parapharyngeal space），又称咽侧间隙或咽上颌间隙（pharyngomaxillary space），位于咽外侧壁的咽上缩肌和翼内肌筋膜之间，与咽后隙仅一薄层筋膜相隔，左右各一，形如锥体。咽旁隙以茎突及其附着肌为界分为前隙和后隙。前隙较小，内有颈外动脉及静脉丛通过，内侧与扁桃体毗邻，外侧与翼内肌紧密相连；后隙较大，内有颈内动脉、颈内静脉、舌咽神经、迷走神经、舌下神经、副神经、交感神经干等通过，另有颈深淋巴结上群位于此隙。

185. 腭扁桃体的供血动脉有哪几支？

腭扁桃体的血液供应十分丰富，5 支供血动脉均来自于颈外动脉的分支，包括：① 腭降动脉，为上颌动脉的分支，分布于扁桃体上端和软腭；② 腭升动脉，为面动脉的分支；③ 面动脉扁桃体支；④ 咽升动脉扁桃体支，上述四支动脉均分布于扁桃体、舌腭弓和咽腭弓；⑤ 舌背动脉，来自舌动脉，分布于扁桃体下端。其中面动脉扁桃体支分布于腭扁桃体的实质，是扁桃体的主要供血动脉。

186. 吞咽动作是如何完成的？

食团到咽腔时软腭上抬，关闭鼻咽腔；咽缩肌收缩，迫使食团下移；喉上提，会厌向后下倾斜盖住喉上口，声门关闭，以防止误吸摄入的物质；梨状窝开放，食团越过会厌进入食管。完成吞咽以后，声带和室带开放，开始呼吸，这些活动是反射性的，处于睡眠和浅麻醉状态下的人都有吞咽功能。当喉前庭和咽喉部感觉消失，或者全身麻醉神志消失时，喉前庭和声门区的关闭反射也会丧失。

187. 什么是 Valsalva 动作？

Valsalva 是 1704 年由意大利解剖学家 Antonio Maria Valsalva 提出并命名的。指在深吸气后紧闭声门，再用力做呼气动作，呼气时对抗紧闭会厌的强力呼气动作通过增加胸腔内压力，显著减少静脉回心血量，进而兴奋迷走神经的自主神经功能。通过关闭声门、提高腹腔和胸腔压力可以完成咳嗽、分娩、清嗓、排便和上肢用力的动作。此外，还可以用以终止阵发性室上性心动过速的发作，以及辅助鉴别肥厚性梗阻型心肌病，或二尖瓣脱垂导致的二尖瓣反流等的心脏杂音。

188. 口咽部的感觉由什么神经支配？

口咽部的感觉主要由舌咽神经的感觉神经纤维支配，其感觉纤维分布于舌根、咽黏膜、腭弓及扁桃体，主要支配舌后 1/3、腭扁桃体、部分口腔和喉部黏膜的一般感觉。

189. 舌咽神经如何走行？

舌咽神经为混合神经，内有运动、感觉、味觉和分泌等纤维，始于菱状窝下角，该处有舌咽神经的 3 个核，即感觉核（孤束核）、运动核（疑核）、自主神经核（下涎核）。舌咽神经在延髓橄榄后沟前部出脑，与迷走神经和副神经同出颈静脉孔。舌咽神经在颈静脉孔内有较小的上神经节，即颈静脉神经节；稍下在颈静脉孔处有较大的岩神经节。行至颈部以后，舌咽神经先位于颈内动脉与颈内静脉之间，然后呈弓形绕过茎突咽肌的前面，达舌骨舌肌之下而止于舌根。

190. 舌咽神经的颅外分支有哪些？

① 鼓室神经支：由舌咽神经岩神经节发出，经鼓小管下口进入鼓室，分布于鼓岬黏膜、鼓膜内侧面、咽鼓管及乳突小房黏膜。再经鼓小管上口出鼓室，成为岩小神经；② 咽支：有 2～3 支，在咽后壁与迷走神经和颈交感神经的咽支共同组成咽丛，其分支支配咽部黏膜；③ 颈内动脉窦支：又称窦神经，分布于颈内动脉窦和颈

动脉体,传导颈内动脉窦和颈动脉体所感受的刺激入脑,以调节心率、血压和呼吸;④ 扁桃体支:至腭扁桃体和咽腭弓、舌腭弓的黏膜;⑤ 舌支:为舌咽神经的终支,有数支分布于舌后 1/3 的黏膜和味蕾,以及会厌舌面和杓会厌皱襞;⑥ 茎突咽肌支:系运动纤维,支配茎突咽肌。

191. 咽喉疾病有哪些临床症状?

咽部症状可以由咽部疾病本身所引起,也可由其邻近器官的疾病所引发,或系全身性疾病的局部表现。咽部疾病的主要症状包括:咽痛、咽异常感觉、吞咽困难、声音异常及饮食反流等。

192. 什么是咽喉反流? 其病因包括哪些?

咽喉反流指胃内容物异常反流入咽、喉及上呼吸道,刺激损伤咽部黏膜,并引起相应的症状。常见于咽肌瘫痪、咽后脓肿、扁桃体周脓肿、食管和胃病变、喉咽部肿瘤及腭裂畸形等。

193. 哪些脑神经综合征可以引起吞咽困难?

咽肌的运动主要由舌咽和迷走两支脑神经支配,凡是侵犯上述神经的病变,都会发生吞咽困难。包括:腮腺后窝综合征(Collet-Sicard 综合征);迷走-副-舌下神经综合征(Hughlings Jackson 综合征);颈静脉孔综合征(Vernet 综合征);迷走-副神经综合征(Schmidt 综合征);脊髓丘脑束-疑核综合征(Avellis 综合征);迷走-舌下神经综合征(Tapia 综合征)。此外,中枢性病变如进行性延髓瘫痪,也可引起吞咽困难,常伴有软腭和声带麻痹;脑动脉硬化,如脑膜中动脉和椎基底动脉环硬化,常见有吞咽困难的症状。

194. 什么是吞咽困难?

吞咽困难是指不能或者难以吞咽饮食的一种症状,轻症者仅感觉吞咽不畅,或者食团难以下咽,须用汤水才能咽下;重者滴水难进,口涎外流。长期吞咽困难可能造成营养缺乏、消瘦。

195. 引起吞咽困难的原因有哪几类?

吞咽困难是指患者难以吞咽饮食的一种症状。引起吞咽困难的原因大致分为 3 类:① 功能障碍性:凡导致咽痛的疾病,一般都伴有不同程度的吞咽困难;② 梗阻性：咽部或食管狭窄、肿瘤或者异物都可能妨碍食物下行通过；③ 瘫痪性：因中枢性病变或周围性神经炎所致的咽肌麻痹，可以引起吞咽困难。

196. 什么是声音异常？

咽腔是发声的共鸣腔，腭与舌是协助发声的重要器官，咽部结构与功能的正常与否，与声音的清晰度和音质、音色密切相关。如有缺陷和疾病时，所发声音含混不清（言语清晰度差），或音质特色和原来不一样（音色改变），或者在睡眠状态下发出不应有的声响（打鼾），统称为声音异常。

197. 慢性咽炎有哪些病理学改变？

慢性咽炎的病理学改变有 2 种：① 慢性单纯性咽炎：咽黏膜充血，黏膜下结缔组织及淋巴组织增生，鳞状上皮层增厚，上皮下层小血管增多，周围有淋巴细胞浸润，黏液腺肥大，分泌亢进；② 慢性肥厚性咽炎：黏膜充血增厚，黏膜下有广泛的结缔组织和淋巴组织增生，黏液腺周围淋巴组织增生，形成咽后壁多个颗粒状隆起。

198. 咽憩室发生的可能机制是什么？

咽憩室（pharyngeal diverticulum）可能是由咽壁薄弱、咽腔压力增高以及先天性发育异常造成的。咽壁黏膜和黏膜下层组织向外突出，形成囊袋状结构。咽憩室按疾患部位可以分为咽侧壁憩室和咽后壁憩室。

199. 鼻咽囊肿有何症状？

鼻咽囊肿位于鼻咽部，为胚胎发育异常形成，可分为 3 种类型：垂体囊肿、咽中线隐窝囊肿（增殖体内囊肿）、咽囊囊肿。鼻咽囊肿的患者可感到鼻咽部和颅底部压迫、肿胀和疼痛，主要表现为头痛、咽部异物感、咽痛、鼻腔有脓性分泌物下流至口咽部等。鼻咽囊肿较大时可造成鼻阻塞和咽鼓管口阻塞，引起渗出性中耳炎和传导性耳聋，出现耳鸣、耳聋等症状。由于分泌物或脓液排出，症状可呈周期性变化。

200. 引起腭咽闭合不全的病因是什么？

先天性腭咽闭合不全，软腭或咽后壁病变可以造成腭咽不能正常闭合，腭咽闭合不全可出现发音、吞咽障碍、耳闷、听力减退。先天性腭咽闭合不全包括软腭麻痹、中枢或周围神经系统损伤、重症肌无力等。软腭病变包括瘢痕挛缩、瘫痪、腭裂修补术后遗症。咽后壁病变包括脓肿、溃疡、咽肌瘫痪、腺样体手术后。

201. 什么是甲状舌管囊肿？

甲状舌管囊肿又称颈前正中囊肿，属先天性异常。好发于青少年，也有患者到中年才发现的。胚胎期甲状舌管自舌盲孔在颈前正中穿越下行。在发育过程中，若末端未退化或未完全退化，残留组织可形成甲状舌管囊肿。

202. 甲状舌管囊肿手术有何特殊要求？

甲状舌管囊肿又称颈前正中囊肿，是胚胎期甲状舌管自舌盲孔在颈前正中穿越，末端未退化或未完全退化而残留的先天性异常。患者应取仰卧位，肩下垫枕，头后仰，与气管切开术时体位相仿。气管插管后可使用口咽通气道，抬起舌根部的舌盲孔处，以引导术者手术分离方向及深度。喉上神经的喉内神经位于甲状舌骨膜的外侧部分，应避免手术损伤。若术中舌根被穿透而与口腔相通，需要缝合附着于舌骨的肌肉，并放置引流。

203. 哪些先天性综合征与困难气道管理相关？

与困难气道管理相关的常见临床特征可能出现在各种综合征患儿身上，同一患者可能同时存在多种畸形特征。包括：Klippel-Feil 综合征（颈椎融合导致的颈部活动受限、脖子短）、Pierre-Robin 综合征和 Treacher-Collins 综合征（下颌发育不良导致的小颌畸形、舌头回缩）、Beckwith-Wiedemann 综合征和 Goldenhar 综合征（舌头肿大、张口受限）、唐氏综合征（与多种气道问题有关，包括巨舌、短颈和寰枢椎不稳）、黏多糖贮积症的 Hurler 亚型（骨关节发育畸形、面部发育不良、唇厚舌大）等。

204. 咽部异物有哪些并发症？

咽部异物可以引起咽颈部脓肿、吸入性肺炎、纵隔炎、败血症、转移性脑脓肿等。鱼刺、鸡骨、尖锐肉骨、蟹壳、竹签和枣核等损伤咽后壁，可并发咽后壁脓肿或环咽部脓肿。亦有枪弹、弹片贯穿咽壁，嵌入周围软组织，可并发大出血、颈部蜂窝织炎、颈深部脓肿、颈椎骨髓炎、纵隔炎、吸入性肺炎，以及晚期的脑膜炎。

205. 咽部畸胎瘤有哪几类？

咽部畸胎瘤组织成分复杂，根据其来源可以分为：① 皮样瘤或皮样囊肿：多数咽部畸胎瘤都属于此型；② 畸胎样瘤及真性畸胎瘤：来自 3 个胚胎层，包括内胚层的各种呼吸道和消化道上皮来源的肿瘤；③ 上颌寄生胎：这种畸胎瘤为最高分化型，有发育相当成熟的器官和肢体，与宿主呈同一胚轴方向，肉眼可辨。

206. 颌面部畸形患儿术前为什么要仔细评估心脏情况？

唇腭裂患儿的先天性心脏病发生率为 3％～7％，以单纯房间隔和室间隔缺损为常见。80％的腭-心-面综合征（Shprintazen 综合征）患者存在多种心脏异常：如室间隔缺损、右位主动脉弓、法洛四联症和左锁骨下动脉异常等先天性心脏病。

207. 何为口咽狭窄成形术？

口咽狭窄成形术（Kazanjian 手术）先将造成狭窄的瘢痕组织切开，使得舌根和咽壁分离。在磨牙后区做一带状黏膜瓣，覆盖咽壁侧面缝合。然后将临近颊黏膜游离后向中线牵拉，随后覆盖磨牙后区创面并进行紧密缝合。

208. 鼻咽部狭窄与鼻咽部闭锁有何区别？

鼻咽部狭窄多为咽弓、软腭与咽后壁之间的瘢痕粘连，是鼻咽和口咽之间的正常通道的获得性闭塞，患者有正常解剖结构，多为不完全阻塞。而鼻咽部闭锁是指软腭和咽腭弓与咽后壁粘连，导致口咽和鼻咽间通道完全不通，多为后天性感染或外伤所致，常为后鼻孔闭锁。

209. 行茎突截断术的适应证有哪些？

由于茎突过长或其方位异常抵触或压迫邻近血管、神经，可引起咽部的异物感、咽痛、反射性耳痛或者头颈部疼痛，宜进行手术治疗。茎突截断术的适应证包括：① 扁桃体手术时发现茎突突入到扁桃体窝；② 咽痛，有异物感，或扁桃体手术后咽部仍有紧缩感，说话、吞咽时有牵扯痛；③ 耳痛、颈侧痛等无其他原因，按压扁桃体窝的茎突尖时可引起患者自觉症状，经触诊、X 线摄片确诊为茎突过长。

210. 引起喉狭窄的病因有哪些？

引起喉狭窄常见的病因包括：① 外伤或手术：咽部严重灼伤、黏膜广泛坏死和溃疡形成，手术若损伤黏膜及软组织过多，愈合后可形成瘢痕狭窄甚至闭锁；② 特异性感染：结核、梅毒、硬结病及麻风等均可引起咽部狭窄；③ 先天性异常：多为先天性鼻咽闭锁，常与后鼻孔闭锁并存；④ 风湿免疫疾病：如白塞病等因广泛溃疡形成、粘连,可形成喉狭窄。

211. 为什么说颅颌面畸形存在围术期困难气道管理的潜在危险?

颅颌面畸形或颅颌面比例不协调常与上呼吸道梗阻有密切关系。例如:
Pierre Robin 综合征小颌畸形可有舌塌陷;Crouzon 综合征上颌骨后缩并伴有鼻后
孔闭锁;Down 综合征可有大舌畸形;Treacher Collin 综合征的小颌畸形和软骨发
育不全可致后鼻孔狭窄。这些气道解剖结构的改变都可能造成面罩通气困难或气
管插管困难等困难气道问题。术前长时间的气道梗阻可引起慢性缺氧和二氧化碳
蓄积,引起心肺功能受损和全身发育不良,更加剧了围术期管理的潜在危险。

212. 什么是鼻咽部垂体遗留?

鼻咽垂体遗留来源于胚胎期的颅颊囊,在胎儿发育过程中,颅颊囊下端部分细
胞遗留在咽壁上,位于鼻咽顶部成为遗留的垂体组织,称为咽垂体,又称鼻咽垂体
遗留。

213. 鼻咽囊肿有哪几种类型?

根据胚胎组织的来源不同,鼻咽囊肿可以分为 3 种类型:① 垂体囊肿:是从
垂体组织发生的囊肿,或是从鼻咽垂体遗留组织发出的囊肿;② 咽中线隐窝囊
肿:胚胎时期咽峡囊和咽囊之间的纵行正中沟合拢时,在增殖体内形成的囊肿,又
称增殖体内囊肿;③ 咽囊囊肿:在脊索顶端退化回缩形成的囊性盲隐窝,囊肿形成
在咽颅底筋膜的深部。

214. 咽部获得性畸形有哪几种?

咽部获得性畸形多为咽部病变所造成的咽畸形,包括咽憩室(咽壁黏膜和黏膜
下层向咽侧壁薄弱区突出形成囊袋状结构)、腭咽闭合不全(软腭或咽后壁病变造
成的腭咽不能正常闭合)和咽狭窄(多为外伤、手术损伤、化学烧伤、机械性损伤,以
及炎症等造成的瘢痕性狭窄)。

215. 何为腺样体?

腺样体(adenoids),又称为增殖体或咽扁桃体(pharyngeal tonsils),附着于鼻
咽的顶壁和后壁交界处,两侧咽隐窝之间,相当于蝶骨体和枕骨底部,为一群淋巴
组织,呈皱襞样有陷窝。腺样体表面被覆一层上皮,在胚胎时期为假复层柱状纤毛

上皮;青年期依然为此种上皮,但夹杂有许多杯状细胞;到成年期以后,该处的上皮又夹杂一些散在的复层扁平上皮。腺样体在胚胎期第 4 个月时发生,到 6～7 周岁时最显著,一般约到 10 周岁以后逐渐萎缩。

216. 什么是"腺样体面容"?

儿童生长发育时期鼻咽部相对比较狭小,如果腺样体长期因炎症的反复刺激而发生病理性增生、肥大,引起鼻塞,可以影响鼻呼吸而出现张口呼吸。长期气流冲击硬腭会使硬腭变形、高拱,久而久之,面部的发育会变形,出现上唇短厚翘起、下颌骨下垂、鼻唇沟消失、硬腭高拱、上切牙突出、牙列不齐、咬合不良、鼻中隔偏曲、面部肌肉活动时缺乏表情等,医学上称之为"腺样体面容",一旦形成难以恢复。

217. 急性腺样体炎有何临床表现?

急性腺样体炎(acute adenoiditis)常见于 3～10 岁的儿童,多由细菌或病毒感染所引起,常继发于急性上呼吸道感染,有高热、鼻咽部隐痛、鼻塞、头痛、咽痛、全身不适等临床表现,若炎症波及咽鼓管,可出现耳痛、耳闷、耳胀、听力减退,严重者可以引起化脓性中耳炎。

218. 腺样体肥大的局部症状和全身症状分别为什么?

腺样体炎症如反复发作,可以刺激腺样体发生病理性增生,引起耳、鼻、咽、喉部的局部症状:咽鼓管受阻引起分泌性中耳炎,导致听力减退、耳鸣、鼻塞、流涕、闭塞性鼻音、打鼾、张口呼吸,引发阻塞性睡眠呼吸暂停低通气综合征;分泌物刺激咽喉部呼吸道黏膜,引起阵咳,易并发气管炎;长期张口呼吸,影响面骨发育。腺样体增生还可以出现慢性中毒、营养发育障碍及反射性神经症状等全身症状,表现为营养发育不良、反应迟钝、注意力不集中、夜惊、磨牙、遗尿等全身症状。

219. 扁桃体的结构是怎样的?

扁桃体是一对呈扁圆形的淋巴上皮器官,可分为内侧面(游离面)、外侧面(深面)、上极和下极。除内侧面以外,其余部分均有结缔组织所形成的被膜包裹。扁桃体内侧面朝向咽腔,表面有鳞状上皮黏膜覆盖,其黏膜上皮向扁桃体实质陷入形成 6～20 个深浅不一的盲管称扁桃体隐窝。扁桃体上、下极均有黏膜皱襞连接,上端称半月襞,位于舌腭弓和咽腭弓相交处;下端称三角襞,有舌腭弓向下延伸包绕扁桃体前下部。扁桃体由淋巴组织构成,内含许多结缔组织网和淋巴滤泡间组织。扁桃体包膜的结缔组织伸入扁桃体组织内形成小梁(支架),在小梁之间有许多淋巴滤泡,滤泡中有生发中心,滤泡间组织为发育期的淋巴组织。

220. 急性扁桃体炎有哪几种病理分类?

急性扁桃体炎的病理一般分 3 类:急性卡他性扁桃体炎、急性滤泡性扁桃体炎、急性隐窝性扁桃体炎。临床上常将急性扁桃体炎分为两类:急性卡他性扁桃体炎和急性化脓性扁桃体炎,后者包括急性滤泡性扁桃体炎和急性隐窝性扁桃体炎 2 种病理类型。

221. 急性扁桃体炎有哪些并发症?

急性扁桃体炎有局部和全身的并发症。局部并发症由炎症直接波及邻近组织,常导致扁桃体周脓肿;也可引起急性中耳炎、急性鼻炎及鼻窦炎、急性喉炎、急性淋巴结炎、咽旁脓肿等。急性扁桃体炎也可以引起全身各系统许多疾病,常见由急性风湿热、心肌炎、急性肾炎、急性关节炎及急性骨髓炎等。一般认为这些并发症的发生可能与个别靶器官对链球菌所产生的Ⅲ型变态反应有关。

222. 扁桃体切除术有哪些适应证?

扁桃体切除术的适应证包括:① 慢性扁桃体炎反复急性发作或多次并发扁桃体周脓肿;② 扁桃体过度肥大,妨碍吞咽、呼吸及发声功能;③ 慢性扁桃体炎已成为其他脏器病变的"病灶",或与邻近器官的病变有关联;④ 扁桃体角化症及白喉带菌者,经保守治疗无效时;⑤ 各种扁桃体良性肿瘤,可连同扁桃体一并切除,对恶性肿瘤则应慎重选择适应证及手术的范围。

223. 哪些情况不适宜行扁桃体切除术?

扁桃体切除术的禁忌证包括:① 急性炎症消退前 2～3 周内;② 造血系统疾病有凝血机制障碍者,如再生障碍性贫血、血小板减少性紫癜、过敏性紫癜等;③ 严重全身性疾病,如活动性肺结核、风湿性心脏病、先天性心脏病、关节炎、肾炎、未经控制的高血压等;④ 脊髓灰质炎及流感等呼吸道传染病流行季节或流行地区、患有上呼吸道感染;⑤ 妇女月经前和月经期、妊娠期;⑥ 患者亲属中免疫球蛋白缺乏或自身免疫性疾病的发病率高、白细胞计数特别低者。

224. 喉罩在扁桃体切除术中应用有哪些潜在优势？

可弯曲喉罩(flexible laryngeal mask airway，FLMA)适用于扁桃体切除术，其优点包括：① 与无套囊气管导管相比，误吸的血液较少；② 如果喉部密封良好，手术中能更好地保护下呼吸道远离血液和分泌物；③ 由于置入操作刺激小，与气管插管相比，麻醉诱导用药量相对较少；④ 对声门无刺激，术后咽痛和声音嘶哑发生率低；⑤ 围术期喉痉挛、支气管痉挛和氧饱和度下降的发生率低。

225. 什么是苏醒期的"扁桃体体位"？

扁桃体切除术患者麻醉恢复期气管导管拔除以后，在确保患者的气道保护性反射恢复的同时，采取侧卧头低的体位，便于血液和分泌物排出口腔，而不是流入声门下，这种特殊的术后苏醒体位称为"扁桃体体位"。

226. 扁桃体术后出血再手术的麻醉管理有哪些要点？

扁桃体术后出血再手术应注意：① 术前应做血常规、凝血功能检查、并做好交叉配血实验；② 正确估计失血量，建立可靠的静脉通路，必要时纠正低血容量；③ 密切的生命体征监测；④ 必要时使用血管活性药物，维持血流动力学稳定；⑤ 诱导前尽量吸净口咽部血液或血凝块，防止误吸；⑥ 一律按"饱胃"处理，诱导前充分预给氧，缩短正压通气的时间和通气压力，如果进行快速序贯诱导，应取头低位，并压迫环状软骨；⑦ 诱导完成后，常规放置鼻胃管。

227. 扁桃体恶性肿瘤有哪些病理分类？如何治疗？

在扁桃体恶性肿瘤中：扁桃体癌(鳞状细胞癌、淋巴上皮癌、未分化癌和腺癌)发生率较高；肉瘤(淋巴肉瘤、网织细胞肉瘤和横纹肌肉瘤)等次之；其他恶性肿瘤(恶性淋巴瘤、恶性血管内皮瘤和恶性黑素瘤)较少见。对射线敏感的恶性淋巴瘤、未分化癌等或病变范围较广、手术难以切除的鳞癌首选放射治疗，辅以化疗和免疫治疗。早期扁桃体癌可行扁桃体切除术，如有颈部淋巴结转移，行颈部淋巴结清扫术。术后辅以化疗和放疗。

228. 咽后脓肿有哪些临床表现？

咽后脓肿初起如急性扁桃体炎症状，3～4 天后发热仍持续或者加重，咽痛加剧，吞咽时尤甚，疼痛常向同侧耳部或牙齿放射。再经 2～3 天后疼痛更剧，吞咽困难，唾液在口内潴留，甚至外溢。患者头偏向患侧，颈项可呈假性僵直；口微张，流涎,言语含糊不清。喝水时常向鼻腔反流。重症患者因翼内肌受累而有张口困难、同侧颈淋巴结肿大、全身乏力、食欲减退、肌酸痛、便秘等。

229. 咽后脓肿可能会出现哪些并发症?

咽后脓肿的并发症包括:① 窒息与肺部感染:当咽后脓肿较大时,可以压迫喉腔或并发喉水肿,发生呼吸困难;脓肿破裂,脓液涌入呼吸道,可引起吸入性肺炎,甚至窒息死亡;② 咽旁脓肿:咽后脓肿可能破入咽旁隙,引起咽旁脓肿;③ 出血:脓肿可能侵蚀颈部大血管,引发致命性大出血。

230. 急性咽后脓肿的治疗原则是什么?

咽后脓肿一经确诊,应及早施行切开排脓。为防止脓肿切开后脓液涌入气管,患者应取仰卧头低位,用直接喉镜或麻醉喉镜将舌根压向口底,暴露口咽后壁,看清脓肿部位后,以粗长穿刺针抽脓,然后于脓肿下部最低处用尖刀片作一纵行切口,并用长血管钳撑开切口,吸尽脓液;若切开时脓液大量涌出来不及抽吸,应将患者转身俯卧,吐出脓液,必要时急诊行气管切开术。

231. 咽旁隙感染的主要原因有哪些?

咽旁隙感染的致病菌多为溶血性链球菌,其次为金黄色葡萄球菌、肺炎链球菌等。导致咽旁隙感染的原因主要有:① 邻近组织或器官的化脓性炎症:如急性扁桃体炎、急性咽炎及颈椎、乳突等部位的急性感染;扁桃体周脓肿、咽后脓肿等直接溃破或者蔓延至咽旁隙;② 咽部外伤及异物:医源性的操作损伤如扁桃体切除术、拔牙、局部注射、内镜检查损伤咽壁均可导致咽旁隙感染;咽壁的异物刺伤、外伤也可以引起;③ 经血流和淋巴系感染:邻近器官或组织的感染,可经血行和淋巴系统累及咽旁隙,引发感染。

232. 牙源性感染会如何进展?

口腔卫生状况不良,会加速产酸菌溶解牙釉质,导致牙源性感染。感染可始于下颌臼齿,后蔓延到牙槽骨,产生突出到口腔的根尖周脓肿,或通过颌下组织蔓延。舌体的后部和下部、咽、喉可能会因炎症而水肿,口腔、舌部、咽部、喉部的软组织肿胀可能导致气道阻塞。感染还可沿颈部大血管扩散至纵隔,并引起胸膜和心外膜感染积液。感染也可以从上颌牙开始,向上颌窦和眶下腔扩散。感染还可能向颅内扩散,从而形成海绵窦血栓。少数情况下可能有严重的败血症、感染性休克和多器官功能衰竭发生。

233. 咽旁隙感染有何治疗原则?

咽旁隙感染在脓肿形成前可以给予足量的广谱抗生素和适量的糖皮质激素等药物治疗。在脓肿形成后应行切开排脓,手术径路分为颈外径路和经口径路。前者适用于脓肿位置较深或颈部肿胀明显者,后者则适用于脓肿明显突向咽侧壁,且无血管搏动者。

234. 咽旁间隙肿瘤的手术入路有哪几种?

咽旁间隙肿瘤大多为神经源性或涎腺起源的肿瘤,80%为良性肿瘤。常见的手术入路可分为 3 种:经咽腭的口内入路、经颈侧切开入路和经颈腮腺入路。

235. 什么是路德维希咽峡炎?

路德维希(Ludwig)咽峡炎是由厌氧菌或腐败坏死性细菌为主引起的腐败坏死性口底蜂窝织炎,也有称为脓性颌下炎、口底多间隙感染、口底蜂窝织炎。多由口腔或牙根感染引起,以拔牙后多见。病原菌除咽部常见的溶血性链球菌以外,多为厌氧菌,是口腔内感染在口底蜂窝组织内蔓延扩散的结果。

236. 路德维希咽峡炎有何临床表现?

由于感染在口底间隙的蔓延和扩散,首先会出现颌周自发性剧痛,灼热感,皮肤表面粗糙而红肿坚硬。病变初期,肿胀多局限在一侧,继而扩散至颌周整个口底间隙。患者语言不清,吞咽困难,不能正常进食。如肿胀向舌根、会厌或颈前发展,则可阻塞呼吸道,出现呼吸困难,并有窒息的危险。在出现严重的局部感染症状的同时,由于大量的毒素和细菌入血,会引发严重的全身感染症状和脓毒症表现,包括寒战、发热、白细胞计数升高或者下降。脓毒症发展可致休克、昏迷、呼吸衰竭等,并最终导致多脏器衰竭而死亡。

237. 扁桃体周围脓肿手术有哪些麻醉方法和注意事项?

扁桃体周围脓肿常继发于急性陷窝性扁桃体炎后数日,感染侵入扁桃体被膜与咽缩肌之间的疏松结缔组织,致扁桃体周围炎,进而形成脓肿。成人可以选择表面麻醉,儿童和全身情况差的患者可能需要全身麻醉。表面麻醉应取坐位,全麻则取侧卧位。切开脓肿前应先做穿刺,目的在于证明有无脓肿,并可避免局下切开引流时脓液突然大量涌入气道,造成呼吸道意外。

238. 咽灼伤应遵循怎样的治疗原则?

误咽高温液体或化学腐蚀剂导致的咽部灼伤除损伤局部黏膜外,严重者可以引起严重的全身性病理变化和中毒症状,甚至因窒息、心力衰竭而死亡,其治疗应根据引起灼伤的物质和严重程度而定:① 重度灼伤出现呼吸困难逐渐严重者,应随时准备实施气管切开术;② 因强碱和强酸灼伤咽喉部立即就诊者,可给予中和疗法;③ 应用抗生素控制感染;④ 糖皮质激素可以预防和缓解喉水肿,抑制结缔组织增生;⑤ 轻度灼伤者,局部涂抹 3% 鞣酸、液状石蜡或紫草油等,以保护创面。

239. 气道损害有哪些临床表现?

气道损害的临床表现取决于受累气道的部位和损害的严重程度。任何部位的气道损害在临床上都可以表现为呼吸窘迫、呼吸急促、辅助呼吸肌参与呼吸、胸骨回缩、气管被牵拉、喘鸣、缺氧、心动过速和呼吸衰竭等。轻度受累时只有在体力劳动或活动时出现症状,而重度受累则在休息或坐位时即可出现上述临床表现。小气道(直径 2 mm 以下的气道)损害在早期没有明显的临床表现,病情加重会出现咳嗽、咳痰、胸痛、发绀和咯血等。

240. 咽部及食管灼伤严重程度如何分型?

咽部及食管灼伤按其严重程度可分 3 型。Ⅰ 度(轻型):灼伤局限于黏膜层,充血肿胀后坏死脱落,不遗留瘢痕性狭窄;Ⅱ 度(中度):灼伤深达肌层,溃疡形成,其表面有渗出或假膜形成,后期常出现瘢痕性狭窄;Ⅲ 度(重度):全层受损并累及周围组织,发生在食管可引起穿孔和纵隔感染等并发症。

241. 咽部异物容易停落在哪些部位?

口咽及喉咽部异物容易停留在扁桃体、舌根、会厌谿、咽后壁等部位。鼻咽部异物少见。口咽部异物可在直视下取出;舌根、会厌谿、梨状窝等部位的异物可在间接喉镜或纤维喉镜下取出。

242. 何为阻塞性睡眠呼吸暂停低通气综合征?

阻塞性睡眠呼吸暂停低通气综合征(obstructive sleep apnea-hypopnea

syndrome，OSAHS)是指睡眠时上气道反复塌陷阻塞引起的呼吸暂停和/或低通气，通常伴有打鼾、睡眠结构紊乱、周期性发生的血氧饱和度下降、白天嗜睡、注意力不集中等症状和体征，严重的可导致高血压、冠状动脉粥样硬化性心脏病(简称"冠心病")、糖尿病等多器官多系统损害。

243. 如何定义睡眠过程中的呼吸暂停？

睡眠时呼吸暂停(apnea)是指在睡眠过程中口鼻呼吸气流均消失(定义为口鼻气流较基线水平下降≥90％)，并且持续时间≥10秒。

244. 呼吸暂停可以分哪几种类型？

呼吸暂停可以分为阻塞性、中枢性和混合性3种。阻塞性呼吸暂停是指口鼻气流消失，但是胸腹的呼吸运动仍然存在；中枢性呼吸暂停指无呼吸中枢驱动的呼吸停止，呼吸暂停发生时口鼻无气流，同时胸腹呼吸运动停止；混合性呼吸暂停是指一次呼吸暂停过程中两者均存在，一般开始时表现为中枢性呼吸暂停，继而表现为阻塞性呼吸暂停。

245. 什么是睡眠时的低通气？

低通气(hypopnea)也称为通气不足，指睡眠过程中口鼻气流强度较基线水平降低≥30％，同时伴有动脉血氧饱和度下降≥4％；或者口鼻气流强度较基线水平降低≥50％，同时伴有动脉血氧饱和度下降≥3％或微觉醒，持续时间≥10秒。

246. 什么是睡眠呼吸暂停低通气指数？

睡眠暂停低通气指数(apnea-hypopnea index，AHI)指睡眠过程中平均每小时呼吸暂停和低通气的总次数。AHI＝(呼吸暂停次数＋低通气次数)/睡眠时间。

247. 何为呼吸紊乱指数？

呼吸紊乱指数(respiratory disturbance index，RDI)指睡眠过程中平均每小时发生呼吸暂停、低通气和呼吸努力相关微觉醒(指未达到呼吸暂停或低通气标准，但有≥10秒异常呼吸努力并伴有微觉醒)的次数。

248. 引起睡眠呼吸暂停低通气综合征的病因有哪些？

睡眠呼吸暂停低通气综合征的发病原因和机制目前尚不完全清楚，主要有以下几个方面的病因：① 上气道解剖结构异常或者病变：鼻腔及鼻咽部狭窄、口咽部狭窄、喉咽或者喉腔狭窄、上下颌骨发育不良或畸形；② 上气道扩张肌张力异常：主要表现为颏舌肌、咽壁肌肉及软腭肌肉的张力异常；③ 呼吸中枢调节异常：主要表现为睡眠过程中呼吸驱动异常降低，或对低 O_2、高 CO_2 及高 H^+ 的反应异常；④ 某些全身因素或疾病也可通过影响上述 3 种因素而诱发或加重本病，如肥胖、妊娠、绝经和围绝经期、甲状腺功能低下、糖尿病等。另外，遗传因素、饮酒、安眠药等因素也可加重 OSAHS 病情。

249. 睡眠呼吸暂停低通气综合征的病理生理改变有哪些？

睡眠呼吸暂停低通气综合征患者由于睡眠时上气道塌陷阻塞而引起呼吸暂停和低通气，从而引发一系列的病理生理改变：① 低氧及二氧化碳潴留：慢性间歇性低氧可导致儿茶酚胺分泌增高及血管内皮损伤，引起高血压；低氧亦引起心律失常、促红细胞生成素升高、红细胞增多、血小板活性升高、纤溶活性下降，诱发冠心病和脑血栓等；② 睡眠结构紊乱：反复发生的呼吸暂停和低通气，反复的微觉醒，造成慢波睡眠和快速动眼睡眠期明显减少，影响机体内的许多内分泌激素（如生长激素、雄激素、儿茶酚胺、胰岛素等）的分泌；③ 胸腔压力变化：吸气时胸腔内负压明显增加，易引起胃内容物的反流，导致反流性食管炎和咽喉炎。④ 瘦素分泌减少导致脂肪代谢障碍，加重患者向心性肥胖和咽部脂肪组织增加，使咽部塌陷性进一步增加。

250. 什么是"STOP BANG"评分？

STOP BANG 是一份简明扼要的调查问卷，是有效的睡眠呼吸暂停低通气综合征患者筛查工具，用于识别高风险患者。问卷根据项目的首字母设定：snoring（打鼾）、tired（疲倦）、observed（观察）、blood Pressure（血压）、BMI（体重指数）、age（年龄）、neck circumference（颈围）、gender（性别）共 8 个问题，根据答案（是或否）进行评分，总分范围从 0~8。得分≥3 提示为睡眠呼吸暂停低通气综合征的高危人群，＜3 则为低危人群。

251. 肥胖代谢综合征的诊断标准是什么？

肥胖代谢综合征是在中心性肥胖（男性腰围≥90 cm；女性≥80 cm）的基础上，合并下列 4 项中的 2 项，或已经接受的相对应治疗，即可诊断代谢综合征：① 三酰甘油水平＞1.7 mmol/L；② 高密度脂蛋白水平降低，男性＜0.9 mmol/L，女性＜

1.1 mmol/L；③ 血压升高，收缩压≥130 mmHg，或者舒张压≥85 mmHg；④ 空腹血糖升高，空腹血糖≥5.6 mmol/L，或已诊断的 2 型糖尿病。

252. 睡眠呼吸暂停综合征患者的上气道有哪些病理改变？

通常情况下，呼吸由膈肌和肋间肌的收缩启动，借此扩大胸廓，产生的胸膜腔负压经下气道传至咽喉部。咽喉部的黏膜和软组织缺乏骨性的支撑，负压会使其向内塌陷，但能被上气道扩张肌的收缩代偿，从而保持气道的开放。但睡眠呼吸暂停综合征患者由于咽壁黏膜下大量脂肪堆积，舌体肥厚，舌根上抬，咽腔过度狭窄，再加上吸气时负压造成软组织过度塌陷，加之咽部扩张肌失去代偿、舌后坠导致上气道梗阻，继而出现缺氧和二氧化碳蓄积，引起睡眠中的觉醒，周期性发作的睡眠呼吸暂停，使患者出现不得安眠，白天嗜睡等特征性表现。

253. 肥胖患者心血管系统有哪些病理改变？

肥胖患者的循环血量、血浆容量和心排出量随体重和氧耗量的增加而增加。脉搏通常在正常范围，但由于血容量和静脉回心血量的增加，每搏量和心排出量随之增加。大多数肥胖患者肺血容量增加、肺容量减少、横膈抬高导致肺动脉压增高，进而发展为右心功能不全。

254. 肥胖患者的内分泌和消化系统有何病理改变？

虽然肥胖患者的胰岛细胞增生，血浆胰岛素含量高于正常水平，但其糖耐量降低，常并发非胰岛素依赖性糖尿病。在高胰岛素的作用下，肝脏合成脂蛋白增加，三酰甘油增高，缺血性心脏病的发生率增加，加上高血压、血管硬化等加速了重要脏器的功能不全和疾病的发生。肥胖患者绝大多数伴有肝内脂肪浸润、肝脏炎性改变、局灶性肝坏死和肝纤维化。肥胖患者胃排空延迟，禁食状态下胃液量大，胃液 pH 更低。

255. 肥胖患者肾脏有哪些病理改变？

肥胖患者由于高血压、肾血流增多、糖耐量异常导致肾小球高灌注和高滤过、肾小球肥大，可以引起肾小球足细胞的损伤和局灶性肾小球硬化和/或糖尿病性肾病，肾间质小动脉轻至中度的透明变性或弹力层增厚，临床多出现大量蛋白尿。

256. 睡眠呼吸暂停低通气综合征的非手术治疗方法有些？

睡眠呼吸暂停低通气综合征的非手术治疗包括：① 无创气道正压通气治疗：包括持续正压通气治疗、双水平气道正压通气治疗；② 口腔矫治器治疗：适用于以舌根后气道阻塞为主、病情较轻的单纯鼾症及轻中度的睡眠呼吸暂停低通气综合征患者，特别是有下颌后缩者；③ 药物治疗：仅作为辅助治疗，目前尚无疗效确切的特效药物。

257. 肥胖患者的上呼吸道解剖改变有哪些？

肥胖患者的上气道解剖可能出现以下改变：① 咽后壁脂肪组织堆积导致咽腔狭窄；② 气管外部脂肪堆积压迫气道；③ 下咽部脂肪堆积妨碍喉镜检查视线；④ 舌骨后移造成会厌过度遮盖声门；⑤ 咽部从正常的长轴位于侧方的椭圆形变成长轴位于前后径的椭圆形；⑥ 咽部扩张肌群的活动减弱；⑦ 腹部脂肪大量堆积，造成膈肌抬高，胸廓顺应性降低，功能余气量降低，肺活量和肺总量减少。

258. 什么原因导致肥胖患者仰卧位时呼吸暂停后耐缺氧能力差？

肥胖患者因体重增加，氧耗及二氧化碳产生增多，需要增加分钟通气量来维持血中二氧化碳保持在正常水平，其呼吸做功增加。肥胖能够影响膈肌及胸腹部运动，导致功能残气量降低，易发生肺不张和肺内分流。胸壁和腹部脂肪堆积、肺动脉血容量增多导致肺顺应性降低，呼吸道阻力增加。仰卧位时，膈肌进一步抬高，肺顺应性降低及呼吸道阻力增加更为明显，对呼吸暂停的耐受能力更差、误吸风险更大。有心功能障碍的肥胖患者仰卧位可导致致死性的心肺功能衰竭，称肥胖仰卧位死亡综合征（obesity supine death syndrome）。

259. 病理性肥胖患者在围术期有哪些方面的风险？

病理性肥胖患者围术期的风险表现在：① 呼吸系统：气道梗阻、低氧血症、肺部并发症；② 循环系统：高血压、冠心病、深静脉血栓及肺梗死、脑血管并发症；③ 伤口愈合不良及切口感染；④ 消化系统：胃排空时间延长、胃 pH 降低、反流误吸、吸入性肺炎等并发症风险增加。

260. 肥胖患者呼吸生理主要的改变有哪些？

肥胖患者胸腹部大量的脂肪堆积，造成胸廓的顺应性降低，膈肌抬高，补呼气量、功能余气量、肺活量和肺总量都降低，而小气道关闭时的闭合容量未改变且可能增加,严重时肺血流增加,造成了通气/灌注(V/Q)比例的失调,静脉血掺杂增加,动脉血氧分压降低。

261. 肥胖患者术前用药有哪些原则?

很多肥胖患者伴有气道解剖异常,麻醉前禁用阿片类药,慎用口服镇静药物以防止发生呼吸抑制。全麻或清醒插管前应给与止涎剂,以减少气道分泌物。肥胖患者易发生胃液反流,麻醉前应给与 H_2 受体阻滞剂(制酸剂)。

262. 何种体位对肥胖患者的麻醉诱导有利?

常采用斜坡卧位或反屈氏位,重度肥胖患者麻醉诱导时,可以采用仰卧位,并从腰后区域直至颈部的"斜坡位"抬高来放置体位,使患者的头部位于胸部水平以上,胸骨切迹与外耳道处于同一水平线,更利于通气和气管插管操作。

263. 什么是匹克威克综合征?

匹克威克综合征(Pick-Wickian Syndrome)又称肥胖性低通气量综合征,是病态肥胖的一个临床综合征。表现为呼吸困难,间歇或潮式呼吸,发绀、水肿、神志不清、嗜睡、昏睡等。腹腔和胸壁脂肪组织过多堆积,使肺通气受限,换气不良,导致呼吸性酸中毒;动脉血二氧化碳分压升高,氧分压下降,血氧饱和度下降,出现发绀、红细胞增多;静脉回流淤滞,静脉压升高,颈静脉怒张,肝大,肺动脉高压,右心负荷加重;脂肪组织大量增加,总循环血量随之增加,心输出量和心搏出量加大,加重左心负荷,出现高搏出量心衰,所有这些病理改变称为匹克威克综合征。

264. 肥胖患者的气道管理可能出现哪些困难情况?

在所有肥胖患者中,术前评估以识别或排除潜在的"困难"气道非常重要。肥胖可能与面罩通气困难、喉镜暴露困难、声门上通气装置置入困难、纤支镜辅助插管困难、"不能插管、不能氧合"的风险增加、环甲膜或气管环识别困难,以及颈前紧急气道建立的失败率增高均有关。

265. 如何优化肥胖患者的拔管条件?

优化肥胖患者的术后拔管条件措施有:① 定量监测神经肌肉阻滞以确保完全的肌松逆转;② 拔管前应充分的给氧,气道吸引后肺复张,保证足够的潮气量和呼吸频率;③ 保持足够的清醒,避免剧烈的呛咳,并能配合指令动作;④ 放置于斜坡位或头高脚低位;⑤ 预先放置通气道,以降低气道梗阻的风险;⑥ 通过放置气道交换导管或喉罩置入后再过渡拔管;⑦ 拔管后通过无创压力支持和呼吸末正压通气改善氧合并减少术后呼吸道并发症。

266. 病理性肥胖患者麻醉用药的计算有何原则?

病理性肥胖患者的用药剂量主要取决于药物的亲脂性。与正常体重个体相比高亲脂性药物在肥胖个体中的分布容积有所增加,其剂量应根据实际体重计算,包括:苯二氮䓬类、丙泊酚、硫喷妥钠、芬太尼、舒芬太尼、右美托咪定、琥珀胆碱、阿曲库铵、顺势阿曲库铵等。低亲脂性药物的分布容积与正常体重者接近,药物剂量根据去脂体重计算,包括阿芬太尼、硫酸吗啡、氯胺酮、罗库溴铵、维库溴铵。瑞芬太尼虽为亲脂药物,但不会产生分布容积变化,也可以根据去脂体重计算。

267. 睡眠呼吸暂停低通气综合征患者术后镇痛选择有何原则?

睡眠呼吸暂停低通气综合征(OSAHS)患者使用阿片类药物后发生上呼吸道梗阻和呼吸抑制的危险性高,术后镇痛可以选择无阿片类药的多模式镇痛,如区域麻醉和局部神经阻滞镇痛,联合使用对乙酰氨基酚、NSAIDs/COX_2 选择性抑制剂、NMDA 抑制剂(氯胺酮)和类固醇激素等药物。

268. 什么体位能改善病理性肥胖患者的喉镜暴露?

肥胖患者在气管插管时置于斜坡位或反 Trengelenburg 体位,使得患者的耳屏软骨与胸骨切迹在同一水平位置,同时适度的颈椎下段屈曲,寰枕关节伸展,结合直接喉镜暴露时口轴、咽轴和喉轴的"三轴重叠"调整技术,能改善气管插管时声门的直视视野,增加气管插管的首次成功率。

269. 喉咽部恶性肿瘤有哪些临床表现?

喉咽部异物感及吞咽梗阻感可能是该部位恶性肿瘤的早期表现。后期因肿瘤增大表面溃烂可引起吞咽疼痛、吞咽困难、痰中带血。当肿瘤侵犯喉腔时,可引起声音嘶哑,甚至呼吸困难。

270. 咽喉头颈部放射治疗后的麻醉管理有哪些要点?

放射治疗会引起急性和远期的不良结局,包括喉水肿和(或)组织纤维化,可能导致气道管理困难。麻醉应关注:① 容量不足、营养不良、贫血等有引发低血压的风险;② 喘鸣音或吞咽困难可能预示着困难气道管理;③ 放射辐射引起的皮肤反应(如面部和颈部红斑或水肿),并不是喉部水肿的可靠预测指标;④ 放射后组织纤维化造成的组织萎缩和挛缩,不能依靠神经肌肉阻滞剂来实现松弛;⑤ 术前反复体位性低血压的发作,可能提示压力感受性自主神经系统功能障碍。

271. 如何评估头颈部病变患者的气道?

评估头颈部病变患者的气道需要特殊的考量和方法,应从肿瘤、放射疗法和手术三方面对气道进行评估,分别反映肿瘤的情况(大小、是否引起喘鸣、是否导致呼吸困难)、放射疗法(是否影响颈部活动度、是否有放疗并发症、是否有局部组织纤维化和水肿)和手术情况(手术范围大小、是否累及消化道和呼吸道、是否需要进行重建)这三方面来评估对气道管理可能产生轻度、中度和重度的影响。

272. 咽喉部困难气道结构化管理方案的原则是什么?

结构化的气道管理方案要基于医师的临床经验、设备的可获得性、团队合作和沟通能力、对指南或标准化流程的执行来实现:① 避免盲目插管的尝试;② 优化患者和操作者体位;③ 操作前所有辅助插管工具都应准备就位;④ 减少尝试插管的次数、避免不必要的损伤;⑤ 在尝试一种技术失败后,应尝试不同的技术或插管设备,并能解决前一次尝试中遇到的困难;⑥ 非紧急情况下,在尝试失败后,应确保患者的氧合改善并能维持,才尝试进一步的操作。

273. 咽喉部手术后早期有哪些考量?

咽喉部手术的患者在术后应当密切监测是否出现喘鸣、打鼾、呼吸困难或吞咽困难等迹象。由于麻醉药、肌松剂或阿片类药的残余作用、手术及麻醉操作引起的气道水肿和出血等,术后容易出现气道梗阻。术后最初 24 小时内的主要风险是气道梗阻、出血和误吸。

274. 咽喉部手术麻醉的通气方式有几种?

咽喉部手术全身麻醉时除常用的机械控制通气外,还可以采用保留自主呼吸的通气、呼吸暂停与间歇通气交替的通气、常频或高频喷射通气和呼气辅助通气等通气方式。

275. 咽部手术气管插管全麻有何优势？

咽部手术使用气管插管麻醉的优点包括：① 麻醉医师熟悉的气道途径,气道失保护概率低;② 使用钢丝加强管能相对抗压;③ 能够固定和保护下气道(位于导管套囊远端),避免口内血液和碎屑误吸,及胃内容物误吸;④ 避免使用喉罩通气可能引起的喉痉挛;⑤ 允许在有需要时使用更高的压力通气;⑥ 术中可以使用吸入麻醉剂维持麻醉,避免手术室的污染。

276. 咽部手术清醒拔管的优势？

咽部手术清醒拔管的优势在于清醒患者确保有规律的呼吸和充分的氧合;有良好的气道控制能力,更好地恢复保护性的气道反射;能配合指令动作,自发的反映气道的状况;能配合体位改变以方便清除血液和分泌物,防止误吸。

277. 咽部手术中影响气道安全的因素有哪些？

咽部手术与麻醉共用气道,对气道安全的影响也尤为重要。主要的影响因素包括：① 患者因素;② 气道解剖学因素;③ 疾病的病理因素;④ 手术操作因素;⑤ 器械因素;⑥ 气管插管选择因素;⑦ 麻醉药物因素等。

278. 口咽部占位性病变如何影响气管插管？

口咽部占位患者的声门和下气道结构往往正常,由于鼻咽部结构正常使得面罩通气良好。气管插管的主要问题在于插管时要绕过口咽部阻挡视线和阻塞气道的大肿块,既不损伤肿块,又要保持气道通畅。此类疾病患者通常可以选择清醒纤支镜引导的经鼻气管插管技术。

279. 影响上呼吸道反射敏感性的因素有哪些？

影响上呼吸道反射敏感性的因素包括年龄、吸烟、上呼吸道感染、全身或局部麻醉药物等。麻醉药物会引起上气道反射敏感性变化,如丙泊酚与抑制上气道反射有关;年龄增长也会导致上气道反射的敏感性逐渐降低;吸烟会增加上气道反射的敏感性,并且在戒烟后仍会持续长达 2 周;对上呼吸道感染至康复后的 15 天内,气道的敏感性都会增高。

280. 术前气道评估提示困难气道的危险因素有哪些？

下列体征提示可能出现困难气道：① 上门齿较长;② 正常咬合时上门齿突

出;③ 主动最大限度下颌前移时下门齿不能越过上门齿前面;④ 上下门齿间距小于 3 cm;⑤ 坐位伸舌时不能看到悬雍垂;⑥ 上颚弓形弧度过大或者过窄;⑦ 下颌僵硬或者无弹性,或者下颌间隙有肿物;⑧ 甲颏间距小于 3 横指;⑨ 颈部过短或过粗;巨舌症、病态肥胖。⑩ 最大限度的屈颈到伸展颈部不能超过 80°;⑪ 下颌体长度小于 9 cm。

281. 婴幼儿口腔内手术气管插管径路如何选择?有何注意事项?

对于婴幼儿的口内手术,如涉及舌体前 2/3、牙龈、硬腭等部位损伤时,可采取经口气管插管,并将导管固定于健侧口角。如果涉及舌根、悬雍垂、软腭等部位损伤时,应行经鼻气管插管,利于手术的操作视野。婴幼儿鼻插管前可在鼻腔内使用麻黄碱等缩血管药物,减少鼻黏膜的出血风险,并充分使用液状石蜡润滑导管前端,以帮助导管顺利通过鼻道,同时选择比口插管小一号的带套囊气管插管,以减少鼻腔黏膜的损伤。

282. 如何避免婴幼儿口咽部手术后的急性气道梗阻?

婴幼儿口咽部手术后,应仅在患儿意识清醒、保护性气道反射恢复完善、通气功能恢复良好后方能拔管。对于术前存在中、重度气道梗阻,尤其是舌体相对较大的患儿,常需用缝线悬吊舌体,使舌根远离咽后壁。腭裂手术后尽可能减少经鼻或经口的口咽部吸引,不主张放置口咽通气道,以免损伤缝合修补部位。拔管后可将患儿置于侧卧头低位,以减少口咽部分泌物、胃内反流物等的误吸风险。对于提示术后可能出现气道梗阻高风险的患儿,应延迟拔管至风险降低以后。

283. 围术期的喉梗阻程度如何分级?

围术期喉梗阻通常根据严重程度可以分为四级:① Ⅰ级:仅在活动后出现呼吸困难和吸气性喘鸣;② Ⅱ级:静息时就出现呼吸困难和吸气性喘鸣,活动后加重;睡眠和进食不受影响,没有烦躁不安;③ Ⅲ级:明显的呼吸困难和吸气性喉喘鸣;有嘴唇和手指发绀症状;有胸骨上凹和锁骨上凹;睡眠和进食受影响;烦躁不安;④ Ⅳ级:严重的呼吸困难、发绀、定向障碍、昏迷、低血压。

284. 什么是最佳气道体位?

最佳气道体位是指方便气道管理的体位,是外耳道和胸骨切迹位于同一水平面的体位。在小儿头部下方放置小头圈、较大儿童和成人头部放置枕头。在病态肥胖患者头部和上半身下方用几个枕头或楔子做成"斜坡位"、30°反 Trengelenburg 体位或 25°头高位。最佳气道体位可以改善此类患者插管前的气道通畅度,提高预给氧的效果,并增加其耐受呼吸暂停的时间。

285. 经口机器人手术麻醉管理有哪些值得注意的问题?

经口机器人手术(transoral robotic surgery,TORS)一般采用气管内全麻,与其他全麻相比,① 建议使用小直径气管内导管进行鼻腔插管,以最大限度地提高能容纳 TORS 手术器械的口腔容量;② 建议使用钢丝加强型导管以抵抗术中机械臂的压迫;③ 应留置动脉导管进行连续动脉血压监测,以快速处理血流动力学变化和调整麻醉深度;④ 术中应保持深度肌松状态,有助于喉部的暴露,避免吞咽和患者体动。

286. 面罩通气困难的独立影响因素有哪些?

以下因素是困难面罩通气的独立影响因素:① 胡须或其他影响面罩密封的因素;② 牙齿缺失;③ 下颌突出受限;④ 改良 Mallampati 分级 Ⅲ 或 Ⅳ 级;⑤ BMI>26 kg/m²;⑥ 打鼾或阻塞性睡眠呼吸暂停病史;⑦ 甲颏距离过短(<6 cm);⑧ 年龄>55 岁等。

287. 哪些是声门上气道装置放置困难的预测因素?

声门上气道装置(supraglottic airway,SGA)放置困难的风险预测因素包括:张口度受限、上气道的梗阻或解剖畸形、颈部僵硬或屈曲畸形、环状软骨受压、BMI>29 等。

288. 麻醉相关的氧合技术有哪些?

与麻醉相关的各种氧合技术的目的是延缓呼吸暂停期间氧合血红蛋白的解离。常用的技术包括:预给氧(pre-oxygenation,PreOx)、窒息氧合技术(apnoeic oxygenation,ApOx)也称作"弥散性氧合"技术、经鼻高流量加温加湿快速通气交换(transnasal humidified rapid insufflation ventilatory exchange,THRIVE)技术、经鼻高流量氧疗(high flow nasal oxygen,HFNO)等技术。

289. 影响预给氧效果的因素有哪些?

在麻醉诱导和插管前预给氧是通过高浓度氧气来延缓呼吸暂停导致的血氧饱

和度下降,影响预给氧效果的因素包括:吸入氧浓度、新鲜气体流量、使用的麻醉机回路系统、呼吸的类型、预给氧的持续时间、肺泡通气量/功能余气量的比值、肺内的氧含量(肺泡氧分压)、机体的氧耗量等。

290. 哪些因素会影响呼吸暂停期间去氧饱和的时间?

去氧饱和的时间通常取决于预给氧的效果、氧负荷的容量和耗氧量。① 预充氧的效果(在呼吸暂停开始时肺内储存的氧气量);② 在呼吸暂停期间额外的氧气与血红蛋白结合的能力(如是否通过窒息氧合来使氧气从压力梯度高的咽部向低于大气压的肺泡弥散);③ 耗氧量(很多情况下耗氧量会增加,包括发热、败血症和婴儿期等);④ 贫血或异常血红蛋白病;⑤ 导致功能残气量降低的因素(如饱胃、肥胖、怀孕、腹腔内病变、通气/灌注不匹配等)。

291. 如何衡量预给氧的效果?

呼气末氧浓度(EtO_2)监测是临床实践中评估预给氧期间肺去氮的金标准,也是衡量预给氧效果的指标。在正常功能余气量和耗氧量的成年人中,当 $EtO_2>$ 90%时提示肺中氧气含量$>2\,000\ mL$,是正常耗氧量的 $8\sim10$ 倍。吸氧去氮速度取决于吸入氧浓度、与 FRC 有关的潮气量和呼吸频率的影响。但有些患者,无论采用何种方法、无论时间多长,可能都达不到最佳效果。

292. 经鼻高流量加温加湿快速通气交换可用于哪些五官科手术的麻醉?

经鼻高流量加温加湿快速通气交换(transnasal humidified rapid insufflation ventilatory exchange,THRIVE)技术在五官科手术中适用于:① 声门下或气管病损手术,如声门下狭窄球囊扩张术等;② 喉或气管乳头状瘤手术;③ 声带息肉手术、声门关闭不全声带内移术等;④ 食管或咽喉部异物取出术;⑤ 气管切开时改善氧合。但是对于激光手术或使用电刀时不建议使用 THRIVE,以免发生呼吸道灼伤。

293. 经鼻高流量加温加湿快速通气交换的应用有哪些注意点?

经鼻高流量加温加湿快速通气交换(transnasal humidified rapid insufflation ventilatory exchange,THRIVE)需要有专用设备湿化的氧气源,并建议监测患者呼气末二氧化碳水平。使用 THRIVE 时要注意过大流量的氧气可能引起不适。患者清醒时应采用小流量给氧,入睡后再加大氧流量。使用非湿化氧气可能存在出血和气道刺激的风险。长时间使用应用 THRIVE 可能引起高碳酸血症。此外，THRIVE 不能用于完全性气道阻塞的患者，并且在已知或怀疑存在颅底骨折的患者也不建议使用。在不能保证气道通畅、反流误吸风险高、气道出血风险高的患者中，应禁止或慎重使用 THRIVE 技术。

294. 何为喷射通气？有哪几种喷射通气技术？

喷射通气(jet ventilation，JV)是将高压气源的气体通过电子控制装置或手控方式将小于解剖无效腔容量的潮气量输送至肺的机械通气方式。按照喷射频率分为高频喷射通气(high frequency jet ventilation，HFJV)(>60 次/分)和常频喷射通气(<60 次/分)。按照喷射的位置又可以分为声门上喷射通气和声门下喷射通气。

295. 什么是"无管"麻醉技术？

"无管"麻醉(tubeless anaesthesia)指非插管的全身麻醉技术。无管通气技术在五官科手术中被广泛用于各种喉部短时或简单手术(如喉声带手术、气道肿瘤手术、气道异物取出等手术)。无管麻醉技术能提供一个相对安全的气道、宽敞的手术操作空间和视野，在保证手术质量的前提下，避免插管的损伤和不适，提供快速的苏醒和恢复质量。无管麻醉技术需要自主呼吸、喷射通气、间歇性呼吸暂停技术、高流量吸氧等呼吸技术来维持氧合。

296. "无管"麻醉用于五官科手术有哪些优缺点？

"无管"麻醉在五官科手术中应用的优点有：完全的喉部可视化，对术野无干扰；无插管相关的上气道和声门的损伤风险；因吸入空气对激光手术安全。其缺点包括：对下呼吸道无保护，容易出现组织碎片、分泌物及血液等的误吸；通气不受控和潜在的通气不足风险，无法进行呼吸参数的监测；需要相关的专业知识和丰富的临床经验，以及备用的抢救设备和完整的抢救计划。

297. 相对于"无管"麻醉的插管麻醉在五官科手术有何优缺点？

常规的气管插管全身麻醉的优势包括：气管插管技术对所有麻醉医师来说是常规技术，培训成熟、操作熟练；能安全保护下呼吸道，防止误吸；通气受控，监测便利，二氧化碳蓄积可以被及时发现和处理；避免了挥发性麻醉药物对手术室的污染。但是气管插管在 ENT 手术中使用也有一定的局限性：视野暴露和手术入路受限;声门部位手术使用的小号导管会有二氧化碳潴留、气压伤、气胸和低血压的风险;在激光手术不使用激光安全管时,一旦使用高氧浓度吸入,就有发生气道火灾的危险。

298. 什么是呼气辅助通气?

呼气辅助通气(expiratory ventilation assistance,EVA)模式是指在套囊充气密闭气道的情况下,吸气时施加恒定的正压气流,呼气时施加恒定的负压气流,从而能在通气周期中实施吸气和呼气的反转。EVA 通气模式仅适用于 Ventrain 或 Evone 呼吸机(Ventinova Medical B. V.),呼吸机的气流通过带套囊的窄孔径的气管导管(Tritube 导管)完成通气,因导管外径仅 4.4 mm,能提供良好的喉部操作视野。

299. 如何进行口咽部的局部麻醉?

口咽部的感觉主要由舌咽神经的感觉神经纤维支配,此神经支配舌后 1/3、腭扁桃体、部分口腔和喉部黏膜的一般感觉。口咽部的麻醉常采用表面麻醉,可以通过让患者口含达克罗宁胶浆(新型局部麻醉药,黏膜穿透力强)5 分钟后吐出;也可以使用 2%、4%、5% 或 10% 利多卡因制剂通过雾化器或"边进边喷"技术对口咽部实施局部麻醉。

300. 舌咽神经的阻滞途径有哪几种?

舌咽神经阻滞有口内和口外两种阻滞途径。口内途径通过腭舌弓舌侧的基底部注射局麻药,或者使用局麻药浸湿的棉片在相同部位放置 5~10 分钟浸润麻醉;也可采用在扁桃体前柱底部或扁桃体后柱底部附近注射局麻药进行阻滞。对于张口受限、口腔视野暴露不佳的患者可以进行口外途径阻滞,即在茎突周围入路的神经阻滞,在乳突尖和下颌角连线的中点垂直进针直至茎突后往外退针,至阻力消失后回抽无血,注射局麻药,操作时应避免误入颈动脉和误阻滞舌咽神经的传入纤维。

301. 舌咽神经阻滞有哪些并发症?

舌咽神经阻滞可能并发:① 阻滞同侧面神经而出现 Horner 综合征;② 穿刺针尖位置较高时,可能阻滞发自颈动脉窦的舌咽神经传入纤维,或者阻滞副神经、迷走神经,致患者出现心动过速等;③ 可能同时阻滞同侧舌下神经而出现一侧舌麻痹;④ 反复穿刺有可能误伤颈内静脉发生血肿;⑤ 在茎突附近的舌咽神经近端离颈内动脉很近,操作时如果局麻药误入颈内动脉会导致头痛、惊厥和抽搐。

302. 喉上神经阻滞有哪些适应证和禁忌证?

喉上神经阻滞可以提供下咽和声门上包括悬雍垂、会厌谿及会厌喉面的麻醉。实施喉上神经阻滞的同时,联合口咽部表面麻醉,无论是否联合舌咽神经阻滞,都可以为清醒气管插管或直接喉镜检查技术提供满意的麻醉效果。适应证:① 喉上神经痛;② 全麻清醒气管插管辅助麻醉。禁忌证:① 注射部位感染;② 患者不能合作;③ 有严重出血倾向的患者。

303. 如何进行喉上神经阻滞的操作?

常用的喉上神经阻滞有2种方法。① 在颈部外侧触及甲状软骨角和舌骨软骨角,在这两个点之间,用3.5 cm长的7号短针垂直皮肤穿刺,当刺破甲状舌骨韧带时,稍有突破感,注入局麻药;② 也可以先确定颈总动脉内侧的位置,并触及舌骨大角尖端,在其下缘用3.5 cm长的7号短针向前、内、下方缓慢进针约1 cm。抵达舌骨大角和甲状软骨上角间隙中点,即喉上神经入口处,回抽无血,注射局麻药进行喉上神经阻滞。

304. 喉上神经阻滞应注意避免哪些不良反应?

喉上神经阻滞应避免:① 注射位置过浅或局麻药量过大,可能引起同时阻滞喉返神经;② 会厌下双侧喉上神经阻滞,双侧喉上神经阻滞可产生延续到声带以上的区域性阻滞;③ 应避免将针头刺入甲状软骨,直接在声带水平注入局麻药物有可能导致声门水肿及气道梗阻;④ 避免局麻药误入颈内动脉导致惊厥等的发生。

305. 喉上神经阻滞时突发低血压或者心动过缓可能的原因有哪些?

喉上神经阻滞时如果发生低血压和心动过缓,可能原因包括:① 疼痛导致血管迷走神经反应;② 手指压迫刺激颈动脉窦;③ 喉部过度刺激导致的迷走神经反射;④ 局麻药物过量或者误注血管内;⑤ 穿刺针直接刺激到迷走神经的分支。

306. 咽喉部局部麻醉如何使用利多卡因?

咽喉部的局麻可以使用1%或2%的利多卡因,通过直接喷雾、雾化吸入、双侧舌咽神经和(或)喉上神经的阻滞,或经环甲膜穿刺使用局麻药。表面麻醉时可使用浓度较高的 4%、5% 或 10% 的利多卡因。咽喉部局麻使用利多卡因时,应使用最低有效剂量。注射过程中,在不使用肾上腺素的情况下,总量不应超过 3 mg/kg;使用肾上腺素时,总量不应超过 7 mg/kg。

307. 机体对于通气不足的代偿方式有哪些?

当出现通气不足时,机体会通过代偿方式使动脉血二氧化碳分压不超过正常范围的高限,这些代偿方式包括:① 用力呼吸,增加吸气的负压;② 增加呼吸的频率;③ 提高咽提肌的张力和气道敏感性;④ 加强呼吸中枢的紧张性;⑤ 加快心率,部分代偿缺氧。一旦出现失代偿,即可引起低氧血症和高碳酸血症,从而进一步引发一系列重要脏器功能障碍。

308. 声门上气道装置有哪些使用禁忌证?

虽然声门上气道装置(supraglottic airway,SGA)可用于大多数手术操作的气道维持,但亦有禁忌证,包括:严重的口腔或咽喉病变;饱胃和误吸风险较高的患者;肺顺应性差,需要高于咽部密封压力的气道压力才能维持氧合的患者;SGA 对手术操作有干扰;手术会干扰 SGA 的使用。但上述都是相对禁忌证,需要根据临床医师的经验和手术的具体情况进行判断。

309. 与五官科手术相关的气道风险因素有哪些?

与五官科手术相关的气道风险因素包括:急救、病态肥胖、张口受限、颈部活动受限、既往放疗病史、头颈部位手术、不良的气道决策、与术者缺乏沟通、缺乏应急预案、重复失败的气道建立技术、未经专科培训的医师进行麻醉等。

310. 类风湿关节炎对气道管理有何影响?

类风湿关节炎是关节的破坏性炎症,主要影响小关节,当颞下颌关节、环杓关节、颈椎的受累可能对气道管理产生重大影响。在类风湿关节炎中,十字韧带可能会变得松弛,因此,枕寰枢复合体的屈曲特别危险。40% 的类风湿关节炎患者存在寰枢椎半脱位的影像学证据,已发现 4 种寰枢椎半脱位亚型,颈部活动范围因不同亚型而异,临床上前脱位最为常见。当出现半脱位时,在气道管理过程中应尽量减少颈部活动。

311. 寰枢椎有哪几种半脱位亚型？

临床上寰枢椎半脱位有 4 种亚型。① 前脱位：占 80％，是 C1 在 C2 上发生向前移动，横韧带/齿突尖韧带破坏；② 后脱位：占 5％，C1 在 C2 上向后移动，齿状突破坏；③ 垂直脱位：占 10％～20％，齿状突经枕骨大孔移位，C1 侧块破坏；④ 侧方旋转脱位：占 5％～10％，C1 从 C2 侧方或旋转移位。

312. 强直性脊柱炎患者对气道管理有哪些影响？

强直性脊柱炎是一种伴疼痛的慢性炎症性关节炎，发病高峰年龄为 20～30 岁，好发于男性，主要影响脊柱和骶髂关节，可导致脊柱融合。强直性脊柱炎对气道管理的影响主要在于颈椎活动范围受限。此外，10％的患者可出现张口受限的情况。强直性脊柱炎的诊断依赖于临床检查和放射学检查，床边气道评估可以在术前提供足够的信息来制定完善的气道管理策略。

313. 类风湿环杓关节炎患者气管插管可能会遇到什么困难？

类风湿环杓关节炎患者术前可能存在呼吸困难和声音嘶哑。由于局部组织水肿或环杓关节僵硬，可能导致气管导管难以通过，气管导管受阻时强行插入可导致环杓关节的杓状软骨脱位。当颞下颌关节受累时，会出现张口受限，从而限制了直接或可视喉镜的检查。

314. 什么是面罩通气困难的"OBESE"风险预测因素？

"OBESE"是由爱尔兰麻醉师 Jonathan Holland 和 Will Donaldson 为方便气道管理的学习、体格检查和气道管理的实施而创建的，以首字母缩写来帮助记忆困难面罩通气的危险因素。肥胖（obese）、胡须（beard）、缺齿（edentulous）、打鼾（snoring）、年纪大（elderly，指＞55 岁）。

315. 什么是面罩通气困难的"MMMMASK"风险预测法则？

面罩通气是在困难插管或者插管识别时用于维持氧合的一项基本技术。"MMMMASK"助记预测因素包括：M（男性）、M（有胡须或者缺牙影响面罩密闭性）、M（Mallampati 3 级或 4 级）、M（下颌前突）、A（年龄）、S（打鼾或阻塞性睡眠呼吸暂停）、K（体重）。

316. 什么是面罩通气困难的"MOANS"风险预测法则?

面罩通气困难"MOANS"助记预测因素,首字母分别代表:M(mask seal poor,影响面罩密闭性的因素:如胡须、鼻胃管、奇形怪状的脸);O(obesity,肥胖和梗阻原因,如肿瘤或血管性水肿);A(age,极端年龄:老年人和幼年);N(no teeth,无牙或齿列不齐);S(stiff,通气对抗,打鼾和肺活动差,后者包括吸入性灼伤和急性支气管痉挛等疾患)。

317. 什么是困难气道评估的"LEMON"(柠檬)法则?

美国国家紧急气道管理课程通过设计"柠檬"法则来客观的评价困难插管的风险因素。"LEMON"分别代表:L(Look externally)—外部特征评估通气和插管的难易;E(Evaluate the 3 - 3 - 2 rule)—"3 - 3 - 2 法则"评估;M(Mallampati classification)—马氏分级;O(Obstruction)—气道梗阻;N(Neck mobility)—颈部活动度。

318. 什么是困难气管插管的"3 - 3 - 2"综合评估法则?

困难气管插管的"3 - 3 - 2 法则"是以患者的手指宽度为标准来进行困难插管的体检评估方法。分别评估 3 个指标:张口度(最大张口时上下门齿间距小于 3 指宽预示插管困难);颏舌距离(下颏至舌骨距离小于 3 指宽预示插管困难);舌甲距离(舌骨至甲状软骨上缘间距小于 2 指宽预示插管困难)。

319. 哪些患者易发生误吸?

饱胃(急诊手术、禁食时间不足、胃肠道梗阻);胃排空延迟(全身性疾病包括:糖尿病、近期创伤、术前服用阿片类药物、颅内压升高、胃肠外科手术史包括减重手术、怀孕、分娩和产后 48 小时);食管下括约肌功能不全(食管裂孔疝、反复反流、消化不良、上消化道手术史、怀孕 20 周以上);食管疾病;病态肥胖;镇静或昏迷的患者在围术期都是发生误吸的高危患者。

第三节 喉科-头颈外科麻醉

320. 颈前区的解剖范围及边界如何描述?

颈前区也称颈前三角,上界为下颌骨下缘,外界为胸锁乳突肌前缘,内界为颈正中线。颈前区以舌骨为界分为舌骨上区和舌骨下区。

321. 舌骨上肌群包括哪些肌肉？

舌骨上肌群位于舌骨上区,共包括四对小肌,分别为二腹肌、茎突舌骨肌、下颌舌骨肌和颏舌骨肌,其中的二腹肌是舌骨上部的重要肌性标志,二腹肌后腹的深面有颈内静脉、颈内动脉、副神经、迷走神经、舌下神经、枕动脉、颌内外动脉及面动脉等重要结构。

322. 颈丛支配哪些范围？

颈丛由第1～4对颈神经前支组成。位于胸锁乳突肌上部的深面,中斜角肌和肩胛提肌起始端的前方。其中皮支分为耳大神经、枕小神经、颈横神经、锁骨上神经等数支分布于头颈部、胸上部、肩及肩胛冈以上皮肤,肌支则分布于颈部深层肌、肩胛提肌、舌骨下肌群和膈肌。

323. 颈部交感干的组成以及解剖位置？

颈部交感干位于椎前筋膜深面,由颈上、颈中、颈下神经节及其他交通支组成。其中颈上神经节最大,平对第2、3颈椎横突的前方;颈中神经节最小,多位于甲状腺下动脉附近,相当于第6颈椎水平;颈下神经节或星状神经节位于第7颈椎横突与第1肋颈之间。

324. 颈动脉窦在什么部位？刺激颈动脉窦会引起机体哪些反应？

在颈总动脉末端和颈内动脉起始部,管壁略呈球形膨大的部分,为颈(内)动脉窦,是一敏感的压力感受器,受刺激后可反射性的减低心率和降低血压。

325. 拟行颈部手术的患者,中心静脉通路怎么选择？

拟行颈部手术的患者由于涉及手术区域,如颈淋巴结清扫或皮瓣移植术,可以选择股静脉,也可以考虑锁骨下静脉,但后者须注意不影响手术区域。

326. 临床上颈部淋巴结分区？

临床上通常将颈部淋巴结分成七个区。Ⅰ区为颏下及颌下区淋巴结,Ⅱ区为上颈部颈内静脉周围淋巴,Ⅲ区为中颈部颈内静脉周围淋巴,Ⅳ区为下颈部颈内静脉周围淋巴,Ⅴ区为颈后三角区,Ⅵ区为颈前区淋巴结,Ⅶ区为上纵隔淋巴结。患者术后镇痛方案与颈部淋巴结清扫的范围有关。

327. 颈部肿块常见病因及分类？

颈部肿块是耳鼻咽喉头颈外科中常见的症状之一,根据其病因和病理可分为四类：① 新生物肿块；② 炎性肿块；③ 先天性肿块；④ 其他。

328. 颈部检查包含哪些内容？

颈部的一般检查,颈部细胞学及病理检查,颈部影像学检查。

329. 甲状舌骨囊肿常见于什么部位？

甲状舌管囊肿可发生于自舌盲孔至胸骨上切迹之间颈中线的任何部位,多位于甲状腺和舌骨之间。患者多无特殊症状,偶有咽或颈部不适感。体检于颏下至胸骨上切迹之间的颈中线或稍偏处有隆起类圆形肿物,其大小不一,以直径为 3 cm 左右多见。

330. 喉的解剖位置在哪里？ 成年男性女性及小儿的位置有什么差别？

喉居颈前正中,舌骨下方上通喉咽,下接气管。喉上端为会厌上缘,下端为环状软骨下缘,前为舌骨下肌群,后为咽及颈椎的锥体,两侧为颈部的大血管神经束、甲状腺侧叶。喉是以软骨为支架,间以肌肉、韧带、纤维组织及黏膜等构成的一个锥形管腔状器官。成年男性约相当于第 3~6 颈椎平面,高约 8 cm；女性及小儿位置稍高。

331. 喉的生理功能有哪些？

喉不仅是呼吸道的重要组成部分,还具有发声、保护、吞咽等重要的生理功能。

332. 构成喉支架的软骨有哪些？

构成喉支架的软骨共有 11 块,形状大小不同。单个而较大的有甲状软骨、环状软骨及会厌软骨,成对而较小的有杓状软骨、小角软骨、楔状软骨共 9 块。此外,尚有数目不定的籽状软骨及麦粒软骨。

333. 会厌软骨的形状及解剖毗邻关系如何描述？

会厌软骨位于舌骨及舌根后面,上宽下窄形如树叶,下端借甲状会厌韧带连接

第二章

于甲状软骨交角内面上切迹下方。软骨上缘游离,在成人多呈圆形,平展,在儿童则其两侧缘向内卷曲,较软。

334. 会厌软骨有什么生理功能?

会厌软骨的前后覆以黏膜,称会厌,为喉入口的活瓣。吞咽时会厌向前下封闭喉入口,保护呼吸道免受食团侵入。

335. 如何描述甲状软骨的解剖位置?

甲状软骨为喉软骨中最大一块,由左右对称的四方形甲状软骨板组成,构成喉前壁和侧壁的大部分。甲状软骨板的前缘在正中线上互相融合构成前角,后缘彼此分开。

336. 如何确定甲状软骨的解剖位置?

甲状软骨在颈部正中融合处的上方呈 V 形切迹,称甲状软骨切迹,为颈部手术的一个重要标志。两块甲状软骨板在前缘会合形成一定的角度,在成年男性近似直角,上端向前突出,称为喉结;在女性则近似钝角。甲状软骨两板的后缘钝圆,有茎突咽肌和咽腭肌附着。甲状软骨板的外侧面自后上向前下有一斜线,为甲状舌骨肌、胸骨舌骨肌及咽下缩肌的附着处。两侧翼板后缘各向上下延伸形成甲状软骨上角及下角。上角借甲状舌骨侧韧带与舌骨大角连接。下角内侧面有关节面与环状软骨形成环甲关节。

337. 如何描述环状软骨的解剖位置?

环状软骨是喉部唯一呈完整环形的软骨,对于支撑呼吸道保持其通畅特别重要,是形成喉腔下部的前壁、侧壁,特别是后壁的支架。其前部细窄,名环状软骨弓,垂直径为 5～7 mm;后部高而成方形为环状软骨板,垂直径为 2～3 cm,构成喉后壁的大部。环状软骨板的上缘两侧各有一长圆形关节面,与杓状软骨构成环杓关节。每侧板弓相接处的外侧各有一关节面,与甲状软骨下角形成环甲关节。

338. 喉软骨的关节活动有哪些?

喉软骨有两对活动关节:一对环甲关节和一对环杓关节。环甲关节由甲状软骨下角内侧面的关节面与环状软骨弓板相接处外侧的关节面构成。环杓关节由环状软骨板上部的关节面与杓状软骨底部的关节面构成。

339. 环甲关节障碍有什么临床表现？

环甲关节活动障碍将影响声带的弛张，使发声时声门裂不能紧闭，出现梭形缝隙。若一侧环甲关节活动障碍或两侧活动不对称，在发声时声门出现偏斜，后部偏向患侧或活动较差一侧。

340. 有哪些结构穿过甲状舌骨膜？

喉上神经内支及喉上动脉、静脉经此穿膜入喉。

341. 喉上神经的分支有哪些？ 如何走形？

喉上神经在相当于舌骨大角高度分为内、外两支。外支主要为运动神经，支配环甲肌及咽下缩肌，但也有感觉支穿过环甲膜分布至声带及声门下区前部的黏膜。内支主要为感觉神经，在喉上动脉的后方穿入甲状舌骨膜，分布于会厌谿、会厌、声门后部的声门裂上、下方以及口咽、小部分喉咽及杓状软骨前面等处的黏膜。

342. 喉部的肌肉有哪些？

喉部的肌肉分为喉外肌及喉内肌两组。均为横纹肌，除杓横肌为单块外，均成对存在。喉外肌将喉与周围结构相连，包括附着于颅底、舌骨、下颌骨、喉及胸骨的肌肉。喉内肌起点及止点均在喉部，收缩时使喉的有关软骨发生运动。

343. 喉部的感觉神经支配是怎样的？

喉的神经主要有喉上神经和喉返神经，均为迷走神经的分支，另还有交感神经。会厌谿、会厌、声门后部的声门裂上、下方，口咽，小部分喉咽及杓状软骨前面等处的黏膜由喉上神经内支支配。声带及声门下区前部的黏膜部分由穿过环甲膜的喉返神经感觉支支配。

344. 喉部的供血动脉有哪些？

喉的供血动脉有 2 条，一条为来自颈外动脉分出的甲状腺上动脉的分支喉上动脉和环甲动脉（喉中动脉），另外一条为来自锁骨下动脉分出的甲状腺下动脉的分支喉下动脉。喉上动脉在喉返神经的前下方穿过甲状舌骨膜进入喉内，环甲动脉自环甲膜上部穿入喉内，喉下动脉随喉返神经于环甲关节后方进入喉内。

345. 喉的间隙有哪些?

喉有三个间隙,即会厌前间隙、声门旁间隙和任克间隙。这些间隙与喉癌的扩散密切相关。

346. 喉对肺泡换气及保持体液酸碱平衡的影响有哪些?

喉部不仅是呼吸空气的通道,其对气体交换的调节亦有一定作用。声门为喉腔最狭窄处,通过声带的运动可改变其大小。平静呼吸时,声带位于轻外展位(声门裂大小约 13.5 mm)。吸气时声门稍增宽,呼气时声门稍变窄。剧烈运动时,声带极度外展,声门大开(声门裂宽度约为 19 mm),使气流阻力降至最小。呼出空气时受到阻力,可以增加肺泡内压力,有利于肺泡与血液中的气体交换。血液的 pH 及 CO_2 分压可以影响声门的大小,因此,喉对肺泡的换气及保持体液酸碱平衡也有辅助作用。

347. 喉是如何保护下呼吸道功能的?

喉的构会厌襞、室带和声带类似瓣状组织,组成保护下呼吸道的三大防线。构会厌襞收缩时会关闭喉入口,可以防止食物、呕吐物及其他异物落入气管,是第一道防线。喉室带的下面平坦,上面则成斜坡状。当室韧带外侧的肌纤维收缩时,室带内缘可以相互接触关闭喉入口,是第二道防线。声带上面平坦,下面呈斜面,可阻碍空气进入,当声门下气压升高时,易使声门开放,空气难进易出,与喉室带作用相反。声带的括约肌作用,组成第三道防线。

348. 正常的吞咽功能是如何进行的?

吞咽时,喉头上升,喉入口关闭,呼吸受抑制,咽及食管入口开放。食物到达下咽部时,刺激黏膜机械感受器,通过复杂的反射使内收肌收缩,同时抑制环构后肌的活动,使声门紧闭,声带拉紧;而脑干的网状系统抑制吸气神经元,使呼吸暂停;如果食物进入喉的入口(常发生于婴儿)则会刺激喉上区域黏膜的感受器而增强这种反射。喉外肌亦参与吞咽反射,正常吞咽时,由于甲舌肌的收缩和环咽肌的松弛,使甲状软骨与舌骨接近,喉头抬高。

349. 喉部受刺激会发生什么反应? 如何抑制或减轻这些反射?

主动脉压力感受器的传入纤维经过喉的深部组织、交通支、喉返神经感觉支,传至中枢神经,形成反射弧。喉内这些神经如果受到刺激会减慢心率或出现心律不齐。因为神经纤维位置深,喉内表面麻醉并不会消除这种反射。但当施行气管插管和喉、气管支气管镜检查使喉部扩张时,则会引起这一反射,此反射可用阿托品抑制。

350. 引起喉痛的可能疾病有哪些?

急慢性炎症、喉结核、恶性肿瘤、外伤等。

351. 引起声嘶的疾病有哪些?

先天性发音障碍、炎症、发音滥用、肿瘤、外伤、声带麻痹、癔症性声嘶等。

352. 声带麻痹的原因有哪些?

中枢神经系统、周围神经系统病变或肌源性疾患均可引起声带麻痹,并出现不同程度的声音嘶哑。症状的严重程度多取决于麻痹声带的位置及喉功能的代偿程度。

353. 喉上神经麻痹有什么临床表现?

单侧喉上神经麻痹声音低而粗糙,不能发高音;双侧喉上神经麻痹可伴有因食物、唾液误吸入呼吸道而引起的呛咳。

354. 喉返神经损伤有什么临床表现?

单侧喉返神经麻痹表现为不同程度的声门关闭不全,发音嘶哑易疲劳,伴有误吸或气息声,但经对侧代偿后也可无症状。双侧喉返神经损伤引起的声带麻痹,双声带皆固定在中间位,发音低哑、无力,不能持久,可出现耳语声并伴有不同程度的呼吸困难。

355. 迷走神经损伤的咽喉部症状有哪些?

迷走神经损伤后,由于咽喉感觉障碍和肌肉瘫痪,可出现声音嘶哑、语言和吞咽困难,腭垂偏向一侧等症状。颈部手术所致的迷走神经损伤,往往伴有其他颅神经损伤的症状。

356. 引起喉鸣的原因有哪些?

喉部病变,喉腔变窄,呼吸时气流通过狭窄的管腔可产生喉鸣。常见原因包括：先天性喉鸣、炎症、变态反应、外伤、喉肌痉挛、神经受损以及肿瘤压迫等。

357. 引起呼吸困难的喉源性疾病有哪些？

先天性喉部畸形如喉蹼、喉囊肿、喉软化症、喉软骨畸形或声门下梗阻；喉感染性疾病如小儿急性喉炎、急性会厌炎、急性喉气管支气管炎、白喉和喉结核等；喉外伤如喉钝挫伤、创伤、烫伤、腐蚀伤和喉异物等；喉神经性疾病如双侧喉返神经麻痹、喉痉挛等；药物过敏、血管神经性水肿及全身疾患引起的喉水肿；其他还包括喉肿瘤如喉乳头状瘤、纤维瘤、血管瘤、软骨瘤等。

358. 吸气性呼吸困难的病因及临床表现如何？

吸气性呼吸困难多由于上呼吸道（咽、喉、气管、大支气管）或下呼吸道上端（声门下气管）狭窄或阻塞引起。病变表现为吸气费力，吸气时间延长，吸气时胸腔内负压加大，严重时呼吸肌极度紧张，胸廓周围软组织出现凹陷，于胸骨上窝、锁骨上窝及肋间隙发生凹陷，称为三凹征。

359. 呼气性呼吸困难的病因及临床表现如何？

呼气性呼吸困难主要由下呼吸道病变所致。主要表现为呼气费力，呼气时间延长，呼吸频率缓慢并伴有哮鸣音，无三凹征。可见于肺气肿、支气管哮喘以及痉挛性支气管炎等。

360. 什么是喉痉挛？

喉痉挛（laryngospasm）指喉部肌肉反射性痉挛收缩，使声带内收，声门部分或完全关闭，而导致不同程度的呼吸困难甚至完全性的呼吸道梗阻。喉痉挛本质上是一种保护性反射，防止异物向下进入肺部。喉肌是横纹肌，喉痉挛产生过程中最重要的肌肉是环杓外侧肌、甲杓肌（声门内收肌）和环甲肌（声带张肌）。

361. 颈部影像学检查的临床意义及对麻醉医师的参考价值？

常用的颈部影像学检查包括超声检查、X线检查、CT检查、MRI检查、DSA和放射性核素检查等。CT具有高清晰度显示头颈部解剖的优势，成为临床首选的方法。MRI在头颈部肿瘤的诊断中以软组织对比度好为最大优势，能够明确显示肿瘤范围及侵犯深度，尤其对于观察肿瘤沿神经、肌肉的蔓延有优势，成为诊断鼻咽癌、腮腺肿瘤以及鉴别鼻咽癌放疗后改变与复发的推荐方法。颈部是麻醉医师进行操作的重要部位之一,颈部影像学检查也是麻醉医师常用的检查手段和重要的参考指标,如麻醉医师可以在超声引导下进行中心静脉穿刺置管术,颈部影像学检查也可以为麻醉医师进行困难气道插管前提供气管及周围结构的形态和位置等信息。

362. 咽喉部手术的患者术前会进行哪些专科检查?

体格检查包括喉外部检查,包括观察喉外形,有无畸形、大小是否正常,位置是否在颈前正中部,两侧是否对称。可用手指触诊甲状软骨和环状软骨的前部,注意喉部有无肿胀、触痛、畸形以及颈部有无肿大的淋巴结或皮下气肿等。还可用拇指、示指按住喉体,向两侧推移,扪及正常喉关节的摩擦和移动感觉。行气管切开术时,可以环状软骨弓为标志,触摸到和其下缘连接的气管。辅助检查包括间接喉镜、直接喉镜、纤维喉镜检查、显微喉镜检查和喉动态镜检查等。

363. 描述术前间接喉镜是如何进行的? 能看到哪些结构?

间接喉镜检查是临床最常用、最简便的检查法。将间接喉镜置于口咽部,观察镜中喉的影像。此法不但可检查喉部,还能观察部分喉咽部、舌根、舌扁桃体、会厌豁、喉咽后壁、喉咽侧壁、会厌舌面及游离缘、杓状软骨及两侧梨状窝等处。嘱受检者发"一"的声音,使会厌上举,此时可看到会厌喉面、杓会厌襞、杓间区(位于两侧构状软骨之间)、室带与声带及其闭合情况。

364. 根据喉镜部分不同,显微喉镜检查器械分为哪两种?

支撑式直接喉镜和悬吊式直接喉镜。

365. 喉肌电图有怎样的临床意义?

肌电图是一种神经肌肉检查技术,用于诊断各种神经损伤及神经肌肉障碍。喉肌电图通过测试喉肌及其支配神经的肌电活动,对诊断喉神经肌肉病变具有决定性作用。它可以确定声带运动障碍的性质(如神经麻痹或环杓关节固定)、辨别喉神经损伤的部位(喉上神经或喉返神经的单独或联合性损伤)、评估声带麻痹患者的预后以及选择治疗方法。对于甲状腺及其他颈部手术,术中进行喉神经功能监测为防止喉返神经损伤有积极作用。

366. 临床上喉影像学检查的意义有哪些?

喉部正位 X 线片常因颈椎阴影重叠,仅可显示气管有无偏斜及狭窄。喉侧位片在诊断会厌、杓会厌襞和声门下区恶性肿瘤的范围和大小以及判断喉狭窄的程度上有一定帮助。喉腔内造影术能显示整个咽喉部的轮廓。喉部 CT 及 MRI 扫描可以了解喉部肿瘤的位置、大小和范围,同时可以了解喉周围间隙、会厌前间隙及喉软骨的受累情况,对于颈部淋巴结有无转移及淋巴结被膜外受侵的状况有所了解,有助于了解喉癌的分期及预后评估;同时,CT 对于判断喉部外伤的程度、软骨骨折移位的程度以及呼吸道梗阻的状态也有很好的诊断价值。

367. 喉激光治疗的适应证有哪些?

将激光技术应用在间接喉镜、纤维喉镜或支撑喉镜下手术,可拓宽治疗喉部疾病的适应证。治疗的疾病包括声带息肉、喉角化症、双侧声带麻痹、喉狭窄、喉乳头状瘤、会厌囊肿、喉血管瘤、喉良性肿瘤、早期喉癌等。

368. 射频等离子刀治疗喉增生性疾病的原理是怎样的?

射频等离子刀是一种外科技术,近几年开始应用于耳鼻咽喉科,射频等离子刀采用的是双极技术,一极针型电极插入组织中发放射频,另一极置入身体的其他部位形成回路。射频使电极和组织间形成等离子体薄层,薄层中离子被电场加速,并将能量传递给组织,在低温下打开分子键,使靶组织中的细胞以分子单位解体,分解为碳水化合物和氧化物造成组织凝固性坏死。主要治疗喉增生性疾病。

369. 间接喉镜、纤维喉镜以及支撑喉镜下喉手术哪些需要全身麻醉?

间接喉镜下用弯手术钳完成喉内手术,治疗声带息肉、声带小结、会厌囊肿或喉组织活检、环杓关节脱位等,可以表面麻醉下完成。因患者的咽反射明显,表面麻醉效果的好坏直接关系到手术的成败,手术前需要在咽部、喉及声门下区多次喷局部麻醉药,对操作者的技能要求较高。上述手术部分也可通过纤维喉镜下完成,需要良好的表面麻醉。支撑喉镜下喉手术需要在全身麻醉下完成,目前已有许多之前在表面麻醉下进行的喉内手术改为全麻下进行。

370. 支撑喉镜检查中迷走反射的解剖基础是什么?

喉上神经和喉返神经是迷走神经的分支。喉上神经分出内外支,内支为感觉神经,支配声门以上的喉结构;外支为运动神经,支配环甲肌,负责声门的闭合。喉返神经主要为运动神经,支配除环甲肌以外的喉内各肌,感觉支分布于声门以下的喉结构。

371. 颈淋巴结清扫术如何进行分类?

颈清的范围可依据淋巴结解剖和切除的数量以及额外结构的清除程度而确定。颈改良性清扫术或称颈功能性清扫术是指只切除部分淋巴结,保留胸锁乳突肌、颈内静脉和副神经,即为"三保留"手术。有的手术还同时保留颈丛神经。而根治性切除则切除全部的颈部淋巴结和一些附属结构(副神经、颈内静脉及胸锁乳突肌)。改良型颈清手术的范围在二者之间。另外还有扩大根治性颈淋巴清扫术,在根治性颈淋巴清扫术切除范围的基础上同时还切除了根治性颈淋巴清扫术以外的一个或多个淋巴结群和(或)非淋巴结构。

372. 颈部缺损重建遵循怎样的原则?

头颈部肿瘤切除造成的缺损多数较为复杂,通常包括皮肤、黏膜缺损、大块的软组织缺损或骨缺损等复合缺损。重建的原则首先考虑从最简单的技术开始到较复杂的修复方法,同时争取一期重建。成功的早期重建能够减少患者的伤残和缩短住院日期。术前全面衡量受区的需要和供区可接受的残损及并发症,还要考虑术者的习惯和能力,以便为患者提供一个最佳的修复方法。最后准备一个候补的修复措施,以便前一个重建方法不合适或失败即时补救。

373. 急诊创伤患者进行皮瓣修复手术有哪些注意点?

创伤患者趋于年轻,较少伴有慢性疾病情况。急诊情况如由多发创伤造成的中毒综合征、颅内高压或多器官功能不全将直接影响临床治疗。某些修复性治疗可以择期进行,但必须在伤后一段时期内完成,而这又取决于急性或慢性并发症的情况(如医源性肺炎、深静脉血栓、长时间住院或 ICU 治疗等)。另外,在不影响生命的条件下,面部急诊创伤时的皮肤伤口最好请整形美容科医生一期美容缝合以减少瘢痕。

374. 肿瘤患者进行皮瓣修复手术有哪些注意点?

肿瘤患者多为老年患者,且可能有长期吸烟、酗酒或其他一些不良嗜好。这些患者还常常因为慢性疼痛进行阿片类药物治疗。较为常见的一些基础疾病包括:动脉粥样硬化、冠心病、心律失常、高血压、COPD、糖尿病、慢性肾功能不全、营养不良或恶病质等,同时还存在与肿瘤相关的栓塞并发症的倾向。这些患者在考虑游离皮瓣重建之前,可能还需要放化疗。

375. 皮瓣修复的组织瓣类型有哪些?

皮瓣可以据其血供进行分类。皮瓣有血管蒂与供区相连接,维持血液供应,以血管蒂长度作为半径进行转移修复称为带蒂皮瓣。如果皮瓣移植自远隔部位,并且其血管与受区血管重新吻合,称为微血管游离组织移植物或"游离"皮瓣。一般情况下,带蒂皮瓣用于修复邻近缺损,同时不存在功能缺损。与费时费力的游离皮瓣相比,带蒂皮瓣存活率高且可在较短时间内完成。游离皮瓣包括筋膜皮瓣、肌皮瓣、血管骨皮瓣等。

376. 如何对需要行皮瓣修复的患者进行全面的麻醉前评估?

仔细全面的气道管理评估,包括气道受压情况下,是否需要进行气管切开;患者体位;皮瓣供区与受区情况;术中监测的选择;手术时间的长短与患者体温维持;皮瓣血供;制定术后护理级别及其治疗的计划。对于吸烟和酗酒的老年患者还需要考虑一些基础疾病的影响。另外,在麻醉前还要关注耳鼻喉患者所使用的化疗药物的毒性(血液系统、心、肺和肾的毒性)。

377. 术前放疗对患者有什么影响?

颈部放疗使得软组织瘢痕化,颈部活动度降低,可能给建立人工气道造成困难。纵隔放疗可以导致剂量依赖性心包炎、心包积液和(或)冠心病的快速进展,甚至心力衰竭。所以对于纵隔放疗的患者,无论年龄大小,均要仔细对缺血性心脏病进行评估。由于愈合不良,放疗后还会增加创面瘘形成的风险。愈合不良可导致各种感染并发症、营养不良,需要使用肠外营养。

378. 头颈外科患者采用游离皮瓣的好处有哪些?

有较高的复杂缺损重建成功率;血管化皮瓣修复污染缺损可以增加创面愈合率;创造更好的外观;更好地隔离重要脏器如颅内结构与消化道等;改善重要结构的功能(如舌的辅助吞咽功能)以及更好的术后放疗耐受性等。

379. 对于长时间手术的皮瓣修复患者,考虑哪些术中监测注意事项?

外科操作区避让给患者监护带来困难,包括但不限于:放置心电图的电极片要远离组织供受区、妥善放置并固定呼吸回路以确保安全等。注意开放静脉和动脉穿刺置管时要确保血管通路不会干扰手术区域（如前臂皮瓣）。周全的计划并且与外科团队进行交流是非常重要的。

380. 皮瓣修复患者行中心静脉监测有哪些注意事项？

由于可能影响带蒂皮瓣的静脉回流，一般不鼓励使用颈内静脉导管，锁骨下静脉导管可能更合适，股静脉置管或外周置入的中心导管（PICC）也是较好的选择。注意防止中心静脉通路的潜在的并发症，如 PICC 引起的深静脉血栓和股静脉置管引起的感染等，综合评估风险效益比。也有学者推荐使用外周静脉压监测趋势取代中心静脉压监测，同时结合其他参数，如血压、心率、输液量、尿量和收缩压变异系数，也可综合评价患者的容量状态。

381. 低体温对皮瓣手术的危害？

为了减少头颈部的监测线和电极，临床上多用更准确的膀胱体温监测。在游离皮瓣手术麻醉中常常会发生明显的低体温。低体温可能导致皮瓣血管痉挛甚至缺血。术中的低体温还会增加失血、伤口感染等风险，并引起药代动力学改变，从而改变麻醉药物和其他药物的效果，进一步增加病死率。

382. 如何预防皮瓣手术中的低体温？

在这类手术中，由于较多的体表皮肤暴露在外科手术区域，故气动加温设备效果并不好。在身体下放置表面加温毯、对输入的液体和血制品加温、增高手术室内温度、使用辐射加热器等方式的联合应用可以防止低体温发生。

383. 对于接受皮瓣移植的外科手术患者，如何选择液体治疗？

精准的液体治疗避免低容量和低血压对于维持内环境稳定、防止皮瓣缺血十分重要。补液要充分但也不宜过多，低血容量可能导致皮瓣缺血坏死，但液体过多也会导致皮瓣内水肿。一些外科医师推荐在术中使用右旋糖酐来防止血栓形成，持续到术后 48 小时。胶体液维持血浆容量的效果较好，因为其扩散至组织间隙较少，同时产生胶体渗透压维持血管内的液体量。晶体液也作为维持液体使用，但应避免使用低渗液。

384. 为了提高皮瓣的存活率,麻醉管理方面有哪些需要注意的问题?

首先维持较高的血压,避免低血容量和低血压可能导致的皮瓣缺血坏死。去氧肾上腺素、去甲肾上腺素、血管加压素等血管活性药在显微血管重建中不建议使用。血管加压素可以使微血管痉挛,产生或加重移植组织缺血。其次当出现持续性低血压如循环性休克时,需要进行彻底全面的血流动力学评估和有创监测,合理使用血管活性药物,积极规划术中液体管理。一项回顾性研究发现,术中使用和不使用血管加压素对于移植皮瓣的存活影响并无区别,但研究者还是强调术中要谨慎使用血管加压素。

385. 如何做好皮瓣修复手术的术后监护?

首先总体内环境稳定与良好的脏器功能是移植物存活的基础。另外一般通过视诊(总体观察颜色、张力、肿胀和毛细血管充盈情况)可以实现对皮瓣的观察评估,还可以使用多普勒超声评估皮瓣暴露处皮缘来观察皮瓣情况。术后 24～48 小时内每小时都应进行这些检查,接下来的 3～5 天每隔 4 小时左右要重复检查。早期发现并解决问题,必要时再次重建血运。激光多普勒流速仪、经皮脉氧仪、彩色多普勒超声、pH 监测或其他有创监测设备均可用于皮瓣监测。

386. 皮瓣修复术中如何防止呼吸管路失误?

游离皮瓣手术麻醉中,为保证组织供受区的无菌环境,呼吸管路一般被无菌单覆盖。所以呼吸管路要足够长,保证呼吸机可以安全地远离外科操作区但又靠近患者气道。呼吸管路泄漏导致患者通气不足而未能及时发现的后果将是致命的,因此麻醉机与患者气道之间的所有连接处必须牢固,并在变动体位和手术过程中始终保持对气道密闭性的关注。

387. 皮瓣修复术中如何防止血管通路脱落?

在患者体位变动时,动静脉内的导管及其导管连接处均存在脱离和移位的可能。建议将所有的导管固定在皮肤上,防止打折扭曲、移位、阻塞及输注药物外渗。无论使用何种麻醉技术,在麻醉给药前必须确定静脉内导管在位和通畅。所有静脉输液部位必须容易接近,方便判断其是否通畅及采取血标本。

388. 先天性喉蹼有哪些治疗原则?

先天性喉蹼的治疗可以视患者病情的严重情况而定,如果是轻度患者,可以无需治疗。手术是治疗喉蹼的唯一方法。首要原则是恢复气道通畅，其次为改善音质。新生儿患喉蹼若发生窒息时，应立即在直接喉镜下将婴儿型硬式气管镜或小号麻醉插管插入气管，吸出分泌物，给氧和呼吸机辅助呼吸。一般薄的喉蹼可在喉内镜下剪开，或用喉刀切开并持续扩张 2 周，直到创面上皮化以避免再度粘连形成蹼。不易切除的厚且较大的喉蹼，一般在气管切开术后再行蹼切除松解术，如有条件也可用激光切除，然后喉腔内置喉模持续扩张。这些操作可经颈外切口进行，也可于支撑喉镜下完成。

389. 先天性喉蹼手术后的创面怎么处理？

对于创面可用下唇黏膜移植，纤维蛋白胶固定。也可通过喉裂开的外进路法在喉蹼切除后放入三角形的垫片以防止粘连。另一种方法为将三角形硅胶通过喉镜插入，用缝针穿过环甲膜缝合固定于该处。也有置入金属、聚乙烯管者，固定扩张 2 周以防前联合粘连及喉蹼复发。

390. 婴儿先天性喉喘鸣最常见的原因是什么？

先天性喉软化症是婴儿先天性喉喘鸣最常见的原因。被认为主要因胎儿发育期缺钙、喉软骨发育不成熟所致，也有认为该病与胃食管反流密切相关。解剖形态、神经支配及神经功能、炎症因素等都与喉软骨软化密切相关

391. 喉软化症的临床表现是什么？

喉软化症的特征表现为：一是松弛的声门上软组织坠入喉入口引起间断吸气性喘鸣。常因活动、啼哭等刺激使喘鸣加重，俯卧位声门上组织前移使喘鸣减轻，患儿哭声无嘶哑。二是由于呼吸障碍导致患儿喂食困难、呛咳、肺部感染，发育迟缓等。纤维或电子喉镜检查可见会厌软骨两侧边缘向内卷曲接触，或会厌软骨过度柔软，两侧杓会厌襞互相接近。

392. 重度喉软化症的诊断标准有哪些？

① 平静时呼吸困难和（或）活动时重度呼吸困难；② 严重呛咳，或有吸入性肺炎病史，进食困难，需胃管进食；③ 明显的生长发育落后；④ 睡眠窒息或阻塞性通气不足；⑤ 无法控制的胃食管反流；⑥ 有因阻塞性呼吸困难而行气管插管的病史，有梗阻性窒息史；⑦ 活动时低氧血症；⑧ 活动时高二氧化碳血症；⑨ 继发性漏斗胸、肺动脉高压、肺源性心脏病。

393. 先天性喉软化症的治疗原则有哪些内容？

喉软化症为自限性疾病，一般可随年龄增长而减轻或消除。保守治疗为补充钙，避免仰卧激惹和胃食管反流。对有严重的呼吸道阻塞的重度喉软化症，或未能自愈的患儿可采取手术治疗。近年来更多采用喉内镜下声门上成形术，主要为用显微喉钳或喉剪切除覆盖于杓状软骨上多余的黏膜，必要时连同楔状软骨和杓会厌襞上臃肿的黏膜一并切除，但必须保留杓间区黏膜以免瘢痕粘连。

394. 直接喉镜下喉软骨固定术怎么做？

直接喉镜下喉软骨固定术适用于中度喉挫伤、有喉软骨骨折及轻度移位的患者。先行气管切开术，然后行直接喉镜或支撑喉镜检查，将移位的喉软骨复位，然后经喉镜放入塑料或硅胶制的喉模，上端用丝线经鼻腔引出固定，下端经气管造口固定于气管套管。

395. 开放性喉外伤有哪些临床表现？

出血、皮下气肿、呼吸困难、声嘶、吞咽困难，情况不同的病因有形态不一的伤口。

396. 上呼吸道受热力损害时的保护性反射是怎样的？

上呼吸道黏膜具有自然冷却能力，可吸收热气中的热能。当上呼吸道受热力损害时，声门可反射性关闭，保护支气管和肺。蒸气在声门反射未出现前即进入下呼吸道，故下呼吸道受损害较重。烧伤后表现为鼻、口、咽、喉及下呼吸道黏膜充血、水肿及坏死，可累及黏膜下层、软骨，引起窒息肺不张、肺感染。放射性损伤早期有炎症反应，数月后可发生纤维化、放射性软骨炎以及软骨坏死。

397. 插管引起的喉部损伤的病因有哪些？

主要由于插管技术不熟练，操作粗暴；清醒插管时，表面麻醉不充分，患者咳嗽或声门痉挛；插管过程中过多地搬动患者头部；插管过浅，气囊压迫声带黏膜；选用插管型号偏大、过长；套囊充气过多；插管时间久，喉黏膜受压迫、摩擦时间过长。鼻饲管留置时间过长，也可以由于摩擦环后区黏膜，造成局部损伤。

398. 环杓关节脱位的喉镜下表现以及治疗方式有哪些？

环杓关节脱位患者拔管后即出现声嘶、说话无力、咽部疼痛，且长期不愈。多为一侧脱位,双侧同时脱位者罕见。杓状软骨可向前或向后移位,但以向前并向外侧移位者多见。喉镜检查可见一侧杓状软骨和杓会厌襞充血、水肿且突出于声门上,掩盖声门的后部。声带运动受限,发声时杓状软骨多不活动,使声门不能完全闭合。环杓关节脱位者,应尽早于间接喉镜下行环杓关节复位术,前脱位者在直达喉镜下将环状软骨向后拨动复位。

399. 急性感染性会厌炎的病因有哪些?

感染、变态反应、创伤、异物、刺激性食物、有害气体、放射线损伤,以及邻近组织感染。

400. 急性感染性会厌炎的诊断必须与哪些疾病进行鉴别?

易与其他急性上呼吸道疾病混淆,包括急性喉气管支气管炎、咽白喉以及会厌囊肿。

401. 小儿急性喉炎与成人相比有哪些特殊性?

小儿急性喉炎是小儿以声门区为主的喉黏膜的急性炎症,常累及声门下区黏膜和黏膜下组织,多在冬春季发病,1～2月份为高峰期,婴幼儿多见,发病率较成人低,但小儿急性喉炎有其特殊性,尤其是易发生呼吸困难。因为小儿喉腔较小,喉内黏膜松弛,肿胀时易致声门阻塞;喉软骨柔软,黏膜与黏膜下层附着疏松,罹患炎症时肿胀较重;喉黏膜下淋巴组织及腺体组织丰富,炎症易发生黏膜下肿胀而使喉腔变窄;小儿咳嗽反射较差,气管及喉部分泌物不易排出;小儿对感染的抵抗力及免疫力不如成人,故炎症反应较重;小儿神经系统较不稳定,容易受激惹而发生喉痉挛;喉痉挛除可引起喉梗阻外,又促使充血加剧,喉腔更加狭小。因此小儿急性喉炎病情常比成人重,如诊断治疗不及时,会危及生命。

402. 声带息肉的发病学说有哪些?

机械创伤学说;循环障碍学说;声带黏膜中超氧化物歧化酶(SOD)活性降低;炎症学说;代偿学说;气流动力学柏努利(Bernoulli)效应学说;自主神经功能紊乱学说;变态反应学说等。

403. 喉软骨的连接有哪两对关节?

环杓关节和环甲关节。环杓关节由环状软骨上面两侧隆起的关节面和两侧杓状软骨马鞍形的关节凹构成滑膜关节,司声门开闭。关节囊外有环杓后韧带加强以防止杓状软骨前移。环状软骨板与其移行处的外面,两侧各有一关节面与甲状软骨下角形成环甲关节,外有环甲关节囊韧带加固。两侧环甲关节形成联合关节。甲状软骨在环甲肌的牵引下通过两关节的横轴做前倾和复位运动,以改变甲状软骨与杓状软骨的距离,调整声带的紧张度,改变音调高低。

404. 喉麻痹的病因有哪些?

影响到喉感觉神经中枢、通路及末梢感受器的疾病均可引起喉黏膜感觉障碍。中枢神经性疾病如颅内肿瘤、颅脑外伤、脑出血、脑血栓、癫痫、延髓型脊髓灰质炎、多发性硬化和意识丧失等;外周神经损伤如喉外伤及手术、头颈部手术及创伤、颅底肿瘤、急性感染性神经炎等,其中以甲状腺手术误伤喉上神经及喉返神经为多见,常伴有喉运动神经麻痹症状;其他因素如食管反流、喉插管黏膜损伤、头颈部放射线治疗损伤、喉原发性肿瘤,以及缺氧、遗传、年龄因素等。

405. 小儿喉痉挛的临床表现及处理原则?

往往于夜间突然发生呼吸困难,吸气时有喉鸣声,易惊醒,手足乱动,头出冷汗,面色发绀,似将窒息。但每在呼吸最困难时做一深呼吸后,症状骤然消失,患儿又入睡。发作时间较短,频发者一夜可以数次,也有一次发作后不再复发者,患儿次日晨醒来往往犹如平常。如作喉镜检查,多无异常可见。发作时应保持镇静,解松衣服,以冷毛巾覆盖面部,必要时打开口腔,使其做深呼吸,症状多可缓解,有条件时可给氧气吸入。同时可以补充钙剂及维生素 D、鱼肝油,多晒太阳。

406. 最常见的喉良性肿瘤是什么?

喉乳头状瘤是最常见的喉良性肿瘤,可分为儿童型及成年型喉乳头状瘤发生在儿童者常为多发性,易复发,而发生在成年人则有恶变倾向。

407. 喉部血管瘤的治疗原则是什么?

喉血管瘤无症状者,可暂时不治疗,对症状明显者可采用激光手术或冷冻手术,体积较大或者出血较多者,可以考虑行气管切开术,如怀疑血管瘤,活检需谨慎。目前药物治疗有系统应用激素类药物,病灶内注射硬化剂等治疗亦有报道瘤内注射平阳霉素能取得较好的疗效。

408. 喉恶性肿瘤有哪些流行病学特征?

喉癌男性比女性多见。喉癌发病的危险因素包括吸烟、饮酒、乳头状瘤病毒感染、吸入化学烟雾粉尘(石棉和芥子气)、放射线暴露、雄性激素和体内微量元素(锌、硒)缺乏等。

409. 喉癌治疗的主要目的是什么?

喉癌治疗的 3 个主要目的:切除肿瘤、预防转移及复发以及尽量保护器官功能(发声和吞咽等)。在彻底切除肿瘤等前提下,将喉的正常部分保留下来,经过系统康复治疗后,喉的全部或部分功能可能恢复。对于早期喉癌,多行功能性保全性手术和微创手术以提高生活质量;对于晚期喉癌,主张行综合性治疗和修复重建以提高疗效和生存率。

410. 喉癌的扩散转移途径有哪些?

喉癌的扩散转移与其原发部位、分化程度及肿瘤的大小等关系密切,其途径有直接扩散,即喉癌向周围黏膜下浸润扩散,也有淋巴转移以及血行转移。

411. 喉部分切除术的术式有哪些?

局限性病变可以通过激光手术和微创手术治疗。喉部分切除术是一类在彻底切除喉癌的基础上,将喉的正常部分安全地保留下来、经过整复恢复喉的全部或部分功能的手术。根据切除的部位、范围,喉部分切除术包括以下术式:CO_2 激光手术、喉垂直部分切除术、喉额侧部分切除术、喉扩大垂直部分切除术、喉声门上水平部分切除术、喉水平垂直部分切除术、环状软骨上喉部分切除术、喉近全切除术。

412. 喉垂直部分切除术的切除范围有哪些?

喉垂直部分切除术适用于一侧声带癌向前接近、累及前连合而声带活动正常者,或向上侵及喉室、室带,或向下累及声门下区,声带活动正常或受限者。手术切除包括患侧甲状软骨板前 1/3 或 1/2,对侧甲状软骨前 0.5 cm,患侧声带、喉室、室带、声门下区和(或)对侧声带前 0.5 cm。

413. 喉声门上水平部分切除术的切除范围有哪些结构?

喉声门上水平部分切除术适用于会厌、室带或杓会厌襞的声门上癌,未累及前联合、喉室或杓状软骨者。手术切除会厌、室带、喉室、杓会厌襞、会厌前间隙或部分舌根部及甲状软骨上半部。

414. 环状软骨上喉部分切除术包括哪些术式?

环状软骨上喉部分切除术主要包括环状软骨舌骨会厌固定术(CHEP)和环状软骨舌骨固定术(CHP)等术式。前者主要适用于 T1b、T2 和部分经选择的 T3 声门型喉癌,后者主要适用于声门上癌侵及声门区,而有一侧声带后 1/3 及杓状软骨正常者。

415. 喉全切除术的适应证有哪些?

全喉切除指切除全部喉组织,在颈部成型气管造口,食管与口咽的连续性不受影响。术中需在食管和气管之间行造口术(食管气管穿刺,TEP)以便放置人工喉。在造口封闭时,人工喉使得空气可以进入咽腔和口腔,从而保留发声。人工喉有一个单向活瓣,防止分泌物和食物进入气管和呼吸道。有时采用微血管游离组织移植,目的在于咽喉切除术后的咽腔重建和避免放化疗后组织质量不佳而形成的皮下窦道。喉全切除术适用于不适合行喉部分切除术的 T3、T4 喉癌,放射治疗失败或复发癌、喉部分切除术后功能不良难以纠正者以及部分体质较差的高龄患者。

416. 对于需要接受全喉切除及颈清手术的患者,术前评估的重点是什么?

完备的气道评估是术前评估的重点。多数患者之前曾进行过支撑喉镜下活检术,需要了解有无喉镜暴露和插管困难病史。颈部放疗是预示面罩通气和插管困难的独立危险因素。气道评估还需要将耳鼻喉科医师的鼻内窥镜检查结果以及颈部 CT 资料作为补充。

417. 如何决定拟行全喉切除及颈清手术的患者是否需要行清醒插管?

根据气道阻塞的症状、肿瘤位置以及鼻内窥镜检查结果,由麻醉医师和耳鼻喉科医师共同讨论决定是否需要清醒气管插管。如患者在声门上或声带之间有一个质脆、侵袭性的肿瘤,伴随有气道阻塞的症状,清醒气管插管应是首选,否则就需要做清醒气管切开。

418. 如果手术预计时间较长,如何选择静脉通路?

喉癌手术的患者如需行颈淋巴结清扫术,或者需要邻近皮瓣转移,手术范围可能涉及颈部甚至胸部,因此颈内静脉或锁骨下静脉穿刺可能在术野中,深静脉需要选择股静脉。可以通过18G的静脉留置针完成诱导,然后再在下肢或上肢建立放置一个14G套管作为第二条静脉通路。

419. 喉癌手术术后怎么管理气道?

喉癌患者如果行全喉或部分喉切除术,术后由于存在气管造口,在保证患者气道不被分泌物或血块阻塞的情况下,没有拔管后气道梗阻的风险。在患者清醒,呼吸恢复后,可断开连接外科气道的呼吸机,鼓励患者放松呼吸,适应新鲜气切口的不适。可以薄纱布覆盖气切口,防止患者咳嗽时痰块或血块喷溅。

420. 喉癌手术术后主要的并发症有哪些?

嗓音质量下降、进食呛咳、咽瘘、喉瘘、感染、出血、终身佩戴气管套管,呼吸衰竭;心肌缺血;继发于深静脉血栓的肺栓塞;神经损伤(取决于颈清的范围),主要多见于支配斜方肌的神经损伤;可能由于苏醒期咳嗽或高血压造成的血肿。

421. 喉部分切除术或全喉切除术后如何进行镇痛?

由于创口较大,往往需要术后镇痛泵。患者术后不能说话,因此在术前就应该和患者沟通术后交流的方式以及自控镇痛泵的使用方式。术后镇痛以阿片类药物为主,辅以非甾体类抗炎药和伤口局部表面麻醉的多模式镇痛。

422. 喉水肿的病因是什么?

病因主要分为感染性和非感染性。前者包括各种喉部以及邻近部位的感染;后者包括喉创伤、变态反应、喉血管神经性水肿、异物以及一些其他全身性疾病,包括慢性心、肝、肾疾病引发的慢性喉水肿;内分泌代谢紊乱如甲状腺功能低下导致的黏液性水肿;颈部、纵隔肿瘤的压迫,使喉淋巴和静脉回流受阻而产生的喉水肿;因术中颈内静脉结扎而导致的喉水肿等。

423. 喉水肿的处理原则包含哪些内容?

喉水肿的处理原则有:立即应用足量的糖皮质激素,咽喉部喷雾0.1%肾上腺素,使水肿尽快消除;感染性者给予足量抗生素,若已形成脓肿,则切开排脓;有重

第二章

度喉阻塞者,应及时行气管切开术;查出水肿原因,进行病因治疗。

424. 会厌囊肿多发生于哪些部位?

会厌囊肿为会厌黏膜黏液腺管受阻而致黏液潴留所形成的囊性肿物。多发生于会厌谿、会厌舌面和会厌游离缘,可能与这些部位黏液腺体丰富有关。

425. 喉淀粉样变的临床表现有哪些?

喉淀粉样变患者常表现为声嘶、喉异物感、干燥感及刺激性咳嗽。位于室带的多有轻度声嘶,若发生在声带或声门下则有较重的声嘶,病变范围较大时可发生呼吸困难,杓会厌襞的淀粉样变症状多较轻。症状一般呈缓慢进行性加重,病程数月至数年不等。检查可见病变部位呈增厚、隆起、肿块状;位于室带的肿块,常增大至将声带遮掩,表面黏膜光滑,色泽多与正常黏膜无异,偶显黄色。亦有表现为多个结节状隆起。

426. 瘢痕性喉气管狭窄的治疗手段有哪些?

直到目前尚无十分满意的治疗方法。药物疗法有应用糖皮质激素、硫酸锌等降低瘢痕的生长和硬度,但效果较差。物理疗法有内镜下冷冻,激光除去瘢痕,但治疗后易于长出新的瘢痕,故单独使用者较少。扩张疗法在成人已很少有人应用,仅小儿轻度喉气管瘢痕狭窄还有采用者。较常采用的为手术治疗,尤其是中重度狭窄者。包括喉气管整复术、喉气管腔再造术、横行切除端端吻合术、喉气管腔扩大术。

427. 喉阻塞的临床表现有哪些?

吸气期呼吸困难,吸气期喉鸣,吸气期软组织凹陷(三凹征),声音嘶哑,以及缺氧症状等。

428. 如何对呼吸困难进行临床分级?

①一度:安静时无呼吸困难表现,活动或哭闹时有轻度吸气期呼吸困难。②二度:安静时有轻度吸气期呼吸困难,表现为吸气期喉鸣和吸气期胸廓周围软组织凹陷,活动时加重,但不影响睡眠和进食,亦无烦躁不安等缺氧症状,脉搏尚正常。③三度:吸气期呼吸困难明显,喉鸣声甚响,胸骨上窝、锁骨上、下窝、上腹部、肋间等处软组织吸气或凹陷显著,并因缺氧而出现烦躁不安,不易入睡,不愿进食,脉搏加快等症状。④四度:呼吸极度困难,有严重缺氧和二氧化碳蓄积,患者坐卧

不安,手足乱动,出冷汗,面色苍白或发绀,定向力丧失,心律失常,脉搏细弱,血压下降,大小便失禁等。如不及时抢救可因窒息、昏迷及心力衰竭而死亡。

429. 行气管切开术可能会碰到哪些解剖结构?

颈段气管位于颈部正中,气管切开术依次会遇到皮肤、筋膜、胸骨舌骨肌及胸骨甲状肌等组织。两侧带状肌的内侧缘在颈中线互相衔接,形成白线,施行气管切开术时循此线向深部分离,较易暴露气管。颈段气管有 7~8 个气管环,甲状腺峡部一般位于第 2~4 气管环,气管切口宜在峡部下缘处进行,避免损伤甲状腺引起出血。无名动脉、静脉位于第 7~8 气管环前壁,故切口亦不宜太低。气管后壁无软骨,与食管前壁相接,切开气管时,不可切入过深,以免损伤气管后壁及食管壁,导致气管食管瘘。

430. 何为气管切开的安全三角区?

颈总动脉、颈内静脉位于两侧胸锁乳突肌的深部,在环状软骨水平上述血管距离中线位置较远,向下逐渐移向中线,于胸骨上窝处与气管靠近,有人将胸骨上窝为顶,胸锁乳突肌前缘为边的三角形区域称为安全三角区,气管切开水平在此三角区内沿中线进行,可避免损伤颈部大血管。

431. 气管切开术的并发症有哪些?

皮下气肿、纵隔气肿、气胸、伤口出血、拔管困难等。

432. 超声下定位环甲膜有哪些方法?

超声定位环甲膜有 2 种常用的方法:纵向串珠(string of pearls,SOP)技术以及水平甲状软骨—空气线—环状软骨—空气线(thyroid cartilage-airline-cricoid cartilage-airline,TACA)技术。推荐"SOP"技术作为第一次学习超声定位环甲膜的首选技术,因为其不仅能提高环甲膜定位的成功率,还可以同时定位气管切开合适的气管环。只有当患者颈部非常短或合并有颈部强制屈曲位、无法纵向放置超声探头才考虑使用"TACA"技术。通过纵向"SOP"技术和水平"TACA"技术的结合,可以将超声环甲膜定位的成功率提高至 100%。

433. 小儿喉乳头状瘤病因流行病学有哪些特点?

小儿喉乳头状瘤由人类乳头状瘤病毒引起,好发于 10 岁以下儿童,尤以 3~12

岁年龄多见。肿瘤最易发生于声带上方,呈菜花样生长,向喉前庭或声门下腔蔓延,重者可侵犯整个喉部、气管、支气管。喉乳头状瘤为良性肿瘤,极少恶变,一旦发病极易复发,青春期后有自行消退倾向。

434. 小儿喉乳头状瘤有哪些症状和体征?

由于气道的喉部或气管部分变窄,可能出现呼吸短促,慢性咳嗽和喘鸣。随着疾病的进展,可以出现吞咽困难、肺炎、急性呼吸窘迫综合征和反复发作的上呼吸道感染等继发症状。

435. 小儿喉乳头状瘤手术的治疗目标是什么?

手术治疗的目标在于尽可能在不伤及气道尤其是声门结构的基础上彻底切除肿瘤。

436. 气道异物如何诊断?

主要依靠异物吸入病史和临床症状及肺部体征做出诊断,参考胸片以及内镜检查结果。

437. 气道异物有哪些临床表现?

①异物吸入期:异物吸入气管后产生剧烈的咳嗽、憋气,甚至发生窒息。②安静期:异物滞留在相应大小的气管、支气管后,症状消失或仅有轻微咳嗽。③刺激或炎症期:由于异物对气道的局部刺激和继发炎症,咳嗽加重,并有发热症状。④并发症期:轻者引起支气管炎、肺炎、肺不张,异物长期滞留可导致肺脓肿、脓胸、支气管扩张等,临床表现为咳嗽、咳脓痰、发热、咯血、呼吸困难。抗生素和激素的应用可减轻或掩盖上述表现。

438. 气道异物有哪些常见体征?

常见的体征有:颈前触诊可有气管内异物上下移动击拍感,听诊时有击拍声;异物固定后或有双肺呼吸音的改变,张口咳嗽时更明显,触诊气管有碰撞震动感。常可见"三凹征"或"四凹征"。有阻塞性肺气肿者叩诊呈鼓音,肺不张者呈浊音;听诊患侧呼吸音减弱,可闻及干、湿啰音。并发肺部感染者有相应体征。

439. 常用的气道异物取出手段是什么？

硬质支气管镜取异物和纤维支气管镜取异物是气道异物取出的常用手段,前两者失败或无法实施的特殊情况下也有可能采取剖胸探查气管切开取异物。硬质支气管镜取异物仍然是目前气管镜异物取出术最常用的手术方法,使用该方法时无论保留自主呼吸还是控制呼吸都对麻醉管理提出了很高的要求。

440. 气道异物取出术患儿术前如何评估？

术前需要快速评估患儿有无窒息、呼吸窘迫、发绀、意识不清等需要紧急处置的危急状况。若患儿一般情况平稳,进一步对症状、体征、影像学检查结果进行综合评估,准确判断气道异物的位置、大小、种类以及存留时间。同时,麻醉科医师需要对术前禁食情况进行准确把控。存留时间较长的植物种子常常会产生炎症介质进而加重肺部炎症,术中和术后患儿容易出现低氧血症。因此,麻醉科医师对呼吸系统并发症和异物导致的并发症需要有准确认识。

441. 硬支气管镜下气道异物检查和取出术有哪些并发症？

硬支气管镜下气道异物检查和取出术的并发症包括喉/支气管痉挛、咯血、喘鸣、喉水肿、气胸、低氧血症、心搏骤停及死亡等,以 4 岁以下幼儿发生率较高。

442. 什么是迷走神经反射？

迷走神经除支配心脏的活动以外,对主动脉弓的压力变化有较大的影响,当该区压力升高时,可反射性引起迷走神经兴奋,从而产生降压效应,即迷走神经反射。

443. 什么是球阀阻塞？

较大的气道异物会造成球阀阻塞现象,即气体只出不进,长时间会造成肺不张,并可能发展成单向活瓣阻塞。气体只进不出,进而发展为单侧肺气肿,这时应高度警惕控制通气或喷射通气的压力,尽可能采用保留自主呼吸的通气方式。

444. 异物取出后发生负压性肺水肿的原因？

异物取出后可发生负压性肺水肿(NPPE)。呼吸道梗阻时患者用力吸气,胸腔负压可由正常时的$-2\sim-5\ cmH_2O$增加至$-50\ cmH_2O$,使肺毛细血管开放的数量和流入的血流量均增多;低氧血症引发肺血管收缩,肺毛细血管静水压升高;上呼吸道梗阻解除后,肺静脉回流增加,可进一步加重肺水肿。

445. 异物取出后发生负压性肺水肿有哪些临床表现？ 如何处理？

临床表现为解除梗阻后数分钟内突发呼吸困难、低氧、心动过速，伴粉红色泡沫痰等。多数患者给予持续气道内正压通气治疗即可恢复，必要时可采用呋塞米 $0.1 \sim 0.2$ mg/kg 等对症治疗。

446. 支气管镜操作后出现声门下水肿应如何处理？

支气管镜多次进出声门会导致声门下水肿，表现为拔管后喘鸣、呼吸困难。除氧疗外，可给予激素（如地塞米松 $0.5 \sim 1.5$ mg/kg），严重者可予 2.25% 消旋肾上腺素（取 $0.05 \sim 0.25$ mL 以生理盐水稀释至 3 mL）雾化吸入。症状缓解后还需加强监测，持续观察 4 小时，以免再次发生水肿。

447. 支气管镜操作过程中出现血氧下降，主要考虑什么原因？ 如何处理？

原因：一是气道痉挛，二是可能支气管镜插入过深。针对前者的处理应加深麻醉、增加有效通气，无效时应及时退出支气管镜，行面罩通气，甚至进行气管插管，待低氧纠正后继续手术。针对后者，只要将支气管镜退到主气管，术者封堵目镜后予以充分通气，待低氧纠正后可继续手术。

448. 硬支气管镜取异物的优点是什么？

硬支气管镜有一个侧孔，可直接或通过连接管与麻醉呼吸回路相连，术中可根据患者呼吸状态辅助或控制呼吸。由于气体会从支气管镜的目端泄露，因而必须使用较大的气流和气压。优点是无额外通气管占据手术视野，方便外科操作，且可通过此通路吹入吸入麻醉药，麻醉深度和通气量均容易控制。

449. 硬支气管镜取异物的缺点是什么？

缺点是由于硬镜进出时呼吸暂停，对于氧合条件稍差的患者容易导致低氧，无法提供从容的插镜时间。另外，当支气管镜长时间位于患侧支气管内时，常常会产生通气不良而导致低氧血症，因此需要耳鼻喉科医师和麻醉医师的熟练配合。

450. 喷射通气下取气道异物如何实施实现？

麻醉诱导后可经鼻或口插入一细的喷射导管（可以用 6F 以下的吸痰管替代），接手动喷射通气设备进行手动喷射通气。在肌松良好（确保无呼吸抵抗）的情况下，根据患者胸廓起伏情况和 SpO_2 监测调节驱动压、频率和吸呼比，以最低的驱动压提供基本的氧合需求。

451. 喷射通气下取气道异物有何优点？

通气不依赖于硬支气管镜,在硬镜置入及进出过程中均可以继续保持氧供,因此可提供给外科医师更加从容、可控的手术条件。当检查及异物取出完毕、支气管镜退出气道后,仍可继续通过喷射导管控制呼吸,直至自主呼吸恢复,因此比较适用于复杂病例及经验欠缺的外科医师操作。

452. 喷射通气下取气道异物有何缺点？

缺点是可能造成气压伤,如果气道压过高还可能造成肺泡破裂进而引发气胸,因此特别强调需提供良好的肌松条件,且该方法不适用于因肺部本身疾患导致胸廓及肺顺应性差或者严重肺气肿、纵隔气肿以及气胸高危的患儿。另外,当硬镜进出气道时,喷射导管也可能被带出、受压或带入一侧支气管内,后者也可能是造成气压伤或气胸的原因之一。

453. 纤维支气管镜下钳取异物的优势是什么？

纤维支气管镜下气道异物取出术可以使用喉罩联合转换接头,在全身麻醉下进行操作,不仅可以降低术中风险,还可以在取异物同时对周围组织进行清洗。使用纤维支气管镜可以达到硬支气管镜不能达到的远端支气管,具有可视、柔软、可弯曲的特点,比硬支气管镜所造成的刺激和损伤小,术中和术后并发症都更少。

454. 喉气管狭窄的原因有哪些？

① 外伤:喉气管挫裂伤、化学腐蚀伤、烧伤、气管插管损伤、气管切开术后。② 先天性疾病:先天性喉蹼、先天性喉鸣(喉软骨软化症)、先天性小喉(新生儿声门前后径小于 5 mm,后端横径小于 3 mm)等。③ 肿瘤:喉气管肿瘤术后。④ 感染性疾病:结核、梅毒、硬结病等特异性感染;非特异性炎症如复发性多软骨炎。⑤ 其他:颈部放疗后。

455. 喉气管狭窄可见于哪些部位？

① 声门上(4.9%);② 声门(21.4%);③ 声门及声门下(24.1%);④ 声门下及气管(27.5%);⑤ 声门下及胸段气管(12.6%)。

456. 喉气管重建术的手术目的是什么?

主要目的是重建喉气管有效通气通路。主要包括支架重建、上皮修复和腔道重建 3 项内容。

457. 喉气管重建术术前评估包含哪些内容?

① 原发病情况,了解致病原因;② 临床表现,包括呼吸困难程度、声音质量以及全身状况;③ 辅助检查,通过 CT、MRI 以及电子喉镜等了解狭窄部位、狭窄程度以及周围组织情况。

458. 甲状腺手术术前评估需要包含哪些重要内容?

甲状腺疾病的性质和手术范围;甲状腺功能的状况;有无声带麻痹;有无气管、大血管和神经受压以及对通气功能是否受到影响;患者全身状况及其他并发症情况;患者的精神状况和合作程度。

459. 甲状腺术中出现颈动脉窦反射有何表现? 如何处理?

甲状腺手术刺激颈内动脉起始处时,可引起血压降低,心率变慢,甚至心搏骤停。术中为了避免该严重并发症发生,可采用局麻药少许在颈动脉窦周围行浸润阻滞。一旦出现,则应暂停手术并立即静脉注射阿托品,必要时采取心肺复苏措施。

460. 甲亢患者应避免使用哪些药物?

凡具有拟交感活性或不能与肾上腺素配伍的全麻药,如乙醚、氟烷、氯胺酮、哌替啶均不宜用于甲状腺功能亢进患者。

461. 甲状腺术后出现的并发症有哪些?

呼吸困难和窒息、喉返神经或喉上神经损伤、手足抽搐、甲状腺危象。

462. 甲状腺术后发生呼吸困难和窒息的原因有哪些?

多发生于手术后 48 小时内,是最危急的并发症。常见原因有:① 手术切口内出血或敷料包扎过紧而压迫气管;② 喉头水肿,可能与手术创伤或气管插管相关;③ 气管塌陷,由于气管壁长期受肿大甲状腺压迫而发生软化,切除大部分甲状腺后,软化的气管壁失去支撑;④ 喉痉挛、呼吸道分泌物刺激等;⑤ 双侧喉返神经损伤。

463. 甲状腺术后出现呼吸困难和窒息的临床表现有哪些？如何处理？

可以表现为进行性呼吸困难、发绀甚至窒息。需要紧急处理，措施包括：疑有出血、血肿压迫气管时，及时剪开缝线、敞开伤口，迅速清除血肿；对疑有气管壁软化的患者，术毕一定待患者完全清醒，先将气管导管退至声门下，观察数分钟，如果没有呼吸道梗阻出现，方可拔除气管导管。如果双侧喉返神经损伤所致呼吸道梗阻，则应行紧急气管造口术。此外在手术间或病房均应备有紧急气管插管或气管造口的急救器械。

464. 甲状腺术后发生手足抽搐的原因是什么？如何处理？

主要原因是手术操作误伤甲状旁腺或使其血液供给受累所致，血钙浓度下降至 2.0 mmol/L 以下，导致神经肌肉的应激性增高而在术中或术后发生手足抽搐，严重者可发生喉和膈肌痉挛，引起窒息甚至死亡。发生手足抽搐后，应立即静脉注射 10% 葡萄糖酸钙 10～20 mL，严重者需行同种异体甲状旁腺移植。

465. 甲状腺危象原因以及表现，如何处理？

又称甲亢危象，发生原因可能与循环中的甲状腺激素水平增高有关。临床表现为高热、大汗、心动过速、烦躁、焦虑不安、谵妄、恶心、呕吐、腹泻。严重患者可有心衰、休克和昏迷等。治疗原则是迅速抑制甲状腺激素的合成与释放，首选丙硫氧嘧啶（PTU）；在足量给予 PTU 后给予复方碘剂，应用大剂量 β 受体阻滞剂以抑制甲状腺激素的外周作用；还可以使用糖皮质激素防止和纠正肾上腺皮质功能减退；高热者应用物理降温，避免用乙酰水杨酸类药物；上述常规治疗不满意时可以应用血液透析或血浆置换等措施迅速降低血浆甲状腺激素水平。

第四节　耳科麻醉

466. 外耳的结构及功能包含哪些内容？

外耳包括耳郭及外耳道。出生时，大部分耳郭的直线长度约为成年人的 3/4，耳屏的长度和高度小于成年人的一半。宽度发育成熟年龄为 5～11 岁，长度发育成熟年龄为 12～16 岁。外耳道起自耳甲腔底部，直至鼓膜，长 2.5～3.5 cm，呈 S 形弯曲，外段向内向前，中段向内向后，内段向内向前。因此，检查外耳道深部或鼓膜时，需将耳郭向后上提起，使外耳道呈一直线方易窥见。耳郭收集声波，然后将其沿外耳道传至鼓膜,因此外耳是听器内的第一个刺激接收部位。

467. 中耳的结构以及功能包含哪些内容?

中耳(middle ear)包括鼓室、咽鼓管、鼓窦以及乳突 4 部分。鼓室(lympanic cavity)为含气空腔,位于鼓膜与内耳外侧壁之间,向前通过咽鼓管与鼻咽部相通,向后以鼓窦入口与鼓窦及乳突气房相通。鼓室内含听骨、肌肉以及韧带等。

468. 内耳的结构以及功能含哪些内容?

内耳(inner ear)又称为迷路(labyrinth),位于颞骨岩部内,由复杂的管道组成,含有听觉与位置觉重要感受装置。内耳包括骨迷路(osseous labyrinth)与膜迷路(membranous labyrinth)两部分,两者形状相似,膜迷路位于骨迷路之内。膜迷路含有内淋巴(endolymph),内淋巴含细胞内液样离子成分,呈高钾低钠。膜迷路与骨迷路之间充满外淋巴(perilymph),外淋巴含细胞外液样离子成分,呈高钠低钾。内、外淋巴互不相通。

469. 如何描述咽鼓管及其功能?

咽鼓管(pharyngotympanic tube)为位于鼓室与鼻咽之间的管道,故有鼓口与咽口两个开口,成人全长约 35 mm。空气由咽口经咽鼓管进入鼓室,使鼓室内气压与外界相同,以维持鼓膜的正常位置与功能。成人咽鼓管的鼓室口约高于咽口 20~25 mm,管腔方向自鼓室口向内、向前、向下达咽口,故咽鼓管与水平面约成 40°角,与矢状面约成 45°角。当张口、吞咽、哈欠、歌唱时腭帆张肌、腭帆提肌、咽鼓管咽肌收缩,可使咽口开放,以调节鼓室气压,保持鼓膜内、外压力的平衡。咽鼓管黏膜下半部为假复层纤毛柱状上皮,纤毛运动方向朝向鼻咽部,可使鼓室的分泌物得以排出。黏膜呈皱襞样,具有活瓣作用,能防止咽部液体进入鼓室。

470. 小儿感冒容易中耳炎的原因是什么?

小儿的咽鼓管接近水平,且管腔较短,内径较宽,故小儿的咽部感染较易经此管传入鼓室。

471. 面神经的定义以及如何分段的?

面神经(facial nerve)为含有运动、感觉以及副交感三种纤维成分的混合神经。其中大部分属运动纤维,小部分为感觉与副交感纤维,构成中间神经。面神经出颅后弯曲行走于颞骨中,是人体中穿过骨管最长的颅神经,因此从其中枢到末梢之间的任何部位受损,皆可导致部分性或完全性面瘫。面神经可分为 9 段,分别为:运动神经核上段、运动神经核段、小脑脑桥角段、内耳道段、迷路段、鼓室段、锥段、乳突段和颞骨外段。

472. 耳的主要功能是什么?

耳主要司听觉和平衡觉。听觉功能的高度敏感性一方面取决于内耳听觉感受器对振动能量所特有的感受能力,另一方面还有赖于中耳精巧的结构,后者可将声波在空气中的振动能量高效能地传递到内耳。

473. 声音入耳的途径有哪些?

整个听觉系统是一个机械声学—神经生物学系统。从外耳集声、中耳传声至耳蜗基底膜振动及毛细胞纤毛弯曲为物理过程或称声学过程。毛细胞受刺激后引起细胞生物电变化、化学递质释放,神经冲动传至各级听觉中枢,经过多层的信息处理,最后在大脑皮质引起听觉,可统称为生理过程。声音可通过 2 种途径传入内耳,一种是通过空气传导,另一种是通过颅骨传导,正常情况下以空气传导为主。

474. 空气传导的过程是如何进行的?

耳郭收集声波的振动,经外耳道传至鼓膜,引起鼓膜-听骨链机械振动,进而镫骨板的振动通过前庭窗传入内耳外淋巴,引起蜗窗基底膜振动,导致基底膜上的螺旋器毛细胞受到刺激产生电活动,毛细胞释放神经递质激动螺旋神经节细胞,产生动作电位。神经冲动沿脑干听觉传导路径到达大脑听觉皮质中枢而产生听觉。此途径称空气传导(air conduction),简称气导。声音的空气传导过程简示如下:声波—耳郭—外耳道—鼓膜—锤骨—镫骨—前庭窗—外、内淋巴—螺旋器—听神经—听觉中枢。

475. 骨传导的过程是怎样的?

指声波通过骨传导至内耳,使内耳淋巴液发生相应的振动而引起基底膜振动、耳蜗毛细胞之后的传导过程与气导过程相同。在正常听觉功能中,外界由骨导传入耳蜗的声能甚少,但骨导听觉常用于听力损失的鉴别诊断。

476. 骨传导的方式有哪些？

骨导的方式有 3 种，包括移动式骨导、压缩性骨导和骨鼓径路骨导。前 2 种是骨导的主要的途径，声波是经骨直接传导到耳内。后 1 种是骨导的次要途径，声波先经颅骨，再经鼓室，再进入内耳。

477. 影响骨传导听力阈值的因素有哪些？

骨导绕过外耳和中耳直接作用于内耳，因此骨导听阈直接反映耳蜗的功能，这也是临床上应用骨导判断传导性听力损失的原因。但并非骨导听只受耳蜗功能的影响。耳蜗外的因素例如改变外耳道压力、堵耳效应、镫骨底板固定、前半规管裂、耳硬化症等也可引起骨导听力阈值的改变。

478. 维持平衡功能的信息系统有哪些？

在日常生活中，人体主要依靠前庭、视觉和本体感觉这 3 个系统的外周感受器感受身体位置运动以及外界的刺激，向中枢传送神经冲动，经平衡中枢信息整合处理后，传出指令达相应的运动神经核，通过各种反射性运动，维持身体在空间适宜的位置，亦即维持平衡。

479. 耳聋如何分类？

临床上将各种听力损失（hearing loss）统称为耳聋（deafness），按照病变性质及部位可以分为传导性聋、感音神经性聋和混合性聋。传导性聋的病变部位大多在外耳和中耳，也有部分内耳疾病可导致传导性聋；感音神经性聋的病变部位在内耳、听神经及听觉传导通路。混合性聋的病变部位涉及外耳和（或）中耳，以及内耳或听神经及听觉传导通路。

480. 耳聋如何分级？

目前国内外普遍采用的耳聋分级为 WHO 于 1980 年制定的标准。以 500 Hz、1 000 Hz 和 2 000 Hz 言语频率的平均听阈为准，听力损失 26～40 dB 为轻度聋，41～55 dB 为中度聋，56～70 dB 为中重度聋，71～90 dB 为重度聋，＞91 dB 为极重度聋。

481. 什么是传导性耳聋？

传导性聋（conductive hearing loss）是指声音传导路径的结构和功能障碍，导致进入内耳的声能减弱所造成的听力下降,多种外耳、中耳,甚至内耳疾病可导致传导性聋。由于病因及病变部位不同,治疗原则和具体方法也不尽相同。临床上应首先明确病因,并针对不同病因进行针对性治疗。

482. 什么是感音神经性聋?

感音神经性聋(sensorineural hearing loss)是指由于内耳毛细胞、血管纹、听神经或听觉传导路径受损,声音的感受与神经冲动传递障碍导致的听力减退或听力丧失。感音神经性聋由于病因、病程的不同,治疗原则与方法也不尽相同。

483. 感音性神经性聋有哪些症状?

① 听力下降:不同病因引起的感音神经性聋听力下降的表现稍有不同。先天性感音神经性聋表现为出生即听力下降,突发性耳聋表现为突然发生的(3 天内)不明原因的听力下降,老年性聋表现为伴随年龄老化逐渐出现听力下降。无论是何种原因引起的感音神经性聋,听力下降的程度都可以是轻度、中度或重度。② 耳鸣:部分感音神经性聋患者可伴有高调或低调耳鸣。

484. 什么是听觉植入?

听觉植入是指通过手术将人工植入体部分或完全埋植到体内以达到改善听力的一种技术。目前成功应用于临床听觉植入的装置包括人工耳蜗、振动声桥以及骨锚式助听器等。

485. 感音性耳聋的治疗原则包含哪些?

感音神经性聋是一种主要病变在耳蜗、听神经及听觉传导通路的耳聋。临床上需要明确感音神经性聋的病因,根据病因进行针对性治疗。一般地说,突发性耳聋经药物治疗后,尚有恢复的希望,永久性感音神经性聋目前尚无有效药物治疗。因此,感音神经性聋的预防非常重要,早诊断、早治疗、早干预是感音神经性聋的治疗和康复原则。

486. 鼓膜完整患者的咽鼓管功能检查方法?

咽鼓管功能与许多中耳疾病的发生、发展及预后相关,因此咽鼓管功能检查是耳科检查方法中的重要内容之一。检查咽鼓管功能的方法很多,且因鼓膜是否穿孔而异。对于鼓膜完整者的咽鼓管功能检查法包括:吞咽试验法、咽鼓管吹张法、声阻抗仪检查法以及咽鼓管纤维内镜检查法。

487. 什么是咽鼓管功能检查的"吞咽试验法"？

吞咽试验法包括听诊法和鼓膜观察法。① 听诊法：将听诊器前端的体件换为橄榄头，置于受试者外耳道口，然后请受试者做吞咽动作。若鼓管功能正常，检查者经听诊管可听到轻柔的"嘘嘘"声。② 鼓膜观察法：请受试者做吞咽动作，此时观察受试者鼓膜，若可随吞咽动作而向外运动，提示功能正常。以上 2 种方法简单易行，无需特殊设备，缺点是存在较强的主观性，受检查者经验及技术的影响。

488. 什么是咽鼓管功能检查的"咽鼓管吹张法"？

咽鼓管吹张法可粗略估计咽鼓管是否通畅，亦可用做治疗。包括：① 瓦尔萨尔法（Valsalva method），又称捏鼻闭口呼气法。受试者以手指将两鼻翼向内压紧、闭口、同时用力呼气。咽鼓管通畅者此时呼出的气体经鼻咽部经两侧咽鼓管咽口冲入鼓室，检查者可通过听诊管听到鼓膜的振动声，也可看到鼓膜向外运动。② 波利策法（Politzer method）适用于小儿。③ 导管吹张法（catheterization）。通过一根插入咽鼓管咽口的导管向咽鼓管吹气，借助连接于受试者耳和检查者耳的听诊管，以是否听到空气通过咽鼓管时的吹风声来判断咽鼓管是否通畅。

489. 咽鼓管吹张法检查时的注意事项有哪些？

① 动作轻柔：导管插入和退出时，顺势送或退，切忌使用暴力，以防损伤鼻腔或咽鼓管口的黏膜。② 用力适当：吹气时用力过猛可致鼓膜穿孔，特别是鼓膜有萎缩性瘢痕时。③ 事先清除异物：鼻腔或鼻咽部有脓液或痂皮时，吹张前应清除。

490. 什么是咽鼓管吹张法的禁忌证？

① 急性上呼吸道感染；② 鼻腔或鼻咽部有脓性分泌物、脓痂而未清除者；③ 鼻出血；④ 鼻腔或鼻咽部有肿瘤、异物或溃疡。

491. 鼓膜穿孔患者的咽鼓管功能检查方法有哪些？

主要有鼓室滴药法；荧光素试验法；咽鼓管造影法；鼓室内镜检查法；声阻抗仪检查法；咽鼓管声测法；咽鼓管光测法以及压力舱检查法。

492. 什么是音叉试验？具体如何实施？

音叉试验（waning fork test）是门诊最常用的听力检查法之一，每套音叉由 5 个不同频率的音叉组成，即 C_{128}、C_{256}、C_{512}、$C_{1\,024}$、$C_{2\,048}$，其中最常用的是 C_{256} 及 C_{512}。检查者手持叉柄，将叉臂向另一只手的第一掌骨外缘或肘关节处轻轻敲击，使其振动，然后将振动的叉臂置于距受试耳外耳道口 1 cm 处，两叉臂末端应与外耳道口在一平面，检查气导（air conduction，AC）听力。检查骨导（bone conduction，BC）时，应将叉柄末端的底部压置于颅面中线上或鼓窦区。

493. 音叉试验包括哪几种？各自的测量目的是什么？

音叉试验（waning fork test）包括 Rinne 试验（Rinne test，RT）、Weber 试验（Weber rest，WT）、Schwabach 试验（Schwabach test，ST）以及 Gelle 试验（Gelle test，GT）。Rinne 试验旨在比较受试耳气导和骨导的长短；Weber 试验用于比较受试者两耳的骨导听力；Schwabach 试验旨在比较受试者与正常人的骨导听力；Gelle 试验用于鼓膜完整者，可用于检查其镫骨是否活动。

494. 什么是先天性耳前瘘管？

先天性耳前瘘管（congenital preauricular fistula）一种常见的先天性外耳疾病，为第 1、2 鳃弓的耳郭原基在发育过程中融合不全所致，多为单侧、少数为双侧，女性多于男性。一般无症状，感染时出现局部红肿热痛，需抗感染治疗，感染控制后应手术切除瘘管，否则感染易复发。

495. 先天性耳前瘘管的病理学特点是什么？

先天性耳前瘘管为一狭窄的盲管，深浅长短方向不一，可呈分支状，管腔内壁被覆鳞状上皮，有毛囊、汗腺、皮脂腺等，瘘管内脱落上皮及分泌物不易排出时易发生感染，感染可以导致急性炎症和慢性感染病灶。

496. 先天性耳前瘘管的治疗原则是什么？

无感染或无任何症状者，无需治疗，但需注意不要挤压瘘口导致感染；瘘口周围皮肤出现瘙痒，分泌物溢出者，可以考虑手术切除瘘管；有感染史的瘘管，需要手术切除瘘管，但需在脓肿切开引流、控制急性炎症后再行手术治疗。

497. 什么是先天性外耳及中耳畸形？

先天性外耳及中耳畸形(congenital microtia and middle ear dysmorphia)含耳郭畸形、外耳道狭窄闭锁畸形和中耳畸形，单独出现或相伴发生，系第 1、2 鳃弓发育不良以及第 1 鳃沟发育障碍所致，影响外观和听力，手术治疗是唯一选择，方法复杂，是耳科学极具挑战性的手术之一。

498. 先天性外耳及中耳畸形如何分类？

先天性耳郭畸形包括隐耳、移位耳、招风耳、杯状耳、猿耳、大耳、附耳、小耳；先天性外耳道狭窄闭锁按程度分为狭窄和闭锁，按闭锁性质分为骨性闭锁和膜性闭锁；先天性中耳畸形可以初步分为鼓室畸形、听骨链畸形、面神经畸形等。基于颞骨高分辨率 CT 结果的 Jahrsdoerfer 评分，对手术有重要意义。通常情况下，先天性小耳畸形、外耳道闭锁常伴发中耳畸形。

499. 先天性外耳及中耳畸形对听力的影响有哪些？

中耳与内耳由不同胚层发育而来，80%～90%的先天性外耳及中耳畸形不伴有内耳畸形，听力检查多提示为传导性聋。如为混合性或感音神经性聋，则提示病变涉及内耳以上部位。

500. 先天性外耳及中耳畸形手术治疗方法有哪些？

手术治疗的目的是矫正畸形，提高听力。耳郭畸形矫正手术，以整形为目的；外耳道中耳成形术，以提高听力为目的；上述两者可以分期或同期进行；人工听觉装置植入(如 BAHA、Sound Bridge 等)以提高听力为目的，有替代传统手术方法的趋势。

501. 先天性外耳及中耳畸形手术适应证有哪些？

Ⅱ度以上小耳郭畸形一般主张成年后行耳郭成形术或重建术，手术最小年龄不应低于 6 岁；单侧先天性外耳及中耳畸形，不单独进行以提高听力为目的的手术或成年后手术，双侧者以提高听力为目的的手术应在学龄前进行；先天性外耳及中耳畸形伴胆脂瘤者应及时手术。

502. 鼓膜外伤的症状有哪些？

① 耳痛：多为一过性疼痛。② 听力下降：常为传导性听力损失，伤及内耳时也可出现混合性听力损失。③ 耳鸣：多为低调性耳鸣，常为患者主要的不适症状。

④ 耳内出血：常少量出血，能自止，多不引起重视。

503. 鼓膜外伤的治疗原则是什么？

预防感染、耳内禁水、严禁擤鼻，这样才能为鼓膜穿孔修复创造一个良好的环境，如不能自行愈合可行手术修补鼓膜穿孔。鼓膜外伤是耳科常见病，容易诊断，但需警惕合并颅内损伤、听骨链中断、内耳损伤、颞骨骨折、脑脊液漏或耳内异物等并发症。

504. 什么是耳气压伤？

耳气压伤（barotrauma），是指大气压力突然增高引起的鼻咽部及咽鼓管压力增高，咽鼓管圆枕受压，耳内压力快速低于大气压（压差多超过 90 mmHg 临界值），咽鼓管无法被动开放，引起急性单侧或双侧中耳通气障碍。临床通常表现为耳痛、耳满胀感、听力下降及耳鸣，也可出现眩晕及眼震。耳气压伤多见于乘坐飞机的降落过程中或潜水员深潜时。

505. 耳气压伤累及部位有哪些？

耳气压伤主要损伤部位在中耳。但过高的压差甚至可造成外耳道内血管破裂，表现为外耳道出血；鼓膜向内塌陷（甚至撕裂），经听骨链传递，镫骨底板及卵圆窗膜内陷，淋巴液压力传递至圆窗膜，引起圆窗膜破裂，形成外淋巴瘘时内耳亦可受累。因此耳气压伤可累及外耳、中耳、内耳。

506. 耳气压伤患者的治疗原则包含哪些内容？

耳气压伤的治疗原则是去除病因，使中耳腔与外界气压恢复压衡。可使用 Politzer 球行咽鼓管吹张或置入导管扩张。若中耳持续负压，可行鼓膜切开并放置通风管。若有内耳受累，需要使用较大量的激素及改善血液流变学的药物，卧床，床头抬高 30°，避免用力擤鼻或咳嗽。怀疑圆窗膜已破裂，可行鼓室探查术并封闭瘘管。若有鼻腔、鼻咽部或中耳细菌感染，需应用抗生素。

507. 颞骨骨折的症状有哪些？

全身症状：颞骨骨折常是颅底骨折的一部分，多首诊于神经内科或外科。此时全身症状明显，如外伤后头痛、昏迷、休克等。如因听力下降、耳闷来就诊，应注意患者有无全身症状，应以抢救生命为主，因为有些患者的昏迷等症状在外伤后数小时后才出现。其他症状：外耳道出血；脑脊液漏；听力下降及耳鸣；眩晕；面瘫等。

508. 颞骨骨折如何分类？

包括：纵形骨折（longitudinal fracture）、横形骨折（transverse fracture）、混合型骨折（mixed fracture）和岩尖骨折（petrous apex fracture）。

509. 什么是颞骨纵形骨折？

最常见，占 70％～80％，多由颞部和顶部受到撞击所致。骨折线与岩部长轴平行，常起自颞骨鳞部，通过外耳道后壁、鼓室天盖，沿颈动脉管到颅中窝底的棘孔或破裂孔附近。因骨折线多从骨迷路前方或外侧穿过，故极少伤及内耳，常伴有中耳结构受损，可表现为耳出血、传导性听力损失或混合性听力损失。约 20％的病例发生面瘫，多可逐渐恢复。如有脑膜破裂，则有脑脊液漏。纵形骨折可两侧同时发生，偶可累及颞下颌关节。

510. 什么是颞骨横行骨折？

较少见，约占 20％，主要由枕部受到暴力所致。骨折线与岩骨长轴垂直，常起自颅后窝的枕骨大孔，横过岩锥到颅中窝。有的经过舌下神经孔及岩部的管孔（如颈静脉孔），个别可经内耳道和迷路到破裂孔或棘孔附近。因其骨折线可通过内耳道或骨迷路，可将鼓室内壁、前庭窗和蜗窗折裂，故常有耳蜗、前庭及面神经受损症状，如感音神经性听力损失、眩晕、自发性眼震、面瘫和血鼓室等。面瘫发生率约占 50％，且不易恢复。

511. 什么是颞骨混合型骨折？

很少见，常由于颅骨多发性骨折，可同时发生颞骨纵形与横形骨折线，引起鼓室、迷路骨折（tympano labyrinthine fracture），出现中耳与内耳症状。

512. 什么是颞骨岩尖骨折？

很少见，可损伤第Ⅱ～Ⅵ对脑神经，发生弱视、眼裂变小、上睑下垂、瞳孔扩大、眼球运动障碍、复视、斜视等眼部症状以及三叉神经痛或面部感觉障碍。岩尖骨折可损伤颈内动脉，导致致命性大出血。岩尖骨折应与脑干损伤及脑疝鉴别。

513. 确诊颞骨骨折需要进行哪些辅助检查?

① 颞骨高分辨率 CT:是确诊颞骨骨折最有效的诊断方法。② 有关耳聋的检查:音叉试验可判断耳聋性质,有时甚至比纯音测听准确;纯音测听是一种主观测听,可了解耳聋性质和程度,有助于治疗方案制订及疗效评估。③ 有关面瘫程度和部位的判断:神经电兴奋试验、肌电图、面神经电图等检查可以评估面瘫的程度;泪液分泌试验、镫骨肌声反射、味觉试验等可以判断面神经损害部位。

514. 什么是外耳道胆脂瘤?

外耳道胆脂瘤(cholesteatoma of external acoustic meatus)是阻塞于外耳道骨部的含有胆固醇结晶的脱落上皮团块。常见的原因是由于外耳道皮肤受损或炎症,局部皮肤生发层中的基底细胞生长旺盛,导致角化上皮加速脱落,在外耳道内堆积过多,久之其中心形成胆固醇结晶,常混有耵聍碎屑。早期可无明显症状,较大时可出现耳内堵塞感、耳鸣;如合并感染可有耳痛、头痛、外耳道黏脓性分泌物,伴有臭味。治疗上应及时清除胆脂瘤,若其侵入乳突者应按乳突根治术或改良乳突根治术手术治疗。

515. 什么是分泌性中耳炎?

分泌性中耳炎(secretory otitismedia)亦称渗出性中耳炎,是以中耳积液(包括浆液、黏液、浆-黏液,而非血性或脑脊液)及听力下降为主要特征的中耳非化脓性炎性疾病。本病冬、春季多见,小儿及成人均可发病,以 2～5 岁儿童多见,是导致儿童听力下降常见的原因之一。

516. 分泌性中耳炎的主要症状有哪些?

① 听力下降:急性发病前大多有感冒病史,之后耳痛、听力下降,可伴自听增强感。慢性者起病隐匿。耳聋程度常有波动。小儿多无听力下降主诉,表现为言语发育延迟、呼唤不理睬,看电视时要求音量过大。② 耳痛:急性发作可有耳痛,可重可轻。慢性者无耳痛。③ 耳闷胀感:多见于成年人,按压耳屏或捏鼻鼓气,耳闷胀感可暂时减轻。④ 耳鸣:可出现间歇性,如"噼啪"声或低调"轰轰"声。头部运动或打哈欠、擤鼻涕时,耳内可出现气过水声。

517. 疑似分泌性中耳炎,需要进行哪些辅助检查?

① 鼓气耳镜:对儿童分泌性中耳炎诊断的敏感度和特异度最高,其敏感度可

达到93.8％,特异度可达80.5％,被认为是分泌性中耳炎诊断的金标准。② 音叉试验及纯音测听:是一种主观测听,可了解耳聋的性质和程度,有助于治疗方案制订及疗效评估。③ 鼓室导抗图:对于本病诊断具有重要意义:平坦型(B型)为分泌性中耳炎典型曲线,其诊断符合率为88％。

518. 分泌性中耳炎的治疗原则是什么?

治疗原则为:清除病灶、鼓室通气和引流。治疗方案的选择应根据病程、中耳积液性质、患者年龄以及听力下降的情况等因素综合考虑。原则上,对于鼓室积液不甚黏稠者,首选非手术治疗,期间可配合应用鼓膜穿刺;病情未见好转者、听力损失加重者或鼓室积液黏稠者,可加做鼓膜切开及置管。

519. 鼓膜切开和(或)置管术的并发症有哪些?

① 通气管坠入鼓室:多因手术切口过大,清洁分泌物时不慎所致,取出即可;② 鼓膜置管时听骨链损伤;③ 损伤颈静脉球:在鼓膜切开置管前,应仔细检查鼓膜,暴露的颈静脉球;有可疑征象者,应暂缓置管,先行颞骨CT检查以助鉴别。

520. 鼓膜切开/置管术的术后注意事项有哪些?

注意预防感染,保持耳道内干燥、耳内禁止进水,鼻腔可使用收敛性消炎滴鼻剂(如复方呋喃西林滴鼻剂)。若中耳有感染,可滴消炎药,并适当使用抗生素。

521. 什么是急性化脓性中耳炎?

急性化脓性中耳炎(acute suppurative otitismedia)是中耳黏膜的急性化脓性炎症。常由于鼻咽部的病毒、细菌感染经咽鼓管途径进入中耳引起。主要致病菌为肺炎链球菌、流感嗜血杆菌、乙型溶血性链球菌及葡萄球菌、铜绿假单胞菌等,前两者在儿童多见。临床上以耳痛、耳道流脓、鼓膜充血、穿孔为特点。

522. 急性化脓性中耳炎有哪些症状?

① 全身症状:可有畏寒、发热、倦怠。② 耳痛:突发的耳深部钝痛或搏动性跳痛,可经三叉神经放射至同侧额、颞、顶部,牙或整个半侧头部。③ 耳鸣及听力下降:患耳可有搏动性耳鸣,听力逐渐下降。耳痛剧烈者,轻度耳聋可不被患者察觉。鼓膜穿孔后听力反而提高。④ 耳漏:鼓膜穿孔后耳内有液体流出,初为浆液血性,以后变为黏液脓性乃至脓性。如分泌物甚多,提示分泌物不仅来自鼓室,亦

源于鼓窦、乳突。⑤ 其他：鼻塞、咽痛、咳嗽、流涕。

523. 疑似急性化脓性中耳炎，需要进行哪些辅助检查？

　　① 颞骨高分辨率 CT 检查：有助于了解疾病的累及范围与程度；② 音叉试验及纯音测听：是一种主观测听，可了解耳聋性质和程度，有助于治疗方案制订及疗效评估；③ 血常规检查。

524. 急性化脓性中耳炎的特征性表现是什么？

　　急性化脓性中耳炎的特征性表现是一旦穿孔流脓，耳痛明显减轻。

525. 急性化脓性中耳炎致病菌进入中耳的途径有哪些？

　　① 经咽鼓管感染：包括急性上呼吸道感染、急性传染病期间、不适当的擤鼻咽鼓管吹张以及婴幼儿哺乳位置不当；② 外耳道鼓膜感染：包括外伤性鼓膜穿孔和医源性鼓膜损伤；③ 血行感染：较少见，包括败血症、脓毒血症等。

526. 急性化脓性中耳炎如何处理？

　　处于急性感染期，应采取大剂量抗生素治疗，原则上应考虑选择敏感的抗生素。根据患者病情，除尽早应用足量抗生素控制感染外，还可行适时的鼓膜切开术。

527. 为预防急性化脓性中耳炎的发生，应注意哪些情况？

　　锻炼身体，积极预防和治疗上呼吸道感染。对于特殊的复发急性化脓性中耳炎患者（免疫力低下）可以预防接种肺炎链球菌疫苗。宣传正确的哺乳姿势。鼓膜穿孔及鼓室置管者，禁止游泳，洗浴时防止污水流入耳内。

528. 什么是慢性化脓性中耳炎？

　　慢性化脓性中耳炎（chronic suppurative otitis media）是中耳黏膜、骨膜或深达骨质的化脓性炎症。病变不仅位于鼓室，还常侵犯鼓窦、乳突和咽鼓管，临床上较为常见。以耳内长期间歇性或持续性流脓、鼓膜穿孔、伴或不伴有听力下降为临床特点。

529. 慢性化脓性中耳炎的手术治疗原则和手术方式的种类如何？

手术治疗原则：彻底清除病灶（影响传音结构的炎性病灶）。手术方式基本可分为两类，即以清除中耳病灶为目的的乳突手术（如上鼓室切开术、单纯乳突开放术、改良乳突根治术及乳突根治术）和以重建中耳传音结构为目的的鼓室成形术（包括鼓膜成形术和听骨链重建术）。这两类手术可以相互结合，在一期或分期手术中并用，也可单独施行。

530. 什么是上鼓室切开术？

上鼓室切开术（atticotomy）是磨开上鼓室外侧壁，必要时包括部分鼓窦外侧壁，暴露全部上鼓室及所含听小骨结构，如锤骨头、砧骨体、锤砧关节等。如有必要可开放面神经隐窝，显露砧镫关节及前庭窗。清除病灶，重建听骨链，并用软骨或骨片重建上鼓室外侧壁。

531. 什么是乳突根治术？

乳突根治术（radical mastoidectomy）是通过开放鼓窦及乳突，切除外耳道后上骨壁，彻底清除中耳各部的病变组织，使鼓室、鼓窦、乳突腔形成一个向外耳道永久开放的共同腔隙。

532. 什么是改良乳突根治术？

改良乳突根治术（modified radical mastoidectomy）是一种经过改良的乳突根治术。术中既要彻底清除中耳各部的所有病灶，切除外耳道后上骨壁，使乳突腔、鼓窦向外耳道开放，同时又保留中耳的传声结构，并在此基础上做鼓室成形术。

533. 乳突根治术手术中的首要并发症及如何避免？

面神经深在颞骨内走行，易损伤，而一旦损伤将严重影响容貌，极易引发医疗纠纷，故中耳乳突手术首要注意避免损伤面神经。其关键在于准确辨别鼓室及乳突各种相对固定的标志，如外半规管隆突、砧骨窝、匙突等，根据这些标志与面神经各段的空间位置定位面神经走行，特别注意面神经畸形的可能。术中应常规使用面神经检测仪，但不能绝对依赖仪器，对面神经解剖的透彻理解以及扎实的手术技术始终是避免面神经损伤最重要因素。

534. 中耳乳突术后有哪些注意事项?

除注意观察患者基本生命体征、意识状态以外,还应注意观察是否有面瘫、眩晕、脑脊液鼻漏、严重耳鸣等症状的发生;局部应注意耳部敷料渗出情况,耳部切口愈合情况,耳道上皮及移植筋膜有无坏死感染。反复行韦伯试验判断术耳是否发生感音神经性耳聋。

535. 什么是鼓膜成形术?

鼓膜成形术(myringoplasty)又称鼓膜修补术。通过组织移植技术修复穿孔,达到恢复鼓膜的完整性,并提高听力的目的,是各种鼓室成形术的基本手术。修补鼓膜的材料很多,归纳起来属于来自自体和同种异体的中胚层组织,常用的有筋膜(多采用颞肌筋膜)、软骨膜、骨膜等。

536. 什么是听骨链重建术?

听骨链重建术(ossicular reconstruction)是通过恢复鼓膜和外淋巴液之间的稳定连接,进而恢复或改善中耳传声系统功能的手术。听骨链的修复材料包括自体和同种异体骨(常用的有听小骨,乳突骨皮质等),以及异质材料如金属丝,金属(目前常用钛质)听小骨,多孔高分子聚乙烯或生物陶瓷等。

537. 中耳胆脂瘤是什么?

中耳胆脂瘤(cholesteatoma)亦称中耳表皮样瘤,是一种位于中耳内的囊性结构,而非真性肿瘤。中耳胆脂瘤可伴发或继发于慢性化脓性中耳炎,称为"中耳胆脂瘤伴慢性(化脓性)中耳炎";也可不伴有化脓性炎症。临床通常表现为耳溢液、听力下降及耳鸣。

538. 中耳胆脂瘤的症状有哪些?

耳流脓、听力下降、耳鸣。

539. 结核性中耳炎鼓膜穿孔有何特点?

鼓膜典型表现为多发性穿孔,但因穿孔迅速融合,故临床所见均为紧张部单个大穿孔,可达鼓环。如未合并化脓性感染,鼓室黏膜为灰白色,有大量增生之肉芽。

540. 疑似中耳胆脂瘤,需要进行什么辅助检查?

结合病史及专科查体,慢性化脓性中耳炎伴或不伴胆脂瘤的可能性大大增加,此时,颞骨高分辨率 CT 是最有效的诊断方法。在颞骨疾病中,CT 的诊断价值要高于 MRI。它能够清晰地显示耳部及其邻近组织的精细解剖结构,对耳部先天畸形、外伤、各种中耳炎症及某些耳源性颅内并发症、肿瘤等具有较高诊断价值,对手术方案的制订也具有重要的指导意义。但 CT 对中耳内软组织阴影的性质尚不能作出准确判断。

541. 中耳胆脂瘤的手术原则是什么?

中耳乳突胆脂瘤手术治疗需彻底清除胆脂瘤、肉芽、息肉、病变的骨质等病变组织,预防并发症,根据实际情况保存或提高原有听力。

542. 中耳胆脂瘤的手术术式有哪些?

在中耳胆脂瘤手术中,根据是否保留外耳道后壁,分为"闭合式"与"开放式",主要选择依据为病灶范围、乳突气化情况、乙状窦和脑膜底位置等因素。

543. 什么是耳源性并发症?

因中耳炎、中耳胆脂瘤而导致的多种颅内、外并发症,称为耳源性并发症(otogenic complication),重者危及生命,是耳鼻咽喉头颈外科常见的危急重症之一。其发病原因主要有中耳胆脂瘤或慢性化脓性中耳炎急性发作,导致乳突骨质破坏严重、脓液引流不畅、机体抵抗力差、致病菌毒力强或对抗生素不敏感、具抗药性等因素。其播散途径主要有:经破坏、缺损的骨壁,经正常的解剖窗隙,或经血行途径。

544. 耳源性脑膜炎的症状有哪些?

① 耳部症状:大多数有长期耳漏和听力下降,耳漏液多为黏脓性,可呈间断性,或长期持续,中耳胆脂瘤患者常有特殊恶臭。听力下降多为传导性耳聋,病变严重波及内耳时可以表现为混合性聋或全聋。② 全身症状:发热、头痛、呕吐等。首先有寒战,继而高热,体温可以达到 39~40℃,并伴呕吐,典型者呈喷射状;头痛初期位于患侧,随着病情发展,颅内压增高,头痛弥漫而剧烈;由轻到重可以出现精神症状,如易激惹、烦躁、嗜睡、谵妄和昏迷。

545. 耳源性脑膜炎的手术原则包含哪些内容？

对于耳源性颅内并发症患者，应在其全身情况允许的情况下尽早手术，以便改善患耳引流、清除患耳病变。针对该患者应进一步检查其全身情况，包括心肺情况等，只要条件允许，尽早手术。随着诊疗水平的提高、设备的改进，对此类患者可以一期施行乳突根治术，彻底清除患耳病变。

546. 人工耳蜗的定义是什么？

人工耳蜗是一种可以帮助重度和极重度感音神经性耳聋患者恢复听力和言语交流能力的生物医学工程装置，其基本原理是绕过发生病变的内耳毛细胞，将声音能量转化为电信号直接刺激耳蜗中残存的神经元细胞而产生听觉。

547. 人工耳蜗的体外部分包含哪些结构？

体外部分包括：① 外部麦克风：拾取声音并转化为电信号；② 言语处理器：可根据预先设置的编码策略对接收的电信号编程；③ 传输线圈：将言语处理器提供的信号转为射频信号传输给接收-刺激器。

548. 人工耳蜗的体内部分包含哪些结构？

体内植入部分包括：① 接收-刺激器：接收射频信号并转化为电脉冲，刺激电极阵列；② 多通道电极阵列：电流通过植入的电极直接传送至耳蜗中残存的神经元细胞从而产生听觉。

549. 人工耳蜗适用于哪些人群？

① 双耳重度或极重度感音神经性聋；② 最佳年龄应为 6 个月至 5 岁；③ 佩戴合适的助听器，经过听力康复训练 3～6 个月后听力语言能力无明显改善；④ 无手术禁忌证；⑤ 对人工耳蜗有正确的认识和适当的期望值；⑥ 家庭支持。

550. 人工耳蜗禁忌证有哪些？

① 绝对禁忌证：内耳严重畸形，听神经缺如、严重智力障碍以及无法配合语言训练者；有严重的精神病患、中耳乳突有急或慢性炎症未消除者。② 相对禁忌证：包括全身一般情况差，不能控制的癫痫，没有可靠的康复训练条件。

551. 人工耳蜗术有哪些术后并发症?

鼓膜或外耳道穿孔,骨索神经麻痹,头皮厚而影响信号传输,眩晕,电刺激时出现面神经抽搐或疼痛,切口严重感染,乳突血管或乙状窦损伤导致大出血,脑脊液漏,面神经麻痹,脑膜炎。

552. 耳科手术中行控制性降压的时机是什么时候?

对于绝大多数中耳炎手术而言,良好的操作视野有助于加速手术进程。麻醉医师可通过全凭静脉麻醉或吸入麻醉来降低血压以达到减少手术野出血和改善手术野的效果。尤其在鼓膜修复期间需要行控制性降压,减少渗血,有较好手术效果。

553. 耳科手术的常见体位及注意事项有哪些?

良好的手术体位有减少出血、方便外科医生操作的效果。首先让患者去枕平卧且床头抬高不超过 30°,其次让患者在清醒状态下最大限度自主摆动头颈位置,若无任何不适,麻醉后头颈转向健侧 60°~80°,同时患侧肩部垫高;若患者术前存在头颈转动受限,麻醉后头颈转动角度不宜超过清醒状态下自主活动角度,可以通过调节床位以达到外科操作的要求角度,必须做好固定患者的工作,防止患者在麻醉状态下发生坠床的不良事件。

554. 耳科手术麻醉管理有哪些注意点?

耳科手术多不涉及呼吸道,但术中被敷料覆盖,且麻醉医师远离患者头部,需重视气道管理。此类手术需要良好的外科视野,常采用局部肾上腺素使用或体位或控制性降压需要作来增加视野清晰度。应避免使用 N_2O 吸入麻醉,因其会在密闭腔隙中弥散,增加腔内压,可能导致移植物移位或鼓膜穿孔及出血。耳科手术术后恶心呕吐发生率高,需要积极预防。需加强面神经监测,注意肌松药的使用。涉及颅腔的中耳手术,参照神经外科麻醉注意事项。

555. 耳科手术有哪些苏醒期注意事项?

中耳的鼓室通过咽鼓管与大气连通,一旦这些腔隙阻塞,压力便不能与外界大气平衡,如果术后发生气道阻塞进行面罩加压给氧,可能会影响手术效果,以及发生鼓膜穿破等问题。因此特别要求患者要平稳苏醒。

556. 耳科手术术后恶心呕吐发生率高的可能原因是什么?

除常见的恶心呕吐高危因素(如年轻女性和阿片类镇痛药使用等),手术种类也是术后恶心呕吐高危因素之一。人类感受平衡的前庭器官就在耳内,而耳科手术期间有可能激惹前庭器官,进一步加重了此类患者术后恶心呕吐的发生。

557. 预防全麻耳科手术后恶心呕吐的药物选择有哪些?

年轻女性、无吸烟史、既往有 PONV 病史和术后使用阿片类药是成年患者出现 PONV 的危险因素。目前的观点认为应积极防治 PONV 可采用"危险因素量＋1"的预防措施,手术结束前给予地塞米松和 5‐HT 受体阻滞剂是目前公认的有效预防 PONV 的组合。举例来说,如果患者具有 2 项危险因素,那么应当得到 3 种药物或者措施进行干预,此时可以追加氟哌利多可预防术后恶心呕吐。

558. 耳科手术行面神经监测是否可以使用肌松药?

研究表明在肌松监测下,使用定量肌松技术可以为术中面神经监测提供更为安全有效的保障,目前肌颤搐 T_1 在 20%～40% 被认为是一个合适的肌松程度。

第五节　鼻颅底麻醉

559. 颅底外科的概念是什么?

颅底外科是在综合颅神经、眼、耳鼻喉、面颊、口腔等各科专业知识的基础上,研究颅底显微解剖结构、颅底病变与颅底血管神经的关系、手术入路设计、手术适应证、术中颅底结构重建等的专门学科。

560. 脑脊液(CSF)动力学特点是什么?

成人有 CSF 130～150 mL,一半在颅内,一半在脊椎蛛网膜下隙,包围脑及脊髓;CSF 由脉络丛产生,从脑间质组织经室管膜扩散到脑室系统;成人每日产 CSF 约 500 mL;CSF 对 CNS 起缓冲和排泄作用。

561. 颅内压(ICP)增高的临床表现有哪些?

头痛(尤其体位性头痛)、嗜睡、恶心、呕吐、视物模糊和视盘水肿;CT 显示中线移位,导水管、镰状结构和脑室消失(或脑积水时脑室增大)以及脑水肿。

562. 颅内腔的压力-容积关系显示低容量时平台期显示存在一定的代偿空间，其代偿机制是什么？

脑内的脑脊液(CSF)和颅内静脉血分别向脊柱蛛网膜下隙和颅外静脉转移。

563. 颅脑外科手术静脉空气栓塞的常见于哪些情况？

坐位后颅窝手术；坐位时颈椎板切除手术；矢状旁或者大脑镰脑膜瘤侵犯矢状缝后半部分的幕上肿瘤手术；横窦面、人字缝窦和矢状窦后半部等静脉断裂；颅骨切开及针状固定器的使用导致的颅骨板破损及颈部硬膜外静脉破损。

564. 颅脑外科手术静脉空气栓塞的处理原则包含哪些内容？

① 阻止空气进一步进入：提醒外科医师注意(冲洗或包扎手术野)、压迫颈静脉、降低头部；② 处理血管内空气：情况允许时采取左侧卧位，通过右心导管抽吸、停用 N_2O；FiO_2：1.0；升压/强心药物等支持处理。

565. 颅前窝的解剖结构是什么？

由额骨眶部、筛骨筛板、蝶骨小翼及蝶骨体的前部构成，前界为额鳞，后界以视交叉沟和蝶骨小翼的后缘与颅中窝相邻，容纳大脑额叶。正中有鸡冠，鸡冠前方有盲孔，再前方为额嵴。盲孔通常由硬脑膜充填。鸡冠向后移行于筛骨棘，两侧为筛板，内有很多筛孔，其内有嗅丝及其周围的硬脑膜与蛛网膜通过以及筛前、筛后动脉的分支穿越；筛前神经的最大分支鼻支也穿越筛孔出颅；筛骨板两侧以额筛缝与额骨眶部相邻，后缘则以蝶筛缝与蝶骨相连。

566. 颅前窝的血供特点是什么？

颅前窝的硬脑膜由筛动脉、硬脑膜中动脉额支和颈内动脉分支供血。发育良好情况下，筛动脉发出大脑镰前动脉供应大脑镰。另外，筛动脉分支穿过筛板后供应鼻腔外侧壁；硬脑膜中动脉的额支穿越眶孔供应眼眶及相关组织。

567. 颅中窝的解剖结构特点是什么？

颅中窝由蝶骨体的上面和侧面、蝶骨大翼的脑面、颞骨岩部的前面和颞鳞部构成，其前界为蝶骨小翼后缘，后界为颞骨岩部的前面和鞍背，两侧为颞鳞与蝶骨大翼，主要容纳颞叶。

568. 哪些血管提供颅中窝血供？

颅中窝硬脑膜主要由硬脑膜中动脉的分支供血。其内侧由许多与颈内动脉海绵窦段分支吻合的血管供血。

569. 颅后窝有哪些解剖结构？

颅后窝由蝶骨鞍背、蝶骨体后部、颞骨岩部、颞骨乳突部、枕骨底部、枕骨外侧部和枕鳞构成。其前界为鞍背与颞骨岩部后面，后界为枕鳞部的横沟，容纳脑干与小脑。

570. 进入颅后窝的动脉有哪些？

椎动脉、基底动脉、小脑后下动脉、小脑前下动脉、小脑上动脉、脊髓前动脉和硬脑膜后动脉。

571. 颅后窝的神经有哪些？

三叉神经、外展神经、面神经、位听神经、中间神经、舌咽神经、迷走神经、副神经和舌下神经。

572. 颅后窝由哪些血管供血？

斜坡的前上部分和小脑幕由颈内动脉海绵窦后干和下外侧干的分支供血，小脑幕还接受直接发自颈内动脉的内、外侧小脑幕动脉的血供；斜坡的后下部分和枕大孔的前外侧缘由咽升动脉的小分支和椎动脉的前脑膜支供血；枕大孔后缘和枕鳞背部分由椎动脉的后脑膜支供血；颅后窝由硬脑膜中动脉的岩鳞支和顶支供血，其外侧部和旁正中区还分别接受枕动脉小分支和咽升动脉分支的血供。

573. 垂体窝的解剖结构是什么？

垂体窝位于颅中窝的中央，其形态因人而异。成人垂体窝前后径为 7～16 mm（平均 11.7 mm），深径为 4～13 mm（平均 8.4 mm），横径为 9～18 mm（平均 14.0 mm）。垂体窝前方为鞍结节，后为鞍背，底为蝶骨体的一部分，两侧前外和后外分别为前、后床突，上方为鞍膈所覆盖。垂体窝容纳脑垂体。

574. 什么是脑干听觉诱发电位？

脑干听觉诱发电位（BAEP）是由声刺激引起的神经冲动在脑干听觉传导通路

上的电活动,能客观敏感地反映中枢神经系统的功能。BAEP 记录的是听觉传导通路中的神经电位活动,反映耳蜗至脑干相关结构的功能状况,凡是累及听通道的任何病变或损伤都会影响 BAEP。往往脑干轻微受损而临床无症状和体征时,BAEP 已有改变,是脑干受损较为敏感的客观指标。

575. 什么是运动诱发电位?

刺激运动皮质在对侧靶肌记录到的肌肉运动复合电位;检查运动神经从皮质到肌肉的传递、传导通路的整体同步性和完整性。运动诱发电位(MEP)是继体感诱发电位(SEP)后,为检查运动神经系统功能而设计的一项神经电生理学检查方法。作为一种无创伤性的检测手段,MEP 已广泛应用于运动神经系统疾病的诊断、术中监护和预后估计,尤其是这几年,随着经颅磁刺激技术(TMS)和电生理学、叠加平均技术的完善,MEP 的适用范围日益拓展。

576. 什么是视觉诱发电位?

在视野范围内,以一定强度的闪光或图形刺激视网膜,可在视觉皮层或头颅骨外的枕区记录到电位变化,即视觉诱发电位(visual evoked potential)电生理现象。它是研究人类的感觉功能、神经系统疾病、行为与心理活动等的重要手段。

577. 脑循环的特点是什么?

颅腔由脑、脑血管和脑脊液所充满,三者容积的总和是固定的。脑组织是不可压缩的,因此脑血管的舒缩程度受到一定限制,血流量的变化较其他器官的为小;脑循环的毛细血管壁内皮细胞相互接触紧密,并有一定的重叠,管壁上没有小孔,毛细血管和神经元之间并不直接接触,而为神经胶质细胞隔开,这一结构特征对于物质在血液和脑组织之间的扩散起着屏障的作用,称为血-脑屏障。

578. 脑血流量的调节方式有哪些?

脑血流有精密的调节机制,包括化学性调节、肌源性调节和神经性调节。

579. 什么是脑血流量的自动调节?

脑血流量取决于脑的动、静脉压力差和脑血管的血流阻力。在正常情况下,颈内静脉压接近右心房压,且变化不大,故影响血流量的主要因素是颈动脉压。当平均动脉压在 60~140 mmHg 内变化时,脑血管可通过自身调节机制使脑血流量保持恒定。血管平滑肌是脑血流量自动调节的重要部分,其主要是对脑血流迅速变化提供及时和代偿性的调节,调节的压力范围较小。

580. 脑血流量的神经调节是什么?

颈上神经节发出的去甲肾上腺素节后纤维,其末梢分布至脑的动脉和静脉及软脑膜的血管,还有少量分布至脑实质的血管。脑实质内的小血管有起自蓝斑去甲肾上腺素神经元轴突末梢的分布。副交感乙酰胆碱能神经末梢也分布至脑血管。此外,脑血管有血管活性肠肽等神经肽纤维末梢分布。神经对脑血管活动的调节作用不明显。刺激或切除支配脑血管的交感或副交感神经,脑血流量没有明显变化。在多种心血管反射中,脑血流量一般变化都很小。

581. 什么是颅内压增高综合征?

凡是由多种致病因素使颅腔容积与内容物的体积失去平衡,引起颅内容积增加,侧卧位腰椎穿刺测得的脑脊液压力超过 1.92 kPa,即为颅内压增高。颅内压增高后出现头痛、呕吐、视力障碍及视盘水肿等一系列临床表现时,称为颅内压增高综合征。

582. 颅内压增高的病因有哪些?

多种原因引起的脑水肿、脑脊液量或脑血流量增加和颅内占位性病变等均可导致颅腔内容物增加,引起颅内压增高。颅腔内容物正常情况下,狭颅畸形、颅底凹陷症、颅骨骨瘤、畸形性骨炎或颅骨凹陷性骨折等而使颅腔容积缩小时,亦可引起颅内压增高。

583. 颅内高压三联症是什么?

头痛、呕吐、视盘水肿。头痛是最常见和最早出现的症状,多位于额颞部,也可牵扯到枕部或后颈部,可能是脑膜、血管或神经受牵拉所致;呕吐常发生在清晨空腹时,或与头痛剧烈时伴发,与饮食无关。呕吐前多无恶心,典型者呈喷射性,有时头位改变可以诱发;视盘水肿是颅高压最重要而可靠的客观体征,其发生与颅内高压发展的速度和时间有关。

584. 人类头颅分为脑颅和面颅,其中脑颅由哪些部分构成?

脑颅有顶骨、额骨、筛骨、蝶骨、颞骨(其内包藏 3 个听小骨)和枕骨组成,以骨缝对接构成一个顶部近似球形、底部高低不等的骨性脑颅骨,容纳大脑、小脑和脑干。

585. 颅中窝主要 7 对孔、管、裂和压迹是什么?

视神经孔、眶上孔、圆孔、卵圆孔、棘孔、破裂孔和三叉神经压迹。

586. 颅后窝主要的骨孔有哪些?

枕骨大孔、舌下神经管内口、颈静脉孔和内耳门。

587. 什么是视交叉综合征?

视力障碍、视野缺损及原发性视神经萎缩。可有双颞侧偏盲伴垂体内分泌紊乱的一系列表现,同时可有视神经萎缩和蝶鞍的改变。它是垂体瘤鞍上蔓延的典型临床症状。

588. 什么是眶尖综合征?

多见于眶尖骨折、炎症及肿瘤累及 Ⅱ、Ⅲ、Ⅳ、Ⅵ、Ⅴ1-2 对脑神经,造成视神经萎缩或水肿,上睑下垂,眼球固定,角膜反射消失,眼神经和上颌神经分布区感觉障碍的一系列综合征。

589. 什么是海绵窦综合征?

海绵窦血栓性静脉炎、外伤性海绵窦-对静脉瘘、颈动脉肿瘤,累及海绵窦段动脉瘤以及扩展到海绵窦 Ⅲ、Ⅳ、Ⅴ、Ⅵ 脑神经而出现海绵窦综合征。临床表现为眼睑下垂、瞳孔散大、眼球突出、眼球运动障碍、眼睑及结膜水肿和静脉怒张。

590. 什么是岩尖综合征?

炎症、肿瘤等病变累及岩骨尖时,可累及 Ⅴ、Ⅵ 对脑神经。表现为同侧眼外直肌麻痹致斜视和眼球内斜,面部疼痛和麻木。

591. 气道的感觉神经分布和构成是什么?

按部位:鼻腔和鼻咽部,由三叉神经分支支配(腭大、腭小神经及筛前神经);口咽和舌后 1/3,由舌咽神经分支支配;喉部及气管,由迷走神经分支支配(喉上神经)。

592. 眶内神经包括什么?

眶内神经包括视神经、运动神经(动眼神经、滑车神经、外展神经)、感觉神经(泪腺神经、额神经、鼻睫神经)以及睫状神经节。

593. 如何描述海绵窦的解剖位置?

海绵窦为位于蝶鞍两侧硬脑膜两层间不规则的腔隙,左右各一。每侧海绵窦前起眶上裂的内侧端,向后达颞骨岩部尖端,长约 2 cm,内外宽 1 cm。上壁向内与鞍膈相移行;内侧壁在上部与垂体囊相融合,下部以薄骨板与蝶窦相隔;外侧壁较厚,又分为内外两层,内层疏松,外层厚韧。两侧海绵窦在前床突的前方借海绵间前窦相通,在后床突之后借海绵间后窦相沟通。因而在蝶鞍周围形成了一个完整的环状静脉窦,称为环窦。

594. 海绵窦内通过的颅神经有哪些?

在前床突以前的海绵窦外侧壁中通过的结构,自上而下有滑车神经、动眼神经和眼神经,上颌神经则离开了外侧壁斜向外走行;颈内动脉在海绵窦内折转向上。在前床突和后床突之间的海绵窦外侧壁的内层中,由上而下依次排列着动眼神经、滑车神经、眼神经和上颌神经。窦腔内有颈内动脉和展神经通过,展神经位于颈内动脉和眼神经之间,或在窦的外侧壁内。在后床突之后,外侧壁内只有滑车神经(居上)和眼神经(居下)。

595. 岩骨内部主要结构有哪些?

位于颅骨两侧和颅底的颞骨内部结构基本都位于岩乳部,主要包括血管(颈内动脉)、中耳和内耳、神经(面、前庭蜗神经)和含气空腔(乳突小房、乳突窦、鼓室)。

596. 脑膜瘤的影像学表现是什么?

X 线头常出现颅内压增高表现伴松果体钙斑移位及骨质改变。CT 肿瘤呈圆形或分叶状,以宽基靠近颅骨或者硬脑膜。CT 平扫大部分为高密度,密度均匀,边界清晰,大部分肿瘤有轻度瘤周水肿;增强扫描呈均匀一致的显著强化,边界锐利。MRI 脑膜瘤在 T1WI 上为等信号,T2WI 上多为等信号或稍低信号,内部信号可不均匀。注射 Gd-DTPA,肿瘤出现明显均匀强化,可显示肿瘤邻近区脑膜尾征。

597. 蝶鞍上的颅咽管瘤和垂体瘤围术期的关注点有哪些？

医生可能需要在下丘脑或者其周围操作，下丘脑的刺激可引起交感神经兴奋引起血压升高等反应；下丘脑受损可引起不同程度的嗜睡甚至意识模糊等意识障碍，也可能发生水代谢紊乱，其中尿崩症是最可能发生的水代谢紊乱。

598. 外伤性视神经病的临床症状有哪些？

受伤后即刻或数日内出现视力下降及色觉异常。单侧的视神经的损伤，检查时会发现有受伤眼的相对性瞳孔传入阻滞。早期眼底可能正常，6周之后视神经逐渐萎缩变白。

599. 外伤性视神经病的治疗方式有哪些？

主要的治疗方法有激素治疗、视神经管减压术以及激素治疗加视神经管减压术。

600. 内镜视神经减压术适应证是什么？

① 迟发性视力丧失，应手术减压，即伤后尚有部分视力，而后视力逐渐下降或丧失。一般认为伤后视力立即丧失者，手术治疗成功的机会渺茫。但如经大量皮质类固醇和甘露醇减轻水肿后视力有所恢复，或有光感者应考虑手术减压。② 伤后有残余视力或部分视野者。③ 伤后视力立即丧失，经保守治疗无改善者，也可考虑手术治疗。④ 经非手术治疗视力虽无恢复，手术减压后可能恢复部分视力者。

601. 慢性泪囊炎的手术方式有哪些？

主要包括：鼻腔泪囊吻合手术，泪囊摘除手术，泪道置管手术和泪道激光手术。

602. 经鼻内镜泪囊鼻腔开放术的适应证是什么？

适于由于鼻泪管阻塞而导致的泪道阻塞、泪囊发炎感染、眼角溢泪及脓液的患者。此类患者通过泪小管冲洗、泪囊冲洗、探针疏通、激光治疗等无效，症状依然存在，则需要选择手术治疗。

603. 脑脊液鼻漏的病因有哪些?

　　一般原因可分为创伤性和非创伤性两大类,其中创伤性又可分为外伤性和医源性。外伤常见于前颅底骨折或者是中颅底的骨折;医源性的损伤,常见的原因主要是经鼻蝶的颅底肿瘤切除术后的并发症。非外伤性又可分为自发性、肿瘤性和先天性,比如一些鼻咽癌或者一些颅底的肿瘤侵犯了颅底的骨质以及硬脑膜,就可能会引起脑脊液鼻漏。

604. 经鼻内镜脑脊液鼻漏修补术的优点有哪些?

　　不损伤脑组织,可避免传统开颅手术易出现的并发症及危险。无颜面部瘢痕;可直视筛板、蝶窦、筛窦及鞍区进行修补,损伤小,最大程度保护嗅觉功能,操作精确,手术效果好。

605. 后颅窝手术围术期应注意的问题有哪些?

　　坐位对血流动力学的影响;静脉空气栓塞;反常空气栓塞;脑干或者颅神经手术的血流动力学变化;四肢麻痹;巨舌症;脑积气。

606. 如何预防或治疗术中血-脑脊液屏障损伤引起的脑水肿和颅内压升高?

　　糖皮质激素能稳定血-脑脊液屏障和细胞膜,促进受损脑组织脑血流自动调节作用的恢复,防止坏死组织细胞溶酶体释放。脱水剂难以维持在创伤局部的血-脑界面形成渗透压脱水剂进入脑组织,升高脑组织渗透压和(或)增加血-脑脊液屏障通透性,有可能使脑水肿加重,应谨慎使用。

607. 垂体腺瘤手术麻醉前评估与决策的要点有哪些?

　　根据精神状态、症状和血浆激素水平,估计患者对麻醉及手术的耐受力;应首选静吸复合麻醉。患者特有的外貌特征(如 GH 腺瘤患者的厚嘴唇、高宽鼻子、下颌骨前伸宽大、舌体肥厚、声门增厚及声门下狭窄、肢端肥大;ACTH 腺瘤的库欣综合征形)是患者困难气道可能性增大,评估气管插管的难易程度,备妥相应的插管用具;对 GH 腺瘤独特体征的患者,诱导时易发生严重呼吸道梗阻、通气障碍、二氧化碳升高,应备好大号口咽通气管和喉镜。

608. 颅内血管畸形手术的麻醉前评估与决策的要点有哪些?

　　脑血管发育障碍可引起脑局部血管数量和结构异常,并对正常的脑血流产生影响。颅内血管畸形分为 4 类：动静脉畸形、海绵状血管瘤、毛细血管扩张及静脉畸形。手术操作围绕血管且范围广，操作时间较长，出血量大，麻醉医师需高度重视。全麻下实施该类手术过程中按需控制性降压，以减少手术中出血，同时需维持血流动力学稳定及酸碱平衡等。术中需监测患者血气分析。

609. 颅后窝手术麻醉评估要点有哪些？

① 脑桥小脑角肿瘤可损伤后组颅神经，患者可能出现声音嘶哑、饮水呛咳，可导致误吸、急性呼吸道梗阻、窒息等；② 小脑蚓部及第四脑室易引起梗阻性脑积水，症状出现早且程度重；③ 慢性小脑扁桃体疝常表现为头部前倾、强迫头位，给气管插管带来困难，晚期出现阵发性去大脑强直和意识丧失；④ 第四脑室肿瘤患者，变动头位或其他原因可使肿瘤突然阻塞第四脑室出口而出现急性脑脊液梗阻，需小心变动体位；⑤ 脑干为呼吸、循环中枢，涉及运动传导通路、感觉传导通路、上行网状激活系统等重要结构，该部位手术需密切关注呼吸循环。

610. 颅后窝常见肿瘤有哪些？

小脑半球肿瘤、小脑蚓部肿瘤、第四脑室肿瘤、脑桥小脑角肿瘤、脑干肿瘤。

611. 脑水肿分类有哪些？

血管源性脑水肿：系脑毛细血管内皮细胞通透性增加，血-脑脊液屏障破坏，蛋白质渗到细胞外间隙，使细胞外间隙扩大所致；细胞毒性脑水肿：脑缺血、缺氧或各种中毒引起神经元、胶质细胞和血管内皮细胞膜上的钠泵障碍，水大量进入细胞内而引起细胞内水肿；间质性脑水肿：由于脑室系统内压力增加，使水分子与 Na^+ 进入脑室周围的细胞间隙；低渗透压性脑水肿：当血浆渗透压急剧下降时，水分子由细胞外液进入细胞内，引起脑水肿。

612. 颅前窝骨折的好发部位和常见并发症有哪些？

颅前窝的骨板厚薄不一，其中以额骨眶板及筛骨筛板最薄弱，是骨折好发部位。由于嗅神经的很多小分支通过筛板，硬脑膜与筛板粘连较紧，故颅前窝骨折时，易损伤嗅神经，并撕裂该处硬脑膜而发生脑脊液鼻漏，插管前需谨慎评估。

613. 经蝶鞍区手术最常见出血的原因是什么？

蝶鞍两侧有海绵窦，左右海绵窦相连，海绵间窦是连接两侧海绵窦的静脉通道,围绕在垂体周围的硬膜中,因此海绵间窦损伤是经蝶鞍区手术最常见的出血原因。

614. 桥小脑角的解剖结构包含什么?

桥小脑角(cerebellopontine angle,CPA)通常指位于小脑、脑桥和颞骨岩部之间的不规则区域。前界是颞骨岩尖部、岩上窦及三叉神经;外侧面是岩骨锥体颅后窝面、内耳孔及乙状窦;上方是小脑幕及小脑幕裂孔;前内侧面是脑桥与延髓;后内侧面为小脑半球外侧面;下内侧为岩下窦;下方与下外侧是小脑后下动脉分支与颈静脉孔,以及舌咽神经、迷走神经和副神经。

615. 小脑脑桥区的神经管复合体如何划分?

小脑脑桥角区内的神经和血管可划分为上、中、下神经血管复合体。上神经血管复合体主要包括三叉神经、动眼神经、滑车神经、小脑上动脉、岩静脉、小脑上脚、小脑中脑裂;中血管神经复合体主要包括小脑前下动脉及其分支、小脑中脚、外展神经、面神经、前庭神经、耳蜗神经;下血管神经复合体主要包括小脑后下动脉及其分支、小脑下脚、舌咽神经、迷走神经、副神经和舌下神经。

616. 什么是颅内血管栓塞术?

颅内血管栓塞术是应用栓塞物质将病变的供应血管或血管病变进行栓塞的方法。在血供丰富的颅底肿瘤,术前应用血管内栓塞术阻断肿瘤血供以减少术中出血,缩短手术时间,提高肿瘤切除安全性。

617. 颅内血管栓塞术的适应证有哪些?

① 颅底肿瘤:脑膜瘤、静脉球瘤和鼻咽部血管纤维瘤等血供丰富的颅底肿瘤行术前栓塞。栓塞后立即或7～10天后手术较为适宜,既可阻断肿瘤血供而减少术中出血,又可避免因瘤体本身及脑缺血水肿而给手术显露带来困难。② 血管性疾病:先天性或后天性(多为外伤性)的颅底动静脉瘘、动静脉畸形或动脉瘤的永久性栓塞治疗。③ 术中血管损伤:术中颈内动脉等大血管损伤,可应用导管栓塞术急诊止血,并为二期手术做准备。

618. 颅内血管栓塞术的禁忌证有哪些?

① 一般禁忌证同普通脑血管造影,如患者存在严重的全身性疾病、碘剂过敏

或动脉穿刺部位皮肤感染等。② 存在解剖变异者,如眼动脉由颈外动脉发出,或颈外动脉与颈内动脉和椎-基底动脉间存在危险吻合且血管内导管无法避开者。③ 肿瘤血供主要由颈内动脉或椎-基底动脉系统供应者。④ 畸形血管口径粗,分流量大或同时由颈内、外动脉供血且存在较多吻合支者。

619. 术前颅内血管栓塞术适用于哪类血供丰富的颅底肿瘤?

① 颅底脑膜瘤;球瘤:常见颈静脉球瘤和鼓室球瘤,肿瘤浸润硬脑膜后,可从颈内动脉和椎动脉的硬脑膜支,以及小脑前下动脉和小脑后下动脉的软脑膜支获取血供。② 鼻咽部血管纤维瘤:这类肿瘤起源于鼻咽部,并可延伸至眶、颞下窝和颅腔,其血供极其丰富,主要来自颈内动脉分支,少数来自面动脉、咽升动脉和筛动脉,附着于颅底部分的肿瘤,可接受颈内动脉下颌翼管支供血。

620. 自由肌电图肌电活动的表现形式有哪些?

① 无电活动:表示神经未受到刺激、功能完整,或已被完全离断。② 爆发式反应:神经受到一过性刺激(如牵拉)时所引起短阵的爆发性肌电活动,很快消失。③ 连续的肌电反应:电凝引起的热损伤或过度牵拉等可以引起持续的肌电活动,刺激消失后肌电活动仍可持续数秒至数分钟,这类延长的肌电反应预示可能引起神经损伤。④ 死端效应:表现为尖锐持续的高频放电后,肌电活动趋于平静,预示着神经功能的严重损伤,往往是不可逆的。

621. 常用的术中神经电生理监护有哪些?

① mapping:通过辨认与探测神经结构的所在位置来避免损伤,如自由肌电图及激发肌电图监测,以确定颅神经及其核团的位置;② monitoring:对神经功能的完整性进行持续与实时的监护,以便及时发现纠正干扰或损伤因素,从而避免永久性的功能损害,如脑干听觉诱发电位、体感诱发电位、运动诱发电位、视觉诱发电位和脑电图等。

622. 颈内静脉孔神经鞘瘤分型有哪些?

A 型:肿瘤主要位于颅内颈静脉孔内口部,小部分向颈静脉孔内生长。B 型:肿瘤主要位于颈静脉孔内,无或仅有少许向颅内外生长。C 型:肿瘤主体位于颈静脉孔外口与颈部,部分向颈静脉孔内生长。D 型:肿瘤经颈静脉孔同时向颅内和颈部生长,即颅内外沟通型肿瘤。

623. 颈静脉球瘤分型有哪些？

Ⅰ型：侵犯颈静脉球、中耳和乳突的小肿瘤。Ⅱ型：肿瘤扩展至内听道下，甚可能向颅内生长。Ⅲ型：肿瘤扩展至岩骨尖，甚可能向颅内生长。

624. 枕骨大孔区综合征临床表现有哪些？

上颈神经症状：枕项部疼痛或感觉消失，颈项强直、强迫头位等，有时伴有呼吸困难和呃逆。下脑干和上颈髓症状：病灶侧的周围性第Ⅸ～Ⅻ对脑神经麻痹和对侧中枢性偏瘫，面部感觉障碍和对侧躯体的痛、温度觉障碍。下组颅神经损害症状：咽部感觉减退或丧失、咽反射消失、舌后 1/3 味觉丧失、呛咳、声音嘶哑、构音不清、吞咽困难、胸锁乳突肌和斜方肌萎缩瘫痪等。小脑症状：肌张力降低、腱反射减退、共济失调、眼球震颤等。脑积水和颅高压症状。

625. 枕骨大孔区肿瘤手术有哪些术后并发症？ 如何处理？

颅神经功能障碍：声音嘶哑、吞咽困难等，此类患者在全麻恢复期需严格掌握拔管指征。伤口积液与脑脊液漏：多因肿瘤不全切除和（或）合并脑积水，以及硬脑膜、肌肉和及皮下组织缝合不严密所致。可行腰大池脑脊液引流术，以利伤口部软组织粘贴愈合；有脑积水者，必要时择日做脑室分流手术。咽后壁感染：经口咽入路并发咽部感染、局部积脓时，需要尽早清创、积极抗感染治疗和行气管切开，另需加强口咽护理和给予鼻饲。

626. 前颅底脑膜瘤和嗅沟脑膜瘤的临床表现是什么？

前颅底脑膜瘤缺少神经系统局灶症状，肿瘤巨大时，出现高颅压征；而嗅沟脑膜瘤主要有单侧或双侧失嗅（以单侧失嗅更具诊断意义），且常以嗅觉障碍为首发症状，肿瘤巨大时，可引起视力障碍和额叶精神症状，至晚期可出现高颅压征。

627. 鞍区脑膜瘤的临床表现是什么？

视路症状：视力、视野障碍，眼底检查可见视神经乳头萎缩。头痛：早期局部硬脑膜受刺激，可有轻微头痛；巨大肿瘤引起颅内压增高和（或）脑积水时，可引起颅高压症。内分泌症状：晚期特别是鞍膈脑膜瘤，可向下突入鞍内，压迫垂体，引起垂体功能不足表现，以及下视丘症状。其他：肿瘤巨大时，还可出现肢体不全偏瘫、嗅觉丧失、眼肌麻痹、癫痫、精神障碍、Foster-Kennedy 综合征等症状、体征。

628. 鞍区脑膜瘤术后常见并发症有哪些?

术后可发生嗅觉丧失、视力下降与视野缺损、下丘脑损伤、大脑前动脉及其分支损伤、脑积液鼻漏等。

629. 蝶骨嵴脑膜瘤术后并发症有哪些?

面神经额支损伤。动眼神经及滑车神经损伤。视神经损伤。颈内动脉、大脑中动脉和大脑前动脉及其深部穿通支损伤。脑脊液漏。

630. 颅中窝脑膜瘤的分类有哪些?

位于颅中窝的脑膜瘤,按其与硬脑膜的黏着部位分为 4 种:颅中窝内侧脑膜瘤、眶上裂脑膜瘤、岩尖脑膜瘤和颅中窝外侧脑膜瘤。前三者合称鞍旁脑膜瘤(其中颅中窝内侧脑膜瘤为狭义的鞍旁脑膜瘤),后者为狭义的颅中窝脑膜瘤。

631. 岩尖脑膜瘤的临床表现有哪些?

岩尖脑膜瘤:位于颅中窝后内部,在三叉神经半月节腔附近,又称 Meckel 囊脑膜瘤,患者首先出现三叉神经分布区的感觉异常、疼痛和(或)感觉减退,随后出现三叉神经运动功能减退;肿瘤压迫耳咽管时,出现耳鸣、听力障碍和耳内胀满感;向后侵入颅后窝时,可引起小脑脑桥角综合征;向前生长压迫海绵窦时,出现眼睑下垂、眼肌麻痹和突眼;当导水管和环池受压时,可产生高颅压症。

632. 什么是枕骨大孔脑膜瘤?

枕大孔脑膜瘤指起源于枕大孔区硬脑膜的脑膜瘤。肿瘤附着点在延髓腹侧(枕大孔前缘)者最常见,约占 55%;位延髓左、右两侧和背侧者,各约占 15%。

633. 什么是小脑幕脑膜瘤?

指起源于不同部位小脑幕的脑膜瘤,可向幕上生长,或向幕下生长,或同时向幕上、下生长,常与窦汇、直窦、横窦黏着,并侵入这些静脉窦。占所有颅内脑膜瘤的 2%~9%。

634. 小脑幕脑膜瘤的临床表现有哪些？

颅内压增高症：因肿瘤本身的占位效应，或因肿瘤阻塞脑脊液循环通路和（或）邻近静脉窦所致。小脑、脑干和颅神经受损症状：肿瘤向幕下生长压迫小脑、脑干和（或）颅神经时，可引起共济失调、肢体运动障碍和第Ⅴ～Ⅷ对颅神经受损表现。颞叶和枕叶脑受压症状：肿瘤向幕上生长压迫颞叶和枕叶脑组织时，可出现感觉性失语和同向偏盲，甚至可引起感觉、运动障碍。其他症状：文献报道的症状还有精神异常、视力改变和尿失禁等。

635. 什么是小脑脑桥角脑膜瘤？

小脑脑桥角脑膜瘤起源于自岩骨尖至乙状窦前缘的岩骨后表面，多数附着点在内听道内侧，接近岩上窦；约占颅内脑膜瘤的 10%，占小脑脑桥角肿瘤的 6%～15%。

636. 小脑脑桥角脑膜瘤的临床表现有哪些？

与听神经瘤相似，以第Ⅴ～Ⅻ对脑神经功能障碍为首发和主要症状，锥体束征轻微且少见，病程晚期可出现小脑症状和高颅压征。但与听神经瘤比较，听力丧失较轻或无，三叉神经受压症状较常见；内听道型脑膜瘤的面瘫发生率比听神经瘤常见。

637. 小脑脑桥角脑膜瘤的分型有哪些？

根据起源不同，以内听道为解剖标志，将小脑脑桥角脑膜瘤分为：内听道前型：肿瘤基底位于内听道前，涉及斜坡者，即岩斜型脑膜瘤；内听道型：肿瘤起源于内听道内；内听道上型：肿瘤基底位于内听道上与岩上窦之间；内听道下型：肿瘤基底位于内听道与颈静脉孔之间；内听道后型：肿瘤基底位于内听道后至乙状窦前。

638. 小脑脑桥角综合征的临床表现有哪些？

脑神经受损症状：常见第Ⅴ、Ⅶ、Ⅷ对脑神经受累且多在早期出现，第Ⅸ、Ⅹ、Ⅺ对脑神经受累较少并出现于疾病晚期。表现为：三叉神经症状为病侧面部疼痛、面部感觉减退；面神经症状为病侧面肌抽搐、周围性面瘫；耳蜗前庭蜗神经症，症状为头昏、眩晕、耳鸣、耳聋；后组脑神经症状为吞咽困难、饮食呛咳、声音嘶哑等。小脑受损症状：小脑半球受累出现步态蹒跚、共济失调、眼球震颤等。颅内压增高：由于病变发展而影响到脑脊液循环所致。

639. 什么是小脑脑桥综合征?

小脑脑桥角综合征是指小脑脑桥角病变所引起的颅神经麻痹和小脑综合征。

640. 什么是垂体瘤?

垂体瘤是一种起源于垂体前叶细胞的良性内分泌肿瘤,占颅内脑瘤的 10%~15%,女性发病略多于男性,发病年龄多在 10~70 岁。发病机制有细胞本身缺陷学说和下丘脑调控失调学说,大多数人接受前一种学说。垂体瘤绝大多数生长于鞍内,偶尔可见异位生长。根据免疫组化、垂体内分泌激素的测定和临床表现,将垂体腺瘤分为有分泌功能性腺瘤和无分泌功能性腺瘤两类。

641. 垂体瘤的临床表现有哪些?

内分泌功能障碍;视神经功能障碍如视野改变、视力改变、视盘改变;邻近结构受压症状;头痛;垂体瘤卒中症状:因肿瘤体积急剧增大,突发缺血性梗死和继发出血所致,表现为突然的剧烈头痛、呕吐和发热,视力急剧下降,常伴有一侧动眼神经和(或)外展神经麻痹,严重者可造成下丘脑急性缺血和压迫性损害,出现意识不清。

642. 分泌功能性腺垂体瘤的临床表现有哪些?

内分泌亢进症状,如女性出现闭经-溢乳综合征,男性表现为阳痿和性功能减退。GH 腺瘤表现为巨人症(青少年)和肢端肥大症(成人)。ACTH 腺瘤表现为库欣综合征症状;促性腺激素腺瘤包括 LH 和 FSH 腺瘤,内分泌症状无明显特异性,男性患者可表现为阳痿和不育,女性有月经紊乱或闭经。TSH 腺瘤分单纯 TSH分泌亢进腺瘤和继发于原发性甲状腺功能减退的 TSH 分泌亢进腺瘤,前者表现为甲状腺肿大和甲状腺功能亢进,后者表现为甲状腺功能低下。

643. 无分泌功能性腺垂体瘤的临床表现有哪些?

无分泌功能腺瘤通常因肿瘤增大压迫正常垂体而产生垂体功能减退症状,男性主要表现为性欲减退、体毛减少、外生殖器缩小和疲劳乏力,女性表现为月经紊乱或闭经、性欲减退、肥胖和疲劳乏力。此型肿瘤因内分泌症状不明显,且缺乏特异性,因此需与其他鞍区肿瘤相鉴别。

644. 分泌功能性腺垂体瘤可分为哪些?

这类肿瘤能产生激素,并显示相当的内分泌活性,包括泌乳素(PRL)细胞腺瘤、生长激素(GH)细胞腺瘤、生长激素细胞和泌乳素细胞混合腺瘤、促肾上腺皮质激素(ACTH)细胞腺瘤、尿促卵泡素(FSH)/黄体生成素(LH)细胞腺瘤和促甲状腺素(TSH)细胞腺瘤。

645. 垂体瘤按肿瘤侵及范围分型有哪些?

局限型:Ⅰ级(微腺瘤)、Ⅱ级(鞍内型)。侵袭型:Ⅲ级(局部侵蚀型)、Ⅳ级(弥漫侵蚀性)、Ⅴ型(巨型腺瘤)。

646. 垂体瘤术后常见并发症有哪些?

脑脊液漏;尿崩症;水、电解质紊乱;糖代谢紊乱;鞍内血肿;下丘脑损伤;颅内感染;残瘤。

647. 听神经瘤的临床表现有哪些?

听神经瘤又称前庭神经鞘瘤,临床表现不一,症状轻重各异,这主要取决于肿瘤的起始部位、发展方向、生长速度、肿瘤大小、血供情况,以及有否囊变等因素。典型患者顺序出现耳蜗与前庭神经症状、枕部或枕大孔区不适、颜面部麻木、小脑性共济失调、颅内压增高症状、下组颅神经症状,以及小脑危象和呼吸困难。

648. 听神经瘤术后并发症有哪些?

颅内血肿,血管损伤或血栓形成,小脑功能障碍,脑神经损伤如三叉神经、面神经和下组脑神经等,脑脊液漏和脑膜炎。

649. 三叉神经鞘瘤分型有哪些?

颅中窝型,颅后窝型,颅中后窝型,颅外型,颅中窝颅内外沟通型,颅中后窝颅内外沟通型。

650. 前颅底相关肿瘤有什么?

前颅底肿瘤最常见的良性肿瘤是纤维血管瘤。软骨瘤、巨大额窦和(或)筛骨瘤;最常见的上皮源性恶性肿瘤有鼻腔鼻窦的鳞状细胞癌、小涎腺癌、嗅神经母细胞瘤、鼻腔鼻窦未分化癌、神经内分泌癌和恶性黑素瘤;最常见的间叶组织来源的

第二章

恶性肿瘤为平滑肌肉瘤、纤维肉瘤、血管肉瘤等。侵及前颅底的肿瘤大多源于颅外,而后继发扩展至颅底。起源于颅内的肿瘤,入脑膜瘤较少向颅外侵犯。鼻腔和筛窦肿瘤是侵及前颅底的最常见的原发肿瘤。

651. 前颅底肿瘤手术进路有哪些?

鼻外筛窦手术进路、鼻侧切开进路、面中部揭翻进路、经额进路、额下进路、颅鼻联合进路。

652. 前颅底肿瘤手术修复有哪些?

颅骨骨膜瓣、帽状腱膜瓣、颞肌筋膜瓣、游离皮瓣。

653. 面神经肿瘤的分类和临床表现是什么?

可以分为面神经鞘膜瘤和面神经纤维瘤。鞘膜瘤来源于施万细胞,包膜完整、生长缓慢、不易恶变,有性别倾向(男女比例 1∶2);纤维瘤源于面神经神经内膜,神经纤维组织正常,容易恶变。临床常表现为面瘫、耳聋,如侵犯内耳前庭可出现眩晕等症状。

654. 颈静脉球瘤是什么?

起源于颈静脉球顶外膜的颈静脉体化学感受器,由毛细血管和前毛细血管组成。多由颈静脉球向上生长,沿颈静脉向上侵犯中耳、乳突、岩骨。颈静脉球体瘤和鼓室体瘤共称为颈鼓室副神经节瘤。

655. 怀疑听神经瘤的患者应进行哪些听力学检查?

纯音测听:表现为感音神经听力下降,通常高频下降最明显,可为缓慢下降或陡降型;言语测试:与纯音听阈不成比例的语言分辨率的下降,即当纯音听阈仅有轻度下降时语言分辨率即可较明显的下降;听觉脑干诱发电位:是目前检测听神经瘤最敏感的听力学方法。

656. 听神经瘤的治疗目标是什么?

安全的全切除肿瘤:全切率>99%,死亡率<1%;无严重神经系统后遗症,如术后昏迷、偏瘫、延髓性麻痹等;面神经功能保存率在小听神经瘤>90%,大型听神经瘤>60%;对有实用听力者争取保存听力。

657. 听神经瘤的治疗策略是什么？

手术切除：为目前公认的首选治疗方法；随访观察：适用于 1.5 cm 以下听神经瘤，第一次随访为半年，之后每年一次。若肿瘤明显增长，则改行手术治疗或者立体定向放疗；立体定向放射治疗：主要适用于 70 岁以上，全身条件差，无手术适应证的 2 cm 以下肿瘤。

658. 小脑脑桥角胆脂瘤的临床特点是什么？

小脑脑桥角是颅内胆脂瘤最常见的部位，常以三叉神经痛起病（70%），往往有患侧耳鸣、耳聋，晚期出现桥小脑角综合征。检查可发第 Ⅴ、Ⅶ 和 Ⅷ 对脑神经功能障碍，面部同时损害，也可为混合性聋。

659. 侧颅底定义是什么？

以鼻咽顶壁中心向前外经翼颚窝达眶下裂前端，向后外经颈静脉窝到乳突后缘两条假想线之间的三角区。该区包括颈内动脉孔、颈静脉孔、圆孔、卵圆孔、棘孔、破裂孔、茎乳孔和经各孔穿行的颅神经和血管，以及蝶鞍旁区、颞骨岩区、斜坡区、颞下窝、翼颚窝等颅底内外在该区域的重要结构。

660. 侧颅底的分区方式有哪些？

Van Huijzer 分区：鼻咽区、咽鼓管区、神经血管区、听区、关节区、颞下区；Kumar 分区；Grime 分区。

661. 脑脊液鼻漏保守治疗原则是什么？

如果脑脊液鼻漏发生在头颅外伤后或者手术后，多采用保守治疗，保守治疗的时间一般在 1～2 个月。降低颅内压：20% 甘露醇 125～250 mL 静脉滴注；低盐饮食和限制饮水量，半坐位；预防和控制感染；避免用力擤鼻涕和咳嗽，使用润肠通便药物防止颅内压增高。

662. 眼鼻喉科手术清醒气管插管的适应证有哪些？

既往有困难气管插管的病史；通过体检预计有困难气道的体征：张口度小，下颌退缩、发育不良，巨舌，短颈，颈部肌肉发达，颈部活动受限（风湿性关节炎、强直性脊柱炎、颈椎融合），先天性气道异常，病态肥胖，气道病理学异常（气管软化），气道肿块（舌部、扁桃体及咽部恶性肿瘤、巨大甲状腺肿、纵隔肿块），上气道阻塞；颈椎不稳定；面部及上气道创伤；可预计的面罩通气困难；严重的误吸；严重的血流动力学不稳定；呼吸衰竭。

663. 喉上神经阻滞出现低血压和心动过缓的常见原因及预防措施有哪些？

疼痛导致血管迷走神经反射；手指压迫刺激颈动脉窦；喉部过度刺激导致血管迷走神经反射；局麻药过量或血管内误注射；穿刺针直接刺激迷走神经分支。在阻滞前给予抗胆碱药来预防上述反应。

664. 创伤高级生命支持的初步筛查包括哪 5 项？

包括 ABCDE，A 代表气道，B 代表呼吸，C 代表循环，D 代表功能障碍和精神评估，E 代表暴露和全身检查以发现其他创伤。

665. 耳鼻喉科创伤患者气管插管的适应证主要有哪些？

双侧下颌骨骨折；口腔内大出血；保护性咽喉反射消失；严重认知功能损害；惊厥；血气分析每况愈下；急性呼吸道阻塞；低通气；吸氧不能改善的严重低氧血症；严重出血性休克；心脏骤停。

666. 远隔小脑出血是什么？

与颅内低压有关，导致颅内结构随重力塌陷、破坏蛛网膜下血管，引起小脑出血，通常发生在中枢轴外，沿着小脑幕、小脑蚓部上方以及小脑沟这些小脑静脉引流的部位。典型的临床表现为严重头痛，起初可能与硬膜穿破后头痛的性质类似，可继发一系列小脑相关症状，最终可导致由幕下出血压迫所致的严重神经病学损害。

667. 经蝶窦入路垂体瘤切除手术的麻醉管理目标是什么？

维持血流动力学稳定、为手术提供尽可能好的条件、保证脑灌注和氧供，以及术后快速苏醒，确保患者严格制动；拔管时可给予小剂量的瑞芬太尼或利多卡因以防止患者呛咳；拔管后简易面罩吸氧，避免面罩正压通气；不需糖皮质激素替代治疗的患者应在围术期严格避免使用皮质激素；苏醒前应用 5HT3 受体拮抗剂预防恶心呕吐。

668. 颞下颌关节手术术后并发症有哪些？

①耳科学的相关损伤：主要涉及血块和鼓膜穿孔；外耳道撕裂、部分听力丧失

以及眩晕;② 神经学损伤:可能涉及脑神经Ⅴ、Ⅶ的损伤;心律失常以及反射性心动过缓;肺水肿。

669. 喷射通气是什么?

喷射通气指通过狭窄的套管或针头输送高压气体。每次注入的气体释放时会携带空气,增加了喷入气体的容量,稀释吸入氧浓度。当气体喷出细长的管子时,周围携带的气体发生压力下降,产生文丘里效应。

670. 上腔静脉综合征是什么?

上腔静脉受压会导致头颈部充血、前胸壁静脉曲张以及颈静脉怒张。

671. 重度耳聋患儿人工耳蜗植入术麻醉注意点有什么?

人工耳蜗刺激听觉神经,术中根据诱发镫骨肌反射阈值(ESRT)来设定植入物的刺激极限值。挥发性麻醉药可使一半以上儿童的镫骨肌反射消失,从而导致ESRT呈剂量依赖性的增加,可能会高估患儿的舒适程度。由于丙泊酚不影响ESRT,全凭静脉麻醉可能更适合人工耳蜗植入术。

672. 经鼻颅底内镜手术的分类有哪些?

Level 1:鼻窦内手术;Level 2:鼻窦内复杂手术、脑脊液漏修补、鞍内垂体瘤;Level 3:鞍上及鞍外垂体瘤、视神经管解压、眼眶内手术、颅底硬膜外手术;Level 4:颅底硬膜内肿瘤:前颅底内外沟通性肿瘤、前颅底脑膜瘤、鞍结节脑膜瘤、颅咽管瘤、硬膜内颅底病变、斜坡颅底内外沟通性肿瘤、斜坡脑膜瘤;Level 5:病变冠状扩展涉及旁中线、涉及颈内动脉(ICA)移位或动脉瘤手术。

673. 经鼻颅底内镜手术有哪些特征?

经鼻颅底内镜手术操作精细复杂,手术时间长,对术野要求高。鼻颅底病变病理生理特点不同,有内分泌效应的垂体瘤会导致垂体功能亢进,而压迫下丘脑-垂体神经轴的巨大肿瘤会导致垂体功能下降。血运丰富的骨化纤维瘤、纤维血管瘤、脑膜瘤等很容易造成术中大出血。

674. 颅脑创伤的病理生理变化有什么?

脑血流自动调节机制失衡;脑容量增加,脑顺应性降低,颅内高压;血脑屏障破坏;细胞源性和血管源性脑水肿形成。

675. 颅内高压如何处理?

首先必须针对原发性病因进行处理。脱水、利尿和液体限制输入;皮质激素(改善毛细血管通透性,减轻脑水肿,降低颅内压);过度通气;降低静脉压;脑血管收缩药的应用;低温;减少脑脊液容量;手术减压或手术切除颅内占位性病变。

676. 脑膜瘤切除术病情特点有什么?

瘤体供血途径多、血运丰富、术中失血较多;瘤体较大、部位深并与颅内重要组织及血管相邻,手术难度大;静脉血及脑脊液的循环障碍,导致颅内顺应性降低和颅内高压,术前脱水治疗,可引起水电解质紊乱;颅内神经受累,可引起不同症状。

677. 脑膜瘤切除术麻醉注意事项有什么?

麻醉处理重点在于有效控制血压和颅内压;为维持颅内压稳定,可取头高30°体位,增加脑静脉血的引流;使颅内压降低。术中适当过度通气,开颅前静滴甘露醇 $0.5 \sim 2\,g/kg$;在分离瘤体时采用控制性降压,以利于手术操作,减少失血量。

678. 颅内动脉瘤分几级?

Ⅰ级(无症状,或轻微头痛及轻度颈强直);Ⅱ级(中度及重度头痛,颈强直,有神经麻痹,无其他神经功能缺失);Ⅲ级(嗜睡,意识模糊,或轻微灶性神经功能缺失);Ⅳ级(木僵,中度至重度偏侧不全麻痹,可能有早期去脑强直及自主神经系统功能障碍);Ⅴ级(深昏迷,去脑强直,濒死状态)。

679. 颅内动脉瘤的病因有哪些?

先天性因素,常与一些先天性颅内动静脉畸形、主动脉弓狭窄、多囊肾、隐性脊柱裂等并存;后天因素:动脉硬化、感染性动脉瘤、颅脑开放性或闭合性损伤;颅底异常血管网症、脑动静脉畸形、颅内血管发育异常及脑动脉闭塞等也可伴发动脉瘤。

680. 治疗颅内动脉瘤常用手术方式有哪些?

动脉瘤颈夹闭或结扎术,为首选手术方式;载瘤动脉夹闭及动脉瘤孤立术;动脉瘤包裹术；开颅动脉瘤栓塞，使瘤腔永久性闭塞，有铜丝导入法、磁凝固法、射频术和氟氩激光凝固等法；经外周血管栓塞动脉瘤术。

681. 颅内动脉瘤的麻醉处理有哪些？

主要针对动脉瘤破裂、脑血管痉挛和颅内压增高来制定预案。动脉瘤破裂：严密控制血压，避免增高动脉瘤的跨壁压。脑血管痉挛：钙离子拮抗剂尼莫地平或硝苯地平，酚妥拉明，甲基麦角新碱，茶碱和氨茶碱，以及各种血管平滑肌扩张剂硝普钠、硝酸甘油、前列腺素 E1 等。颅内高压：颅内高压的患者应避免采用吸入麻醉药，如需施行异氟烷，过度通气保持呼末二氧化碳在 25～30 mmHg，避免高血压、麻醉过浅、呛咳及高碳酸血症等，以防止颅内压进一步升高。

682. 颅内动脉瘤的麻醉要点有哪些？

术前准备：防止呛咳和便秘，控制血压在接近正常范围。术前心电图异常的发生率很高，与 SAH 刺激自主神经中枢引起交感神经兴奋有关。麻醉和管理：麻醉过程力求平稳，如果血压过高，应先控制在合理水平后再开始诱导，尽可能减少气管插管心血管应激反应。麻醉需维持相对较深；在开颅过程采用过度通气，维持 $PaCO_2$ 在 4 kPa（30 mmHg）左右。在接近动脉瘤前开始控制性低血压。为防止脑血管痉挛，倾向于扩容，有助于脑灌注及逆转神经功能损伤。

683. 颅脑外伤患者循环管理目标是什么？

维持 CPP 在 50～70 mmHg，收缩压＞90 mmHg。围术期低血压（收缩压＜90 mmHg）可增加 TBI 患者术后死亡率，因此麻醉科医师必须严格控制患者术中血压。颅脑损伤脑血管自动调节功能受损时，耐受颅内压升高的能力降低；当 CPP＜50 mmHg 时，无论持续时间长短，所有颅内压升高都与预后不良相关；与成人相比，儿童继发性损伤发生在较低的颅内压阈值。因此，50 mmHg 可能是脑灌注压可接受的最低阈值。

684. 颅脑外伤患者液体如何管理？

使用无糖的等张晶体液和胶体液可维持正常的血浆渗透浓度和胶体渗透压，减少脑水肿的发生。高渗盐水已被用于 TBI 患者的液体复苏。4％白蛋白可增加 TBI 患者的死亡率。含糖液体的使用与神经功能的不良预后密切相关，应当避免使用。建议 Hb 小于 80 g/L 和（或）血细胞比容低于 25％时进行红细胞输注，而输注储存红细胞与输注新鲜红细胞相比并不增加病死率。

685. 颅脑外伤患者血糖管理原则有什么？

TBI 患者高血糖(血糖>11.1 mmol/L)与创伤后高死亡率以及神经功能的不良预后密切相关。引起围术期高血糖的独立危险因素包括：严重颅脑损伤、年龄>65 岁、术前存在高血糖、硬膜下血肿、全身麻醉和手术的应激反应。但严格控制血糖在较低水平并不能改善神经系统的预后或死亡率。目前推荐维持围术期血糖在 6~10 mmol/L(110~180 mg/dL)，并且避免血糖的剧烈波动。

686. 颅脑外伤患者体温如何控制？

围术期应当避免患者发热，并需要对发热患者给予有效的降温处理。亚低温能在保护神经元的同时降低颅内压，大脑温度每降低 1℃，理论上可降低脑代谢率 5%~7%。亚低温治疗可分为预防性亚低温及治疗性亚低温，治疗性低体温对成人创伤性颅脑损伤的治疗有益，可降低病死率，但不推荐用于儿童患者。在儿童患者中进行低温治疗，预后较差。也有多中心临床试验发现，与正常体温组患者相比，低体温 TBI 患者的死亡率并无改善。

687. 颅脑外伤患者围术期管理的主要目标是什么？

改善脑灌注和脑血流，控制颅内压，预防继发性脑损害。在围术期整个过程中必须对患者进行快速正确的评估，选择合适的麻醉药物和方式，全面严格地管理患者的循环、呼吸、代谢和温度等，以改善颅脑外伤患者的预后。

688. 内镜下经鼻垂体瘤切除术主要手术步骤有哪些？

鼻部阶段、蝶部阶段、鞍部阶段、重建阶段。

689. 神经肿瘤功能手术技术应用的多种手术相关技术有哪些？

手术前后多模态神经影像学评估；全面的神经内分泌测评；精细的神经认知功能和神经电生理评估；术中所需的精准定位及监测技术，如神经影像定位技术(神经导航、脑超声、术中 MRI 或 CT)和术中电生理定位与监测技术(DES、MEP、SEP、AEP、EEG)；安全舒适的唤醒麻醉技术；可靠的术中脑定位与神经行为监测技术。

690. 颅底神经外科手术要求有哪些?

保留一切能保留的组织和血管;恢复一切能恢复的解剖结构。

691. 颅脑外伤定义和分类是什么?

外界暴力直接或间接作用于头部所造成的损伤。分为：原发性颅脑外伤：指机械撞击和加速减速挤压作用于颅骨和脑组织立即造成的局灶性或弥散性损伤；继发性颅脑外伤：通常在原发性颅脑创伤后数分钟、数小时或数天后发生的神经组织的进一步损伤。继发性损伤包括：① 全身情况：低氧血症、高碳酸血症或低血压;② 形成硬膜外、硬膜下、脑内血肿或血肿增大;③ 持续的颅内高压症状。脑缺血和缺氧是导致和加重继发性脑损伤的主要原因。

692. 颅脑外伤的病理生理是什么?

中枢系统：① 脑血流（CBF）和脑氧代谢率（CMR O_2）降低;② 血脑屏障破坏导致的血管源性脑水肿和缺血导致的细胞毒性脑水肿将进一步增高 ICP,甚至引起致命性的脑疝;循环系统：继发性交感神经兴奋和（或）颅内高压引起的库欣反射,表现为高血压和心动过缓;呼吸系统：出现低氧血症和异常的呼吸模式,交感神经兴奋可引起肺动脉高压,导致神经源性肺水肿;体温：发热可进一步加重脑损伤。

693. 颅底肿瘤手术遵循的基本原则是什么?

采用显微外科手术技术;选择最佳手术入路,取得良好的显露;充分保护脑组织、颅神经及颅底重要血管;在保存重要神经功能的前提下力争全切肿瘤,同时必须恢复和重建颅底的正常生理密闭性。

694. 颅底肿瘤手术术后处理关键是什么?

前颅窝底肿瘤可能出现嗅觉丧失,脑脊液鼻漏;海绵窦肿瘤可能出现动眼神经、外展神经等麻痹;小脑脑桥角及颈静脉孔区肿瘤可能出现三叉神经、面神经、听神经损害与吞咽困难、呛咳等后组脑神经症状。坡和枕大孔区肿瘤术后可能出现呼吸功能障碍。颅底肿瘤患者术毕,应等患者完全清醒后,有咳嗽反射时再拔除气管插管。痰多较稠者应采取雾化吸入,翻身拍背/协助排痰等措施确保呼吸道通畅。术后患者常规禁食水 3 天,3～7 天后仍无缓解者应置胃管给予鼻饲饮食。

695. 鼻内镜颅底手术范围包含哪些?

鼻内镜颅底手术范围广泛,由额窦和鸡冠到第二颈椎,包括前颅底、翼腭窝、颞下窝、鞍区、海绵窦、斜坡、岩尖、颈静脉孔,如果应用传统手术方法,这些区域要采用扩大经颅和经面-颅底入路,但也难以暴露切除。

696. 鼻内镜颅底手术相关疾病有哪些?

鼻内镜颅底手术涉及的疾病较多,包括脑脊液鼻漏、前颅底嗅母细胞瘤、视神经管骨折、侵犯颅底的岩尖及海绵窦周围真菌病、垂体瘤、脊索瘤、神经鞘瘤及生长或转移颅底区的恶性肿瘤(鳞状细胞癌、腺样囊性癌、横纹肌肉瘤、软骨肉瘤、神经内分泌癌)。

697. 鼻内镜颅底手术优势有哪些?

能迅速到达手术区域;视野好,有助于显露深部解剖结构,提高手术的精准度和安全性;可减少对脑组织的牵拉;缩短手术时间;体现微创手术特征;鼻内镜垂体腺瘤切除术是一个简便、安全、有价值的外科技术;鼻内镜手术可以安全有效地去除前颅底的各种良、恶性肿瘤;内镜下切除鼻窦恶性肿瘤是安全和有效的方法;鼻内镜颅底手术并发症少。

698. 神经内镜经鼻入路颅底重建的主要目的有哪些?

分隔颅内、外空间,避免术后发生脑脊液漏和颅内感染,消除无效腔和保护正常结构。

699. 颅底重建成功的标志是什么?

修补材料瘢痕化,成为颅底组织的一部分,从而可以长期有效地支撑颅内组织并抵抗脑脊液的冲击,分隔颅内、外结构。重建术后早期,未瘢痕化的修补材料只能提供暂时的分隔和屏蔽脑脊液的作用,为新生血管的长入提供适宜的条件,如修补材料长时间不能瘢痕化,在脑脊液的浸泡和冲击下,脑脊液漏将难以避免。因此,颅底重建成功的关键在于颅底修补材料血供是否充足和血供重建时间的长短。

700. 神经内镜经鼻颅底外科手术中颅底重建的基本原则是什么?

多层复合重建。利用多种材料的不同特性分隔和封闭颅底,如脂肪组织疏水性、人工硬膜贴敷性、肌肉筋膜组织相容性及带血管蒂黏膜瓣血供好等。

701. 腰大池引流术应用条件和作用有哪些？

对于伴有大面积的颅底缺损和高流量脑脊液漏患者，多数情况下行腰大池置管引流是有益的，因其可以降低颅内压力，减轻脑脊液对缺损处的冲击，可引流术腔的积血和污染的脑脊液，促进患者的恢复。合并颅内感染时，经腰大池引流脑脊液有助于控制感染，并能行脑脊液化验了解颅内情况必要时还可以鞘内给药治疗。腰大池引流量以 150～200 mL/天为宜。

702. 拔除鼻腔填塞物的时机是什么？

一般修复方法进行颅底重建者，建议 2～3 天后拔除鼻腔填塞物；多层复合重建的患者，鼻腔无明显渗液后建议 5～10 天拔除鼻腔填塞物；使用带血管蒂组织瓣进行颅底重建的患者，如组织瓣血运良好，一般于 5～10 天后各层重建材料间固定已比较牢固，可去除鼻腔填塞物。填塞时间不宜超过 2 周。有条件的情况下，建议在神经内镜下取出填塞物，了解颅底重建材料是否移位以及是否有脑脊液漏，同时探查、清理鼻腔，避免鼻窦炎的发生，可有效提高颅底重建的成功率。

703. 颅底外科手术对麻醉处理的要求有哪些？

维持围术期的血流动力学稳定、脑灌注与氧合作用；降低颅内压，以利于暴露肿瘤；维持接近正常的血容量与防治凝血功能障碍；采用中短效的麻醉用药；允许对颅神经和脑功能进行神经生理监护；使患者能从全麻状态下迅速、平稳、安全地清醒以便术后即可做神经系统检查，以及利于术后气道处理。

704. 颈动脉夹闭的围术期麻醉处理有哪些？

颈动脉夹闭的两个主要并发症是脑缺血与癫痫。所以在预计颈动脉夹闭的患者，术前需要行抗癫痫治疗，术中应选用可降低脑代谢的麻醉药物；在夹闭期间，适当输血、输液和应用升压药，使患者的血压维持在正常血压的上限水平，必要时配合低温和脑保护措施。

705. 哪些情况易出现颅底手术后延迟拔管？

插管困难；上呼吸道存在血肿、水肿；术前、术中存在下组颅神经和（或）呼吸中枢损伤；低体温或苏醒延迟。

706. 虚拟现实技术在颅底外科手术中有哪些应用?

明确病变诊断;确定脑脊液楼的瘘口;设计手术入路;三维显示个性化的病理改变。

707. 枕大孔区综合征的表现是什么?

除具有原发病的症状外,可出现下列特征性表现:后组脑神经损害症状:吞咽或发音困难,斜颈与舌肌萎缩等;颈神经根受损及脑膜刺激症状:枕颈部放射性疼痛,手指发麻及上肢肌肉萎缩,后枕部感觉减退;延髓及颈髓损害症状:包括锥体束征和脊髓丘脑束征,如进行性四肢无力或感觉异常,可有括约肌功能障碍,晚期可出现呼吸困难等;小脑受损症状:如眼球震颤,步态不稳,意向性震颤等;腰穿时可有脑脊液梗阻及颅内压增高的征象。

708. 脑膜瘤切除分几级?

脑膜瘤手术切除的分级又称为辛普森分级,它提示肿瘤切除的程度以及预示着肿瘤是否容易复发。辛普森分级可以分为 5 级:一级为肉眼下脑膜瘤全切除,硬脑膜附着处以及异常颅骨等一并切除;二级为肉眼下脑膜瘤全切除,硬脑膜附着处电凝或者激光处理;三级为肉眼下脑膜瘤全切除,硬脑膜附着处及增生的骨质未能得到有效处理;四级为肿瘤部分切除;五级为单纯的减压或肿瘤的活检等。辛普森分级往往预示着肿瘤是否容易在早期复发。

709. 下丘脑损伤的表现有哪些?

下丘脑受损表现出来的症状,主要有以下几点:第一,患者会出现肢体的偏瘫,以一侧肢体多见,会伴有感觉的障碍,比如感觉过敏、感觉麻木,还有的表现为感觉疼痛。第二,下丘脑受损,有的患者还会出现体温调节中枢紊乱,表现为过高热或者是体温过低。第三,也有的患者饱食中枢在下丘脑,会出现过多的进食,不知道饱。第四,也有的患者会由小便增多引起尿崩症。第五,还有的患者会出现情感的障碍,表现为情感比较淡漠、嗜睡。

710. 哪些措施利于听神经瘤术后保留听力?

在内听道外侧端的前下象限和脑干端面神经的后下方探寻听神经;术前性岩骨薄层 CT,测量内听道的角度、长度、颞骨岩部气化情况,以及耳蜗、半规管和颈静脉球的位置;分离是需要保留听神经的血供,避免直接牵拉损伤或热传递损伤听神经；术毕避免过度填塞内听道；联合应用听性脑干反应和耳蜗电图术中监测。

711. 视神经胶质瘤分级有哪些？

1级：毛细胞型星形细胞瘤是主要类型，占胶质瘤的5％，良性且可治愈；2级：星形细胞瘤和少突胶质细胞瘤，占胶质瘤的25％，低度恶性；3级：间变性星形细胞瘤，占15％以上的胶质瘤，由2级演变而来，属中度恶性。4级：胶质母细胞瘤，高度恶性，约占胶质细胞瘤的1/3。

712. 空蝶鞍的定义及原因是什么？

某些人蝶鞍腔内垂体组织缩小，大部分被一"囊泡"所占据，这种情况为"空蝶鞍"症。原因：先天性中央部孔洞较大，长期蛛网膜下隙疝入蝶鞍内逐渐囊状扩大，挤压垂体组织缩小而占位于蝶鞍内；生理或病理内分泌改变，使垂体组织一过性肿胀增大，同时鞍隔孔洞也随之扩大，事后垂体恢复正常大小；鞍区局部感染，外伤等发生蛛网膜粘连，导致脑脊液压力增高，使蛛网膜疝入鞍腔内；垂体肿瘤手术摘除后或放疗后均可使蝶鞍腔内空。

713. 颅底外科重建材料有哪些？

目前用于颅底重建的材料可分为自体及异体来源两类。① 自体材料有脂肪、骨膜、帽状腱膜、分层颅盖骨、肋骨、腓骨等；局部肌瓣，如颞肌及其筋膜瓣；邻近部位带蒂肌瓣，如胸大肌、斜方肌、背阔肌、胸锁乳突肌、游离皮瓣移植，常用的带血管蒂游离组织有腹直肌、股前外侧肌、桡肌等；② 颅底重建可用的异体材料有人工硬膜、钛板等。

714. 颅底外科血管重建方式有哪些？

颅内外搭桥术：颅外动脉-大脑中动脉搭桥术、枕动脉-小脑后下动脉吻合术、其他颅外-后循环搭桥术、颈内动脉的插入移植；颅内颅血管内搭桥术：原位架桥、重新嫁接、再吻合。

715. 面瘫的功能修复有哪些？

睑缝合术、眼睑金片植入、弹簧植入、面下部功能修复术。

716. 什么是脑挫伤?

脑挫伤和脑裂伤的统称,单纯脑实质损伤而软脑膜仍保持完整者为脑挫伤,如脑实质破损伴软脑膜撕裂为脑裂伤。额颞叶脑表面的瘀血、水肿、软膜下点片状出血灶、蛛网膜或软膜裂口,血性脑脊液;严重者可有皮质和白质的挫碎、破裂,皮质血管栓塞,脑组织糜烂、坏死,挫裂区周围点片状出血灶和软化灶呈楔形深入脑白质,局部坏死、液化的区域逐渐吸收囊变,周围胶质增生、邻近脑萎缩、蛛网膜增厚并与硬脑膜和脑组织粘连,形成脑膜脑瘢痕。

717. 紧急气道的定义是什么?

只要存在困难面罩通气,无论是否合并困难气管插管,均属紧急气道。患者极易陷入缺氧状态,必须紧急建立气道。其中少数患者既不能插管也不能氧合,可导致气管切开、脑损伤和死亡等严重后果。

718. 围术期应用糖皮质激素适应证有哪些?

围术期的替代治疗;术后恶心、呕吐的防治;抑制高气道反应;辅助镇痛治疗;过敏反应的治疗;脓毒症和脓毒性休克的治疗;防治脑水肿;器官移植手术;骨科手术和急性脊髓损伤。

719. 库欣综合征的围术期需注意什么?

库欣综合征即皮质醇增多症的患者,氢化可的松分泌过多,但在垂体或肾上腺切除后,垂体功能不能立刻恢复,或因对侧肾上腺萎缩,体内肾上腺皮质激素分泌不足,在术前、术中和术后均可补充糖皮质激素。如肿瘤切除前静滴氢化可的松 $100\sim200$ mg,以后每日减量 $25\%\sim50\%$ 并酌情更替为内科口服药物治疗。也有主张术前 $3\sim4$ 天即开始每日补给氢化可的松 100 mg 或甲泼尼龙 40 mg。

720. 深静脉血栓形成的定义是什么?

是指血流在深静脉腔内不正常凝结,阻塞静脉腔,导致静脉回流障碍。可发生于全身各部位静脉,以下肢深静脉为多,常见于骨科大手术后。下肢近端(腘静脉或其近侧部位)DVT 是肺栓塞血栓栓子的主要来源,预防 DVT 可降低发生 PTE 的风险。鼻颅底手术术后需注意防治深静脉血栓。

721. 深静脉血栓形成常用检测方法？

多普勒超声和静脉加压超声是诊断 DVT 的首选方法。D-二聚体检测、酶联免疫吸附法检查 D-dimer 敏感性高,但特异性较差;阳性不能确诊深静脉血栓,单独根据 D-dimer 不足以诊断或排除 DVT。顺行静脉造影是诊断 DVT 的金标准,CT 血管造影也是检查有无血栓的有效方法。其他检查还包括放射性核素显像(放射性标记白蛋白、放射性标记纤维蛋白原)、磁共振静脉血管成像、血管内镜、血管内超声等。

722. 深静脉血栓术后非药物预防措施有哪些？

基本预防措施：① 术后抬高患肢,防止深静脉回流障碍;② 常规进行静脉血栓知识宣教,鼓励患者勤翻身,早期功能锻炼,下床活动,做深呼吸及咳嗽动作;③ 术后适度补液,多饮水,避免脱水;④ 建议患者改善生活方式,如戒烟、戒酒、控制血糖及控制血脂等。物理预防措施：利用机械原理促使下肢静脉血流加速,减少血液滞留,降低术后下肢深静脉血栓形成的发生率。包括：足底静脉泵,间歇充气加压装置,梯度压力弹力袜等。

第六节　耳鼻喉科头颈部的特殊性炎症

723. 白喉发病机制是什么？

① 白喉杆菌侵入上呼吸道黏膜后,在局部上皮细胞内生长繁殖,其产生的外毒素为主要致病因素。外毒素损害黏膜上皮细胞,阻碍易感细胞的蛋白质合成,致组织坏死、白细胞浸润和纤维素渗出,形成膜状物,俗称假膜。在喉、气管和支气管被覆柱状上皮的部位形成的假膜与黏膜粘连不紧,易于脱落造成窒息。② 外毒素可经血液循环和淋巴播散全身,引起毒血症。外毒素主要侵犯神经、心肌。咽部毒素吸收量最大,扁桃体次之,喉和气管较少。

724. 白喉病理生理特点有哪些？

白喉杆菌感染后导致全身性损害主要是外毒素与各组织细胞结合后引起的病理变化所致。其中以心肌、末梢神经较著,肝肾亦可受累。心肌常有混浊变性,坏死及单核细胞浸润,传导束也可被累及,偶见心内血栓形成。神经病变多见于周围神经,主要为运动神经,髓鞘常呈脂肪变性,神经轴断裂,第Ⅸ和第Ⅹ对脑神经最易受累。肾脏可呈混浊肿胀及肾小管上皮细胞脱落。肾上腺可有充血,退行性变或出血。肝细胞出现脂肪变性,肝小叶可有中央坏死。

725. 咽白喉根据临床症状如何分类?

依据病情严重程度分为 3 种类型:① 轻症:起病较缓,轻度或中度发热,头痛,咽部散在点状或块状白膜,不易擦去。② 重症:起病较急,中度热或高热,头痛,面色苍白,四肢较凉,常有呕吐,呼吸急促,声音嘶哑,咽部满布白膜,可出现肺炎、心肌炎等并发症。③ 极重症:发病急,进展快,咽部满布白膜,颈部淋巴结明显肿大,周围组织水肿,颈部变粗。伴高热,极度烦躁,甚至昏迷。可出现心脏扩大,心音低钝,心律失常,脉搏细速,血压下降。

726. 白喉患者的麻醉注意事项有哪些?

① 假膜可能严重阻塞上呼吸道,患者可出现窒息,口唇发绀,极度烦躁,甚至昏迷。梗阻或假膜脱落堵塞气道者应行气管切开或经喉镜取出。麻醉应按照困难气道进行准备。② 重型白喉可能导致心肌炎,应完善心电图、心脏彩超检查,评估心功能。③ 白喉会导致神经麻痹,以软腭肌瘫痪多见,进食呛咳及腭垂反射消失。合并神经麻痹,误吸风险高,麻醉过程应积极预防误吸。④ 传染性较强的呼吸系统传染病,应按照手术室传染性疾病标准进行处理。

727. 耳鼻咽喉及颈淋巴结结核患者的麻醉管理要点有哪些?

口咽及喉咽结核可致软腭穿孔,悬雍垂缺损。溃疡愈合后遗留瘢痕狭窄或畸形,导致咽部解剖结构改变。结核也可出现于声带、室带、会厌等处,导致受累结构出现水肿,溃疡、息肉,声带固定。喉部病变广泛,可因肉芽或增生性病变组织以及黏膜水肿等引起喉阻塞,出现吸气性呼吸困难。吸气性呼吸困难的喉梗阻者,应行气管切开。因此,术前应完善喉镜检查,评估气道解剖结构。评估患者气道有无梗阻症状,麻醉按照困难气道患者进行准备。

728. 麻风在耳鼻咽喉头颈部的表现有哪些?

① 鼻部症状最常见,主要表现为鼻干、脓涕、结痂、鼻出血、鼻塞等。② 咽麻风多由鼻麻风扩散形成。急性期可出现水肿,慢性期表现为黏膜干燥、结痂、结节形成、溃疡、放射状白色瘢痕形成。侵犯神经,可出现咽反射消失、腭肌麻痹出现开放性鼻音以及食物反流现象。③ 喉麻风,出现结节浸润及溃疡,最后瘢痕形成。好发于会厌根部及前连合,出现声嘶、喉鸣以及呼吸困难。④ 耳麻风多见于耳垂,出

现结节样改变。⑤ 面肌变性、萎缩、瘫痪。

729. 患耳鼻咽喉头颈部麻风患者的麻醉管理要点有哪些?

① 咽麻风和喉麻风,可出现声嘶、喉鸣以及呼吸困难,出现软腭坏死穿孔,悬雍垂或咽腭弓与咽后壁粘连,形成瘢痕,导致咽喉部解剖结构异常。因此,应按照困难气道行麻醉术前评估及准备。② 侵犯神经,部分患者可以出现咽反射消失、腭肌麻痹出现开放性鼻音以及食物反流现象,麻醉诱导应警惕反流误吸风险。③ 麻风传染性疾病,应按照手术室传染性疾病的预防、控制措施,进行麻醉及手术的准备。

730. 梅毒在耳鼻咽喉科头颈部的表现有哪些?

一期梅毒:好发于扁桃体,扁桃体肿大、质硬,表面有白膜或溃疡,一侧多见。症状轻微,常伴颈淋巴结肿大。二期梅毒:以黏膜白斑病损为主。双侧扁桃体常受累,表现为肿胀、充血、常有白色假膜。患者可有轻度咽痛,有异物感。半数以上有咽喉轻痛,声音嘶哑、耳鸣等。喉梅毒少见,多在声带、杓间隙及会厌发生息肉样黏膜斑,鼻腔损害罕见,咽梅毒病变可累及腭弓、扁桃体、软腭、咽后壁、齿龈、喉、鼻及舌底。

731. 患耳鼻咽喉头颈部梅毒患者的麻醉管理要点有哪些?

① 若梅毒侵犯喉咽部,应按照困难气道标准行麻醉术前评估及准备。② 了解患者肝肾功能、精神状体及用药情况。注意麻醉药物用量。③ 晚期神经梅毒患者突然出现上腹部疼痛、恶心、呕吐,可突然停止或持续数小时,甚至数天,常反复发生。麻醉诱导应警惕反流误吸风险及电解质异常。④ 应按照手术室传染性疾病的预防、控制措施,进行麻醉及手术的准备。

732. 艾滋病在耳部的临床表现有哪些?

脂溢性皮炎是艾滋病的早期皮肤表现,多累及耳郭及颅面部。分泌性中耳炎可继发于肺囊虫感染或鼻咽淋巴组织的增生,应用抗生素治疗效果差,穿刺抽液能好转,但易反复,需切开长期置管,易并发感染。Kaposi 肉瘤可发生于耳郭和外耳道,表现为紫红色斑块或结节,损伤后可有出血。卡氏肺囊虫感染为多核性囊肿,也可见于外耳,病检可发现原虫。感音神经性聋多为进行性加重,受累频率从中低频向高频进展,可能与 HIV 直接侵犯听神经有关。

733. 艾滋病在鼻部的临床表现有哪些？

鼻窦炎是艾滋病患者最为常见的鼻部表现,发生率为 20%～68%,多由阿米巴原虫、巨细胞病毒或隐球菌感染所致。鼻部的疱疹病毒可产生巨大的疱疹性鼻溃疡,自鼻前庭延伸至鼻中隔,并向外扩展至邻近的鼻翼或面部等处。鼻黏膜的充血、水肿、糜烂、溃疡、可引起顽固性鼻出血,甚至大出血,造成患者死亡。鼻腔鼻窦亦可发生 Kaposi 肉瘤,造成鼻塞、多涕以及鼻出血等症状。

734. 艾滋病在咽部及口腔的表现有哪些？

咽部及口腔是艾滋病最常累及的部位之一,长期咽痛伴溃疡迁延不愈合可为 HIV 感染的首发症状。口腔及咽部的念珠菌感染是最常见的上呼吸道病变,可累及下咽及喉部,造成疼痛与吞咽困难。艾滋病患者复发性鹅口疮会形成巨大溃疡,并造成剧烈的疼痛。绒毛状黏膜白斑病最常见,多位于舌的腹侧或侧缘,为白色不规则突起和皱褶。扁桃体炎可由常见致病菌、肺炎支原体和沙眼衣原体感染等所引起。喉 Kaposi 肉瘤或感染引起喉阻塞时,须行气管切开术。

735. 艾滋病在颈部的表现有哪些？

颈部淋巴结病变是艾滋病最常见的颈部体征,包括 HIV 感染引起的反应性颈淋巴结炎(23%～71%)、颈淋巴结结核(22%～52%)、淋巴瘤(2%～7%)或 Kaposi 肉瘤。反应性颈淋巴结炎质地较软,分布对称,直径为 1～5 cm,多位于颈后三角。组织病理学表现为滤泡增生。结核在艾滋病患者中的发病率明显增加,且多表现为肺外感染,常累及颈淋巴结和骨髓。颈淋巴结结核常常仅表现为颈部质硬无痛肿块,其中 10% 合并其他细菌感染时可有触痛。Kaposi 肉瘤可发生于头颈部皮肤,当侵犯淋巴结时,颈淋巴结可迅速增大。

736. 患耳鼻咽喉头颈部的艾滋病患者的麻醉管理要点有哪些？

① HIV 患者心血管疾病的风险是普通人群的 2 倍,因此,麻醉过程应维持循环功能稳定。② 抗病毒药物可以影响肝脏、肾脏及血小板功能,麻醉前需了解患者抗病毒治疗方案及周期,并全面评估患者器官功能。围术期避免使用肝肾毒性药物,保护肝肾功能,纠正异常凝血功能。③ 自主神经病变的患者术前需要适当延长禁饮禁食时间,或于麻醉前常规使用超声探查是否为饱胃(尤其急诊患者)。④ 术前评估患者气道有无梗阻症状,必要时完善喉镜检查。

737. 艾滋病患者的麻醉药物使用的注意事项有哪些？

抗反转录药物中蛋白酶抑制剂、非核苷类反转录酶抑制剂和整合酶链转移抑制剂均通过 CYP450 酶代谢，因此接受这些药物治疗的 HIV 或 AIDS 患者可能需要增加经肝药酶代谢的麻醉药物的剂量，如维库溴铵、罗库溴铵、舒芬太尼等。依托咪酯、顺阿曲库铵、瑞芬太尼等药物不依赖于肝 CYP450 酶代谢，对 HIV 或 AIDS 患者可能是选择较佳的麻醉药物。

738. 真菌在耳鼻咽喉头颈部的表现有哪些？

① 口腔及咽部念珠菌病：临床多表现为口咽部乳白色或灰白色假膜，散在分布或融合成片，易拭去，基底鲜红。严重者可局部溃疡坏死。患者自觉疼痛、吞咽困难。② 喉真菌病较少见，多继发于口咽及鼻部真菌感染，原发少见。起病急，多表现咽喉疼痛、声嘶，严重者可出现呼吸困难、喉喘鸣、喉阻塞。③ 真菌性中耳炎较为少见，临床表现缺乏特异性，可表现耳道剧烈瘙痒，耳闷及轻度听力下降，早期外耳道深部有针刺感并出现瘙痒。

739. 患耳鼻咽喉头颈部真菌患者的麻醉管理要点有哪些？

① 抗真菌治疗，可能会影响患者的肝肾功能。麻醉前应充分评估肝肾功能相关指标及凝血功能，根据患者的肝肾功能选择相关的麻醉药物。② 病变侵犯喉咽部，应按照困难气道指南行麻醉术前评估及准备。③ 抗真菌药种类不同，其对 CYP450 酶的影响不同，因此，应根据抗真菌药种类及其对肝药酶的影响，增加或减少麻醉药物剂量。

第七节　五官科的疼痛治疗

740. 三叉神经神经解剖分布特征有哪些？

三叉神经起于脑桥中部的外侧面，其感觉神经节（半月神经节）位于颅中窝底部的 Meckel 腔内。三叉神经含躯体运动和躯体感觉两种纤维，运动纤维起自三叉神经运动核，从脑桥臂出脑，经卵圆孔出颅，分布于咀嚼肌。感觉纤维在颞骨岩部前面与三叉神经节相连，经脑桥臂入脑，到达三叉神经感觉核。三叉神经感觉纤维有眼神经、上颌神经和下颌神经，传导面部皮肤、眼、口腔、鼻腔、鼻旁窦、牙齿和脑膜等的痛温觉和触觉。

741. 三叉神经分成哪几支神经？

三叉神经支配面部的感觉以及咀嚼肌的感觉和运动,在面部分布区以眼裂和口裂为界,主要分为三个分支:三叉神经眼支(即眼神经);三叉神经上颌支(即上颌神经);三叉神经下颌支即下颌神经。

742. 三叉神经眼支是如何走行和分布的？

三叉神经眼支(即眼神经),为感觉性神经,从三叉神经节发出后,三叉神经眼支穿眶上裂入眼眶,发出额神经、泪腺神经及鼻睫神经等分支。三叉神经眼支属一般躯体感觉神经,主要传导眼裂以上头面部皮肤、结膜、眼球、部分鼻旁窦黏膜等部位的一般躯体感觉。

743. 三叉神经眼神经有哪些主要分支？

眼神经可以分为额神经、泪腺神经和鼻睫神经。额神经较粗大,位于上睑提肌的上方,分为 2～3 支,其中眶上神经较大,经眶上切迹,分支分布于额顶部皮肤。泪腺神经较为细小,沿眶外侧壁、外直肌上缘前行至泪腺,分布于泪腺和上睑的皮肤。鼻睫神经位于上直肌深面,越过视神经上方至眶内侧壁,分布于眼球、蝶窦、筛窦、下睑、泪囊、鼻腔黏膜和鼻背皮肤。

744. 三叉神经上颌支如何走行和分布？

上颌神经为感觉神经,含有一般躯体感觉纤维,经海绵窦外侧壁,穿圆孔出颅,发出眶下神经、上牙槽神经,颧神经及翼腭神经等分支,分布于上颌牙、牙龈和鼻腔的黏膜。

745. 三叉神经上颌支的主要分支有哪些？

主要分支有眶下神经、上牙槽神经和颧神经。眶下神经自眶下裂入眶,经眶下沟、眶下管、出眶下孔,分布于下睑、鼻外侧部、上唇和颊部皮肤。上牙槽神经分为前支、中支和后支。前支经眶下管,分布于上颌前部切牙、尖牙和牙龈。中支发自眶下沟段,分布于上颌前磨牙及牙龈。后支发自上颌神经的翼腭窝段,经上颌骨后方穿出,分布于上颌窦、上颌磨牙、牙龈及颊黏膜。颧神经在翼腭窝处分出,经眶下裂入眶,穿出眶外侧壁,分布于颧部皮肤。

746. 三叉神经下颌支如何走行及分布？

三叉神经下颌支即下颌神经，是由特殊内脏运动纤维和一般躯体感觉纤维组成的混合性神经。下颌神经穿卵圆孔出颅后，发出耳颞神经、颊神经、舌神经、下牙槽神经及咀嚼肌神经。三叉神经下颌支运动纤维支配咀嚼肌，其感觉纤维支配颞部、口裂以下的皮肤、舌前 2/3 黏膜及下颌牙齿和牙龈的一般感觉。

747. 什么是三叉神经痛？

1756 年法国 Nicolas Andri 首先报道了三叉神经痛，定义为局限在三叉神经支配区内的反复发作的短暂性阵发性剧痛。三叉神经痛的临床定义为三叉神经一条或多条分支支配区突发的重度短暂针刺样或撕裂样疼痛。三叉神经痛通常为单侧且反复发作，由受累的三叉神经分支受刺激引发。三叉神经痛的特征为反复短暂发作的单侧电击样疼痛，突发突止，通常由非伤害性刺激诱发。

748. 三叉神经痛流行病学特征有哪些？

三叉神经痛是一种罕见的疾病，女性多发于男性，男女患病率为 1：1.5～1：1.7。三叉神经痛的总患病率<0.1%，年发病率为 4～13 例/10 万。尽管发病率低，但在年龄较大人群中较常见，且发病率随年龄增加而逐渐上升。大多数特发性和经典型三叉神经痛病例为 50 岁以后发病，也可发生于 10～30 岁，偶发于儿童。

749. 三叉神经痛的机制有哪些？

① 三叉神经根受压机制：通常发生在三叉神经进入脑桥处的数毫米之内，80%～90% 的病例由异常的动脉或静脉祥压迫引起。② 三叉神经脱髓鞘：多发性硬化、桥小脑角肿瘤及其他脑干结构性病变可能会引起一条或多条三叉神经通路脱髓鞘。③ 中枢敏化机制：电生理学证实三叉神经伤害性感受处理存在中枢敏化。表现为触发性发作后存在不应期，单次刺激后一连串的疼痛感觉，以及从刺激后到出现疼痛之间有潜伏期。

750. 三叉神经痛的临床特征有哪些？

① 疼痛严格局限于三叉神经分布区。② 疼痛常为阵发性，发作时或发作不久时最强烈。严重疼痛发作时可见面肌痉挛，即痛性抽搐。疼痛通常被描述为电击样或针刺样，持续 1 秒至数秒，可反复发生。常有数分钟的不应期。③ 常为单侧。

④ 几乎所有的三叉神经痛患者都有触发过后引起的疼痛。⑤ 通常伴有轻度或中度的自主神经症状,表现为流泪、结膜充血和流涕。⑥ 发作间期存在持续性疼痛。程度通常比阵发性发作轻,典型的特征是钝痛或麻刺感。

751. 三叉神经痛的临床诊断标准有哪些?

三叉神经痛的诊断主要基于临床特征:即三叉神经分布区域的阵发性疼痛。诊断标准包括:三叉神经一条或多条分支分布区反复阵发性单侧面部疼痛,不放射到三叉神经分布区以外,且同时符合以下两条标准。疼痛具有以下所有特点:持续时间从不足 1 秒至 2 分钟;重度疼痛;疼痛性质为电击样、击穿样、针刺样或锐痛。由受累三叉神经分布区内的非伤害性刺激诱发。

752. 按照国际头痛疾病分类标准,三叉神经痛如何分型?

根据基础病因,三叉神经痛可分为:① 经典型三叉神经痛:国际头痛疾病分类第 3 版中已使用"经典型"来替代"原发性",即除神经血管压迫外没有其他明显原因,需要在影像学检查上或手术期间证实有神经血管压迫,且三叉神经根有形态学改变。② 继发性三叉神经痛,由基础疾病引起,病因包括多发性硬化、桥小脑角肿瘤和动静脉畸形,约占 15%。③ 特发性三叉神经痛为电生理学检查和 MRI 均未发现明显异常的三叉神经痛,约占 10%。

753. 原发性三叉神经痛的特点有哪些?

原发性三叉神经痛指无法明确病因的三叉神经痛的统称,为临床最常见的类型,多见于 40 岁以上的患者。临床表现为三叉神经分布区域内,反复发作的短暂性剧烈疼痛,呈电击样、刀割样和撕裂样剧痛,突发突止。每次疼痛持续数秒至数十秒,间歇期完全正常。疼痛发作常由"扳机点"如说话、咀嚼、刷牙和洗脸等可诱发。患者常不敢吃饭、洗脸,已避免发作。发作严重时可伴有痛性抽搐,即同侧面肌抽搐、面部潮红、流泪和流涎。

754. 继发性三叉神经痛的特点有哪些?

继发性三叉神经痛又称症状性三叉神经痛,指由颅内外各种器质性病变引起的三叉神经继发性损害导致的三叉神经痛,多见于 40 岁以下的患者。继发性三叉神经痛发作时间通常较长,或为持续性疼痛、发作性加重,多无"扳机点"。查体可见三叉神经支配区内的感觉减退、消失或过敏,部分患者可出现角膜反射迟钝、咀嚼肌无力和萎缩。影像学(CT、MRI)检查可明确诊断其原发病因。

755. 经典型三叉神经痛的特征有哪些?

经典型三叉神经痛,也称原发性三叉神经痛,具有下列特征:① 疼痛为阵发性反复发作;② 有明确的间歇期,且间歇期完全正常;③ 存在"扳机点"和明确的诱发动作;④ 三叉神经功能正常。

756. 非典型三叉神经痛的特征有哪些?

非典型三叉神经痛具有以下特征:① 疼痛时间延长,甚至成为持续性疼痛,也可有阵发性加重;② 无"扳机点"现象;③ 可出现三叉神经功能减退,表现为面部麻木、感觉减退、角膜反射迟钝、咀嚼肌无力和萎缩。继发性三叉神经痛多为非典型三叉神经痛。

757. 如何鉴别原发性三叉神经痛和继发性三叉神经痛?

鉴别方法包括:① 三叉神经反射电生理学检测。② 继发性三叉神经痛可能存在三叉神经感觉减退或双侧同时起病,但特异度差。③ 术前影像学检查(MRI、CT 等)有助于确诊继发性三叉神经痛。但应注意原发性三叉神经痛的患者,影像学检查并不能确诊或者排除是否存在责任血管对三叉神经的压迫。④ 鉴别注意事项:患者起病年龄较轻、三叉神经诱发电位异常、药物治疗效果不佳、三叉神经第一支分布区域疼痛者并不能诊断其为原发三叉神经痛。

758. 原发性三叉神经痛需与哪些疾病进行鉴别诊断?

鉴别诊断包括:① 三叉神经炎:炎症、中毒等累及三叉神经,表现为受累三叉神经分布区的持续性疼痛;多为一侧起病,少数两侧同时起病。受累侧三叉神经分布区感觉会减退,也可累及运动支。② 舌咽神经痛:多位于颜面深部、舌根、软腭、扁桃体、咽部及外耳道等。疼痛性质与三叉神经痛相似,少数有"扳机点"。③ 蝶腭神经痛:颜面深部的持续性疼痛,可放射至鼻根、颧部、眼眶深部、耳、乳突及枕部等,呈烧灼样,持续性,规律不明显。

759. 三叉神经痛与痛性三叉神经病区别有哪些?

痛性三叉神经病包含了一类单独的疾病,主要引起三叉神经分布区持续或近乎持续的面部疼痛。痛性三叉神经病定义为三叉神经一条或多条分支支配区的面部疼痛,由其他疾病引起并提示神经损伤。不同于三叉神经痛,疼痛主要表现为持续或接近持续性,多为烧灼样或压榨性,或针刺感。大多数情况下,通过全面病史采集和体格检查可以区分痛性三叉神经病与三叉神经痛。

760. 如何区分三叉神经痛与原发性针刺样头痛?

原发性针刺样头痛的特征性临床表现为短暂剧烈的刺痛,发生于三叉神经和颈神经皮节内的不同部位。刺痛发作大多仅持续数秒,间隔时间不规律,每日可有一次或多次发作。根据疼痛是否部分或全部发作位于三叉神经以外区域,可以鉴别诊断原发性针刺样头痛与三叉神经痛。

761. 如何区分三叉神经痛与初次咀嚼综合征?

初次咀嚼综合征(first bite syndrome)是指每餐的第一次咀嚼诱发的阵发性面部疼痛,在后续咀嚼中逐渐减轻。嗅闻食物也可诱发疼痛。初次咀嚼综合征与三叉神经痛的鉴别包括:初次咀嚼综合征与腮腺深部病变有关;初次咀嚼综合征与涉及颈淋巴结清扫的既往手术有关;初次咀嚼综合征无皮肤触发区。

762. 如何治疗三叉神经痛?

药物治疗是治疗三叉神经痛的首选,初始治疗的一线药物首选卡马西平或奥卡西平。药物治疗对大多数经典型三叉神经痛(神经血管压迫所致)和特发性三叉神经痛效果较好,对继发性三叉神经痛也有较好的疗效。药物难治的患者则可行手术治疗。同时,还应治疗患者的基础疾病,尽可能治疗病因。

763. 治疗三叉神经痛的药物有哪些,效果如何?

药物治疗对原发性三叉神经痛的疗效确切,尤其适合初发生原发性三叉神经痛的患者,但对继发性三叉神经痛的疗效不确切。目前,主要治疗三叉神经痛的药物为卡马西平。奥卡西平治疗原发性三叉神经痛可能有效。加巴喷丁、拉莫三嗪、匹莫齐特可以用于辅助治疗原发性三叉神经痛。其他镇痛药物(如5-羟色胺去甲肾上腺素再摄取抑制剂和三环类抗抑郁药)的疗效尚缺乏循证医学证据。

764. 原发性三叉神经痛的一线治疗药物是什么及用量为多少?

原发性三叉神经痛的一线治疗药物包括卡马西平(200~1 200 mg/天)和奥卡西平(600~1 800 mg/天)。卡马西平的疗效优于奥卡西平,奥卡西平的安全性更好。如果患者对 2 种药物中的任何 1 种药物治疗效果无效,应考虑外科手术治疗。经典型原发性三叉神经痛几乎不可能自然恢复,药物治疗只能使疼痛部分缓解、完全缓解与复发交替出现。因此,应根据患者疼痛发作的频率来调整药物剂量。

765. 卡马西平治疗三叉神经痛的疗效如何?

临床已证实,卡马西平对经典型的三叉神经痛有效。卡马西平可能出现不良反应,尤其在最初给予低剂量后,逐步调整剂量时,但通常可以处理。2008 年,美国神经病学学会和欧洲神经科学协会联盟研究证实,卡马西平可使 58%～100% 患者的疼痛得到完全控制或接近完全控制。然而,患者对卡马西平的耐受性差,治疗 3 例会发生 1 例轻度不良事件,治疗 24 例会发生 1 例重度不良事件。

766. 卡马西平治疗三叉神经痛的用法和用量?

卡马西平起始剂量为一次 100～200 mg,每日 2 次。剂量可根据耐受情况以 200 mg/天的增幅逐渐加量,直至疼痛充分缓解。常规总维持剂量为 600～800 mg/天,使用片剂和缓释胶囊时分 2 次给药,使用口服混悬剂时分 4 次给药。治疗三叉神经痛时推荐的最大剂量为 1 200 mg/天。

767. 卡马西平治疗三叉神经痛的不良反应有哪些?

不良反应包括恶心、呕吐、腹泻、低钠血症、皮疹、瘙痒、嗜睡、头晕、视物模糊或复视、昏睡和头痛。缓慢调整剂量可尽量减少这些反应。卡马西平可引起良性的白细胞减少,较为少见。严重的不良反应较罕见,包括粒细胞缺乏、再生障碍性贫血、Stevens-Johnson 综合征、中毒性表皮坏死松解症、肝衰竭、药物反应伴嗜酸性粒细胞增多和全身性症状、皮炎、皮疹、血清病、胰腺炎、狼疮综合征和低丙种球蛋白血症。

768. 奥卡西平治疗三叉神经痛的疗效如何?

奥卡西平也是治疗三叉神经痛的有效药物,与卡马西平相比,其耐受性好且药物相互作用风险较低。2008 年美国神经病学学会和欧洲神经科学协会联盟研究证实,奥卡西平(600～1 800 mg/天)与卡马西平,2 种药物同等有效,均能使 88% 的患者疼痛发作次数减半。

769. 奥卡西平治疗三叉神经痛的用法、用量及不良反应有哪些？

奥卡西平的初始总剂量为 600 mg/天，分 2 次给药。根据患者耐受情况，可每 3 日增加 300 mg，直至达到推荐的总剂量 1 200～1 800 mg/天。奥卡西平不良反应包括恶心、呕吐、腹泻、低钠血症、皮疹、瘙痒、嗜睡、头晕、视物模糊或复视、昏睡和头痛。奥卡西平可引起罕见但严重的超敏反应，通常出现在开始用药后几周内，包括 Stevens-Johnson 综合征、中毒性表皮坏死松解症和多器官超敏反应。

770. 一线药物治疗无效的三叉神经痛，如何继续治疗？

卡马西平或奥卡西平初始治疗无效者或不耐受的患者，可尝试另一种药物（如加巴喷丁和拉莫三嗪）或转至外科手术治疗。专家共识建议对于卡马西平或奥卡西平一线治疗无效的所有患者及早转为外科手术治疗。

771. 三叉神经痛一线治疗的替代药物有哪些？

2019 年欧洲神经病学学会认为，一线药物（卡马西平或奥卡西平）无效或患者耐受性较差时，可使用拉莫三嗪、加巴喷丁、A 型肉毒毒素、普瑞巴林、匹莫齐特、巴氯芬或苯妥英作为单药治疗或作为一线治疗辅助用药。部分单用卡马西平治疗无效的患者，推荐卡马西平联合加巴喷丁、拉莫三嗪、托吡酯、巴氯芬或替扎尼定治疗可能有效。

772. 三叉神经痛有哪些辅助疗法？

① 静脉输注利多卡因（每小时输注 5 mg/kg，需要持续监测心电图和无创血压）；② 苯妥英或磷苯妥英（静脉给予 250～1 000 mg，速度不超过 50 mg/分或 30～120 分钟给予 15 mg/kg）；③ 皮下注射舒马普坦（皮下注射 3 mg 能有效减轻疼痛，疗效平均持续时间约 8 小时）。皮下注射舒马普坦后口服 50 mg/天、持续 1 周，可达到更长的镇痛时间。

773. 三叉神经痛药物成功治疗的持续时间有多长？

对于口服药物后疼痛缓解的患者，需要定期尝试逐步减停药物。尝试逐步减停药物的关键标准是药物治疗时有至少 6～8 周持续无痛期，也可在尝试停药前等待至少 6 个月。减停药物的方案取决于所用药物和剂量，应缓慢减停。应使患者意识到，疼痛复发的可能性很大，可能会需要重新用药。

774. 三叉神经痛患者影像学评估要点有哪些？

患者治疗前应常规进行影像学检查（如头颅 CT 或 MRI），以便区分原发性或继发性三叉神经痛。原发性三叉神经痛的患者，在实施微血管减压术前均应行头颅 MRI 检查。头颅 MRI 检查可显示三叉神经根周围的血管及其与三叉神经后根之间的解剖关系，以排除神经血管压迫或结构性脑病变（如桥小脑角肿瘤或脱髓鞘病变，包括多发性硬化），但无法确定致病血管。

775. 三叉神经痛的外科治疗适应证及治疗措施有哪些？

当患者对药物治疗的疗效减退或患者无法耐受的药物不良反应而导致药物治疗失败时，可尽早考虑外科手术治疗。外科手术方式，包括经皮三叉神经半月神经节射频温控热凝术、Meckel's 囊球囊压迫术、Meckel's 囊甘油注射、伽马刀治疗及微血管减压手术。

776. 三叉神经痛周围支的外科治疗措施有哪些，效果如何？

对三叉神经的分支行外周神经切除术，分支包括眶上神经、眶下神经、牙槽神经和舌神经。主要治疗措施包括切断、局麻药神经阻滞、冷冻疗法、神经切除术、乙醇和（或）苯酚注射、外周针灸术、射频热凝术等。链霉素联合利多卡因治疗和利多卡因单药治疗三叉神经痛，均不能有效地缓解疼痛。其他的三叉神经周围支损毁术，50%的患者在 1 年后会出现疼痛复发。

777. 三叉神经痛半月神经节的外科治疗措施有哪些，效果如何？

外科主要治疗措施包括射频热凝、甘油注射和球囊压迫。甘油注射和球囊压迫可使 90%患者的疼痛得到缓解。治疗成功率与技术熟练度相关。治疗后 1 年、3 年和 5 年疼痛缓解率（疼痛程度减少≥50%）分别为 68%～85%、54%～64% 和50%。主要并发症：包括感觉缺失（50%）、感觉迟钝（6%）、痛性麻木（4%）、主诉各种不适感（12%）、角膜炎（4%），近 50% 的患者在 Meckel 囊球压迫术后出现短暂性咀嚼困难。

778. 经皮三叉神经痛半月神经节外科治疗的适应证有哪些？

①年龄＞70 岁；②全身情况较差（心、肺、肝、肾、代谢性疾病等）；③已行微血管减压术后无效或者疼痛复发；④拒绝开颅手术者；⑤带状疱疹后遗症；⑥鼻咽癌相关性三叉神经痛。

779. 伽马刀治疗三叉神经痛的原理是什么?

伽马刀治疗通过聚焦的伽马射线,使目标神经根产生损毁灶。伽马刀治疗的目标是近端三叉神经根,而将半月神经节作为目标的伽马刀治疗效果较差。伽马刀治疗采用立体定向框架和MRI来进行照射束定向,使用的剂量是70~90 Gy,照射可导致轴突变性和坏死。伽马刀手术后约1个月,疼痛会出现缓解。

780. 伽马刀治疗三叉神经痛的临床效果如何?

2001年Flickinger等采用随机对照试验研究对比分析了2种不同照射范围伽马刀治疗三叉神经痛的疗效,结果差异无统计学意义。治疗后1年和3年疼痛缓解率为69%和52%,专家共识中未给出5年缓解率,但有文献报道,5年缓解率达63.64%。其主要并发症为麻木(9%~37%)和感觉缺失(6%~13%)。

781. 伽马刀治疗三叉神经痛的适应证有哪些?

① 年龄>70岁、糖尿病、高血压、心脏病等慢性病患者及身体一般情况差,不能耐受手术者;② 恐惧或拒绝开颅手术、担心出现手术并发症的患者;③ 继发性三叉神经痛,原发病灶已处理或原发肿瘤较小者;④ 经其他外科方法治疗后无效或再次复发的患者。

782. 微血管减压术治疗三叉神经痛的临床效果如何?

微血管减压术是目前治疗三叉神经痛中疗效最好和缓解持续时间最长的治疗方法。术后疼痛完全缓解率大于90%,术后1年、3年和5年的疼痛完全缓解率为80%、75%和73%。但是微血管减压术并发症多,平均病死率为0.2%。微血管减压术的主要并发症有,术后面部感觉减退(7%),听力下降(10%),无菌性脑膜炎(11%),脑脊液漏(4%),小脑缺血(4%),小脑血肿(4%)。

783. 微血管减压术治疗三叉神经痛的适应证有哪些?

① 诊断明确的原发性三叉神经痛;② 药物治疗无效的原发性三叉神经痛;③ 射频热凝、球囊压迫、伽马刀治疗无效的原发性三叉神经痛;④ 微血管减压术后复发的典型原发性三叉神经痛;⑤ 青少年起病的典型原发性三叉神经痛。

784. 微血管减压术的体位要求有哪些?

患者取侧卧位或3/4侧俯卧位,后背尽可能靠近手术床边缘,同侧肩部向下牵拉,以便术者操作。头架固定使头部略转向切口侧,可以使小脑由于本身的重力而离开岩骨,可无须使用脑压板。

785. 如何定位微血管减压术的手术切口?

手术切口为平行并紧贴发迹内缘的直切口,或经乳突根部的横切口,长 6～7 cm,其 1/3 位于枕骨隆突-颧骨连线之上,2/3 位于其下方。应避免过度电凝,保留切口良好血供。仅需用乳突撑开器迅速撑开伤口,即可有效止血,无须使用头皮夹。

786. 微血管减压术开骨窗的技巧有哪些?

通常骨窗直径只需 2～3 cm,应尽可能向外贴近乙状窦,但应充分暴露横窦和乙状窦夹角。为了防止损伤静脉窦,可在离静脉窦最远处钻孔,随后咬开颅骨,逐渐向横窦和乙状窦方向扩大骨窗。为使骨窗尽可能靠近乙状窦,必要时可以打开乳突气房,但必须及时用骨蜡封闭切口。

787. 微血管减压术中如何剪开硬脑膜?

切开硬脑膜充分暴露横窦乙状窦夹角与面听神经主干之间的区域。可"V"形或"U"形剪开硬脑膜,以乙状窦后缘为底边,上端起自横窦乙状窦夹角,充分暴露横窦乙状窦夹角与面听神经主干之间的区域。硬脑膜切开的中点以对应小脑裂外侧端为佳,切口过分靠近头端或者尾端都不利于三叉神经根的充分暴露,也不便于手术操作。

788. 微血管减压术的常见入路及注意事项有哪些?

微血管减压术常采用经小脑裂入路,自小脑背外侧向腹内侧解剖。切开硬脑膜后,充分剪开蛛网膜、打开小脑裂、自外向内解剖,可直达三叉神经根部。通常不需要使用甘露醇或行腰穿释放脑脊液,也可不用脑压板牵拉、避免持续压迫对脑组织带来的损害。过度牵拉还可能将岩静脉从其进入岩上窦处撕裂,导致灾难性后果。

789. 如何识别三叉神经痛的致病血管?

三叉神经根的任何部位都可能有致病血管。由于三叉神经颅内段的无髓鞘部分较长,其抵御周围血管压迫能力差,其神经根的任何部位都有可能发生神经血管压迫。因此,行三叉神经根减压术时要暴露该神经根的颅内段全长。任何与三叉神经后根存在解剖接触的血管都可能是致病血管。超过50%的三叉神经痛患者存在多根血管压迫或者多个部位压迫,术中应全程探查避免遗漏致病血管。

790. 微血管减压术的减压原则和技巧有哪些?

微血管减压术的原则是通过将致病血管从三叉神经根分离移位而实现减压的目的。可以采用聚四氟乙烯棉固定、悬吊、胶水黏附等方法移位责任血管,确保血管不再压迫和接触三叉神经根。聚四氟乙烯棉的作用为防止血管弹回造成对神经再次压迫。因此,垫片的位置和数量应适当,尽可能避开神经受压迫的部位。

791. 微血管减压术的关颅注意事项有哪些?

关颅前,硬脑膜必须严密缝合,硬膜外无须放置引流。关颅前需用温生理盐水彻底冲洗硬脑膜下腔,再次检查术野是否有出血,防止低颅压和颅内积气。冲洗时检查垫片有无脱落。硬脑膜无法严密缝合时可用肌肉补片及人工硬脑膜修补。硬脑膜外可用骨屑伴胶水或钛板修补颅骨缺损。肌肉需逐层紧密缝合,伤口内不放置引流。

792. 如何评价微血管减压术的疗效?

疼痛缓解与并发症严重程度综合评估疗效,更符合临床实际。疼痛缓解评分,0分:完全无痛;1分:偶尔轻度疼痛,不需药物止痛;2分:中度疼痛,药物可控制;3分:药物不可控制的疼痛,药物无效。手术并发症评分,0分:无并发症;1分:轻微脑神经并发症或小脑并发症,无阳性体征,不影响日常生活;2分:中重度脑神经或小脑并发症,有阳性体征,影响日常生活。两者总分,0分:很好;1分:好;2分:一般;3~5分:失败。

793. 微血管减压术的术后并发症有哪些?

① 颅内出血;② 术后低颅压;③ 术后脑神经受损;④ 术后脑脊液漏;⑤ 小脑、脑干损伤;⑥ 无菌性脑膜炎。

794. 微血管减压术的术后颅内出血处理措施有哪些?

颅内出血是微血管减压术后24小时内出现的最严重并发症,需密切观察患者的生命体征、神志、呼吸、瞳孔、肢体活动等。一旦有顽固性头痛、剧烈而频繁呕吐、意识障碍等,应立即复查 CT 并采取相应措施。

795. 微血管减压术术后低颅压处理措施有哪些?

发生术后低颅压时,应取平卧位或头低足高位。伴随恶心呕吐者,头偏向一侧,充分吸引,避免误吸。积极补液,并对症处理。

796. 微血管减压术术后颅神经受损处理措施有哪些?

术后颅神经受损主要表现为复视、听力下降、周围性面瘫、麻木、口唇疱疹、感觉减退、听力下降等,少数患者可出现声音嘶哑和饮水呛咳等。应注意眼角膜及口腔的护理,做好心理护理。在患者健侧耳边交流,避免噪声刺激等。同时积极给予解痉、扩血管、营养神经药物等治疗。

797. 微血管减压术术后脑脊液漏的处理措施有哪些?

术后出现脑脊液漏时,应采取去枕平卧头高 30°。禁忌鼻腔、耳道的填塞、冲洗和滴药等。告知患者不要抠挖及堵塞鼻孔和耳道,保持鼻孔和耳道清洁。观察体温变化,使用抗生素预防感染。保持大便通畅,防止咳嗽、大便用力而引起颅内压增高,必要时可使用脱水剂或腰大池引流降低颅压,若漏孔经久不愈或多次复发需行漏孔修补术。

798. 微血管减压术术后并发症发生率高吗?

微血管减压术治疗三叉神经痛患者的平均病死率约为 0.2%,个别报道甚至达到 0.5%,并发症包括:脑神经损伤、脑脊液漏、小脑及脑干损伤、低颅压综合征、无菌性脑膜炎等,但是对于每年实施微血管减压术较多的医学中心来说,能减少并发症的发生。

799. 微血管减压术术后会出现哪些脑神经功能障碍?

① 第Ⅳ及第Ⅵ对脑神经损伤,导致复视,发生率约为 11%,多为暂时性。② 第Ⅷ对脑神经受损导致单侧听力下降,是较严重的并发症,发生率甚至达 10%。三叉神经本身受损可以引起面部麻木,发生率达 7%。③ 第Ⅶ对脑神经受损可引起面瘫,但发生率低。

800. 如何有效降低脑神经功能障碍的发生率？

① 尽量避免电凝灼烧脑神经表面及周围穿支血管。若有小血管出血，尽量采取压迫止血。② 避免牵拉颅神经，减少对脑神经的直接刺激以避免其滋养血管发生痉挛。③ 充分解剖脑神经周围蛛网膜，避免术中对脑神经的牵拉。④ 常规术中电生理监测。⑤ 手术当天即开始使用扩血管药物、激素和神经营养药物。

801. 如何有效降低小脑、脑干损伤的发生率？

小脑、脑干损伤，包括梗死或出血，是微血管减压术的严重并发症。避免小脑损伤的关键在于减少牵拉时间、降低牵拉强度。减少术中对小脑半球牵拉的措施包括：术前半小时使用甘露醇降低颅压；术中适量过度通气；骨窗尽量靠近乙状窦；避免使用脑压板；逐渐打开小脑脑桥池缓慢充分放出脑脊液后再探查小脑脑桥角。尽量避免电凝灼烧小脑、脑干表面血管。

802. 微血管减压术后小脑、脑干损伤的处理措施有哪些？

术后通过心电监护仪对血压、脉搏、呼吸、血氧饱和度进行 24 小时连续监测，密切观察意识、瞳孔的变化。出现血压骤然升高、同时脉搏减慢，清醒后又出现意识障碍，一侧瞳孔散大光反射减弱或消失，均应考虑小脑梗死、肿胀、出血可能，应及时行头颅 CT 扫描，根据 CT 实施扩大骨窗枕下减压或脑室外引流。

803. 如何有效预防微血管减压术后脑脊液漏？

严密缝合硬膜是防治脑脊液漏的关键。对于硬膜无法严密缝合者，可取肌肉筋膜进行修补。同时，应用生物胶将人工硬膜与硬膜贴覆盖完全。用骨蜡严密封闭开放的气房，严格按肌肉、筋膜、皮下组织、皮肤四层缝合切口，不留死腔。

804. 如何有效预防微血管减压术后低颅压综合征？

低颅压综合征可能与术中长时间暴露手术部位，释放大量脑脊液，术后脑脊液分泌减少相关。临床表现为头晕、头痛、恶心及非喷射状呕吐，同时血压偏低、脉率加快，放低头位后症状可缓解。术中在缝合硬膜时应尽量硬膜下注满生理盐水，排出空气，术后平卧。

805. 如何诊断并有效预防微血管减压术后无菌性脑膜炎？

无菌性脑膜炎为异物(如隔离材料)，引起的炎症反应，发生率达 11%。诊断须符合以下标准：①发热(术后3~7天内出现,体温37.5~39.0℃,一般<39℃)；②脑膜炎症状(包括头痛、颈项强直等脑膜刺激征阳性,一般无明显精神状态异常)；③脑脊液检查变化(白细胞计数>5个/mm)；④连续脑脊液细菌培养(至少3次)均为阴性；⑤无明确细菌性感染证据。手术结束时,用生理盐水冲洗术区,必要时加用激素,抑制炎症细胞聚集、减轻机体的炎症反应。

806. 微血管减压术的麻醉管理要点有哪些?

①降低颅内压：适当的过度通气,术前常规使用20%甘露醇静脉滴注；②降低术中脑水肿：避免过度容量补充、补充晶体渗透压与机体渗透压接近的液体；③避免脑组织过高的血流灌注、脑搏动过强：可使用小剂量的艾司洛尔；④预防低颅压综合征：手术过程中采取头高脚低位,避免释放过多脑脊液；打开硬脑膜前应控制补液量,关颅后适当补充等渗液体,尽快恢复正常的颅内压；⑤术中行有创动脉血压、心电图监测、积极处理三叉神经-心脏反射。

807. 三叉神经痛的预后如何?

三叉神经痛的病程多样,发作可能持续数周或数月,之后为数周至数年的无痛期,大多数缓解只持续几个月。复发较常见,且有些患者合并持续性面痛。大多数情况下,疼痛发作的严重程度和频率变化无常。经皮穿刺Meckel's囊注射甘油治疗近期治愈率为97.3%,1年治愈率为79.0%,总复发率为17.0%,术后10年总有效率为83.1%。微血管减压术治疗三叉神经痛的总体有效率为80.0%,其中典型性三叉神经痛患者的有效率为86.1%,而非典型三叉神经痛患者的有效率为50.0%。

808. 舌咽神经的解剖特点有哪些?

舌咽神经系混合神经,含运动、感觉和副交感神经纤维,起自延髓。舌咽神经根向外侧走行并集合成干,感觉根位于背侧,运动根位于腹侧,经第四脑室脉络丛的腹侧后,经颈静脉孔出颅。舌咽神经在颈静脉孔内形成上神经节和岩神经节。岩神经节分出鼓支(Jacobson神经),穿鼓管入鼓室,与三叉神经、面神经支吻合构成鼓室丛。舌咽神经在分出鼓室神经后,其主干自颅底伴颈内动脉和静脉下行、绕过茎突,绕经茎突咽肌下缘向前行而达舌咽部。

809. 舌咽神经有哪些生理功能?

舌咽神经感觉纤维:① 传导咽壁、软腭、悬雍垂、舌后部、扁桃体的感觉以及舌后 1/3 的味觉。② 传导鼓室、鼓膜内侧面、乳突气房及咽鼓管的感觉。③ 传导外耳道和鼓膜后侧的痛、温觉。④ 传导颈动脉窦的特殊感受器冲动,参与调节心跳、血压和呼吸。舌咽神经运动纤维源于延髓的疑核上部,单独支配茎突咽肌。舌咽神经副交感纤维起自延髓的下涎核,与交感神经共同组成鼓室丛,经岩浅小神经达耳神经节,分布至腮腺,管理腮腺分泌。

810. 舌咽神经痛的临床表现有哪些?

舌咽神经痛是指舌咽神经支配区以及迷走神经耳支和咽支支配区的阵发性疼痛,多为发作性一侧咽部、扁桃体区及舌根部或下颌角下方的阵发性重度刺痛,突然开始,持续数秒至数十秒。发作期短,但疼痛难忍,会以持续数周至数月的形式发作,并交替出现较长时间的缓解期。疼痛可反射到同侧舌面或外耳深部,伴有唾液分泌增多。说话、反复吞咽、舌部运动、触摸患侧咽壁、扁桃体、舌根、下颌角、颈部或外耳道均可引起发作。

811. 舌咽神经痛如何分型?

根据疼痛部位可分为:① 口咽型:痛区始于咽侧壁、扁桃体、软腭及舌后 1/3,而后放射到耳区,此型多见;② 耳型:痛区始于外耳、外耳道及乳突,很少放射到咽侧,此型少见。

根据病因可分为典型性、非典型性、继发性舌咽神经痛。典型性舌咽神经痛为第 IX 对、第 X 对脑神经受压,导致口咽和耳部剧烈疼痛。非典型性舌咽神经痛还可放射至前额、外耳道和耳郭。继发性舌咽神经痛由桥小脑角及附近的肿瘤、异位动脉压迫、鼻咽部及附近的肿瘤等引起。

812. 舌咽神经痛的发病机制是什么?

① 神经受压学说:舌咽神经、迷走神经入脑处因椎动脉或小脑后下动脉弯曲扩张或硬化,压迫神经根。茎突舌骨韧带钙化可使舌咽神经牵拉压迫而脱髓鞘,导致舌咽神经痛。② 神经重叠终止学说:进入三叉脊束核的中枢疼痛纤维和三叉神经纤维或舌咽神经纤维存在着神经元间的接触传导,导致舌咽神经痛。③ 中枢神经递质兴奋学说:甲基 D-天冬氨酸(NMDA)受体激活,引起长期兴奋性毒性,导致中枢疼痛感觉神经元过度活跃导致舌咽神经痛。

813. 如何诊断舌咽神经痛?

舌咽神经痛的诊断标准须满足以下所有条件:① 舌咽神经分布区反复发作地单侧阵发性疼痛;② 疼痛满足下列所有特征:持续数秒至 2 分钟,重度,电击样、枪击样、针刺样或锐性疼痛,由吞咽、咳嗽、说话或打哈欠诱发,无法用其他诊断解释。疑似舌咽神经痛患者的评估包括仔细询问病史,特别询问是否存在触发因素和夜间痛醒。仔细检查口内和颈部,排除局部病变所致疼痛。所有患者都应接受 MRI 和(或)磁共振血管造影检查,排除肿瘤或血管病变。

814. 舌咽神经痛的治疗方法有哪些?

① 药物治疗:首选卡马西平和加巴喷丁。氯胺酮、奥卡西平、拉莫三嗪、阿米替林、地西泮、吲哚美辛和普瑞巴林也可减轻疼痛和缓解发作。② 口咽部使用局部麻醉剂兼具诊断和治疗作用。③ 外科治疗:内科治疗失败可考虑外科治疗。外科治疗主要有:舌咽神经阻滞或毁损治疗;对舌咽神经行颅内切断并在颈静脉孔处切断迷走神经的上部根丝、伽马刀放射外科手术、血管减压术或蛛网膜粘连松解。血管减压术相对安全,短期和长期结局良好。

815. 舌咽神经阻滞的方法有哪些?

① 口外入路法:主要用于治疗舌咽神经干引起的疼痛,以下颌骨后缘和乳突尖连线的中点处为穿刺点,以茎突为定位标志,阻滞舌咽神经。② 口内入路法:主要用于治疗舌咽神经周围支引起的疼痛,包括舌腭襞入路法和咽腭襞入路法。

816. 口外入路的舌咽神经阻滞如何实施?

患者去枕仰卧位,头部转向阻滞对侧。在下颌骨后缘和乳突尖连线的中点做局部麻醉药皮丘,将 22 号穿刺针经皮丘刺入皮肤和皮下组织,推进穿刺针至触及茎突的骨质,后退穿刺针,并从茎突前继续推进穿刺针,穿刺针越过茎突后继续前进 0.5～1.0 cm,然后注入 1～1.5 mL 局麻药。用连接神经刺激仪的穿刺针穿刺,当出现向神经支配区域放射的模糊感觉时,提示穿刺针位置准确。X 线和 CT 引导下穿刺,确认无误后注药,可减少并发症的发生率。

817. 口外入路的舌咽神经阻滞的并发症有哪些?

① 出血和血肿:最常见的并发症,舌咽神经出颅后包埋于颈动脉鞘的深面,与颈静脉伴行,穿刺过深会损伤颈内动、静脉。② 心动过速和高血压:阻滞迷走神经

可引起心动过速和高血压。③ 咽肌麻痹：禁忌同时行双侧阻滞；④ 霍纳综合征、声嘶、声门关闭而窒息和耸肩无力：阻滞迷走神经、副神经、舌下神经及颈交感神经链所致。⑤ 过量的神经破坏药物能引起组织坏死和纤维化，尤其颈动脉和颈内静脉。因此，药物不能过量，浓度要适当。

818. 口内-舌腭襞入路的舌咽神经阻滞如何实施？

以舌腭弓为定位标志，嘱患者张大口，用压舌板将舌体向后和向中线方向移动，显露软腭、腭垂、舌腭弓、扁桃体床、咽腭弓，并使舌腭弓和咽腭弓拉紧。使用 23 号穿刺针，从咽腭弓的中点后方刺入口咽部侧壁，深度为 1 cm，回抽以防止误入血管。明确穿刺针处于正确位置后，注入一定量的局麻药。

819. 口内-咽腭襞入路的舌咽神经阻滞如何实施？

以咽腭弓为定位标志，坐位，实施口咽部表面麻醉后，要求患者尽可能张大口并向前伸舌。使用压舌板将患者的舌体推向对侧口腔，在阻滞侧舌体与牙齿之间的口底部形成凹槽，其末端为由舌腭弓基底部形成的盲端，将 25 号穿刺针刺入盲端基底部（凹槽与腭舌弓基底连接处）0.25～0.5 cm，进行回抽。如果抽出空气，说明进针太深，应后退穿刺针，直至无空气被抽出。如果抽出血液，应将穿刺针的前端稍向内侧调整，注射局麻药。

820. 口内入路的舌咽神经阻滞并发症有哪些？

① 血肿、头痛：自限性血肿发生率为 0.24%，头痛的发生率为 0.8%。头痛的发生与局部麻醉药误注入血管有关。② 心律失常：心律失常分为室上性心动过速和二联律，心动过速的发生可能是阻滞了舌咽神经来自颈动脉窦的传入纤维。

821. 什么是灼口综合征？

灼口综合征是以舌部为主要发病部位，以灼烧样疼痛为主要表现的一组综合征，又称舌痛症。在国际疼痛疾病分类中，将灼口综合征定义为口内存在表浅的烧灼感或感觉不良，每天超过 2 小时，持续 3 个月以上，临床上口腔黏膜正常，感觉检查正常，未见明显病损，进食或喝水时疼痛不会加重，通常也不会影响睡眠。

822. 灼口综合征的流行病学特征有哪些？

灼口综合征的发病率为 0.7%～4.6%，在一般的口腔黏膜的就诊患者中，灼口综合征占第三位。平均发病年龄为 55～60 岁,30 岁以下人群少见,发病人群主要为更年期或绝经期女性,男女发病比例为 3∶1,女性更年期的雌激素异常改变是重要的发病因素。

823. 灼口综合征的临床表现有哪些?

灼口综合征的临床表现是不恒定、多样、可变。灼口综合征共有三组症状与一组相关症状,即口腔灼痛、口干、味觉异常以及全身神经精神相关症状。常累及舌前 2/3,其次是舌侧缘、硬腭前部、唇黏膜,主诉持续的味觉改变(金属样感)或者味觉减退。主要表现为舌灼痛,也可累及口腔黏膜,是指舌及口腔黏膜的色、质、形态,功能无任何异常,临床检查无异常,自感舌尖部、舌缘、舌根有辣痛、刺痛、烧灼感、轻度持续性、局限的自发性痛。

824. 灼口综合征有哪些类型?

灼口综合征可分为 3 种亚型:Ⅰ型常在起床后不久出现疼痛,逐渐加剧,至傍晚时最重。Ⅱ型表现为整日连续的口腔灼痛。Ⅲ型则表现为间歇性口腔烧灼感,以无症状期的出现为特征。根据亚临床神经病理性疼痛状态,分为:① 外周直径小纤维神经病变的口腔黏膜,占 50%～65%。② 亚临床舌、下颌或三叉神经系统病变患者占 20%～25%,可通过神经电生理检查进行区分。③ 符合概念的中枢性疼痛占 20%～40%,可能与基底神经节多巴胺能神经元功能低下有关。

825. 如何诊断灼口综合征?

根据主要的疼痛症状做出诊断:疼痛为烧灼痛、刺痛或滚烫的感觉,双侧发生,持续至少 4 个月,一天内持续存在,进食或喝水时疼痛不加重,不影响睡眠,常伴有一些症状,包括味觉障碍和口干、感觉和情绪的改变、神经病理的改变。最常用排除诊断法,首先排除三叉神经痛、舌癌、舌部溃疡、舌淀粉样物质沉积等器质性病变,根据舌或者口腔其他部位的烧灼样疼痛等异常感觉以及临床症状和体征明显不协调的特征作为诊断标准。

826. 灼口综合征的病因有哪些?

灼口综合征的病因可分为:局部因素、系统性因素、精神因素以及神经病变。① 局部因素:包括感染、过敏反应、唾液异常、局部刺激、吸烟等。② 系统性因素:包括内分泌改变、糖尿病、慢性肾病、低肾小球滤过率、营养缺乏、药物影响等。

③ 精神因素：与焦虑和抑郁有关，伴有中到重度焦虑和抑郁的患者发生率高于轻度焦虑和抑郁的患者。④ 神经系统病变：周围神经病变也是一个因素。中枢神经系统改变，如味觉神经损伤，也会致病。

827. 灼口综合征如何治疗？

治疗应首现确定致病因素，药物治疗、心理和物理疗法，有助于消除症状。① 药物治疗：主要分为苯二氮䓬类药物、抗抑郁药和抗精神病药、抗癫痫药、α 硫辛酸、镇痛消炎药、植物制剂、中药治疗等。② 心理治疗：认知行为干预可以有效减轻患者的疼痛和焦虑，焦虑症状的减轻也可能有助于降低患者的疼痛强度。患者有明显的抑郁倾向，药物治疗联合心理治疗联合治疗有效。③ 物理疗法：针灸、低能量激光治疗均能缓解患者的疼痛。

828. 什么是非典型性颜面痛？

1924 年，Frazier 和 Russell 最先提出非典型面部疼痛的定义。国际头痛学会头痛分类小组委员给出的定义如下：① 发生在面部的疼痛。② 每天都会发生疼痛，并持续一整天或一天中的大部分时间。③ 疼痛在发病时局限于面部一侧的有限区域，疼痛深度深且定位不明确。④ 疼痛与感觉丧失或其他身体体征无关，实验室或影像学检查结果均无异常。

829. 非典型性颜面痛临床表现有哪些？

非典型性颜面痛的临床表现个体差异大，一般患者的疼痛性质为疼痛部位不确定、深、钝、疼痛、灼烧、牵拉，挤压并累及面部三叉神经分布的弥漫性区域。此外，疼痛持续时间长，可每天出现，并倾向于持续一天的大部分时间。疼痛可为连续性，也可以为间歇性，压力和疲劳会引起症状。发病时，疼痛局限于一个限定区域，通常为单侧，然后扩散到弥漫性的更大的区域。在某些情况下，疼痛表现为尖锐、刺痛和双侧疼痛。该类疾病的患者经常报告止痛药无效，且疼痛已存在多年。

830. 非典型性颜面痛流行病学特点是什么？

非典型性颜面痛的发病率和患病率有显著差异，其流行病学和发病率的巨大差异取决于其缺乏明确的诊断指南，进而无法明确评估和诊断其发病率是被低估还是高估。该疾病好发于女性、30～50 岁的中年人。在荷兰人中，每年的发病率为 39.5/10 万，在德国人中其患病率为 0.03%，其他研究报道其发病率可能超过

1%。因此,没有足够的数据来证明该疾病的发生率、流行率和易感性。

831. 非典型性颜面痛的病因有哪些?

非典型性颜面痛的病因尚不清楚,潜在原因与三叉神经损伤、周围神经中枢脱髓鞘或轻微创伤(如拔牙)有关。三叉神经伤害性系统的异常敏感可能在非典型性颜面痛的发病中起重要作用。非典型性颜面痛是中枢介导的疼痛,可能源自心理障碍,因其与潜在的心理障碍(如抑郁和焦虑)有关。由于慢性疼痛的病情通常与心理障碍有关,尚不能明确心理障碍是否与非典型性颜面痛有关,或者非典型性颜面痛是否在这些心理疾病的发病过程中起作用。

832. 如何采集非典型性颜面痛的病史?

病史询问包括:① 疼痛的时程(包括何时开始,持续多久,以及发作频率)、疼痛的位置和有无放射。② 疼痛的性质和严重程度。性质如"搏动""刺痛""迟钝"或"尖锐"。严重程度可用疼痛评分量表来评估。③ 疼痛的缓解和加重因素。④ 疼痛的影响,以及患者的生活质量。是否能忍受疼痛入睡,是否能集中精神,是否能正常工作,以及是否感到疲劳。⑤ 心理评估和完整的药物史。⑥ 记录病史、家族史和社会史,既往疾病史或手术史。

833. 非典型性颜面痛的查体要点有哪些?

① 头颈部区域全面的体检。注意头部和颈部区域的皮肤损伤、颜色变化或肿胀。② 触诊淋巴结和唾液腺,排查任何可触及的肿块。③ 检查头部和颈部的肌肉有无压痛或触发点,测试咀嚼肌和颞下颌关节的活动范围。也可进行颅神经的神经学检查。④ 口腔内检查,需要检查硬腭、软腭、牙齿和口腔黏膜是否有病变、龋坏或异常。

834. 如何诊断非典型性颜面痛?

非典型性颜面痛的诊断主要针对没有已知疼痛机制或疼痛的潜在原因的持续面部疼痛。非典型性颜面痛通常是连续和持续的,无缓解期、无相关的自主神经症状。诊断须符合以下条件:① 面部和/或口腔疼痛;② 每天重复 2 小时以上,持续3 个月以上;③ 疼痛具有以下两个特征:不符合周围神经的分布;钝痛、酸痛或无法摆脱的疼痛;④ 临床神经检查正常;⑤ 经适当调查,排除牙科原因;⑥ 无法用其他诊断更好地解释。

第二章

835. 非典型性颜面痛的分型有哪些?

面部疼痛可分为 2 类:牙齿相关性和非牙齿相关性颜面痛。① 牙齿相关性面部疼痛最常见,会影响生活质量。患有牙龈疾病不及时治疗,病程中疼痛评分会不断增加。② 非牙齿相关性颜面痛有两个亚型:颞下颌紊乱症和神经性面部疼痛。颞下颌紊乱症的常见症状为颞下颌关节或耳前区疼痛和咀嚼肌活动范围受限或偏离。神经性面部疼痛包括:三叉神经痛;带状疱疹后神经痛;灼口综合征。面部疼痛患者,症状与病因不一致时,需考虑非典型面部疼痛。

836. 如何治疗非典型性颜面痛?

非典型性颜面痛的病因尚不清楚,因此,缺乏明确的治疗方案。局部神经切除术、运动皮层刺激和大脑切除手术等手术干预措施的疗效尚不确定。手术治疗的证据有限,缺乏一致性和科学依据。使用抗抑郁药、抗惊厥药物、传统镇痛药物和阿片类药物,可能有效。药物治疗对特定的个体是有效的,通常与全面的认知行为治疗相结合。目前治疗方法包括:药物治疗,非药物治疗和介入治疗。

837. 非典型性颜面痛的药物治疗有哪些?

① 三环抗抑郁药是主要的治疗药物,首选阿米替林(50～100 mg/天)或去甲替林(20～50 mg/天),至少使用 6 个月。低剂量或高剂量阿米替林(25 mg 或 100 mg)均有效。② 抗惊厥药物:当三环抗抑郁药禁忌或耐受性差时,可选择加巴喷丁或普瑞巴林。③ 选择性 5 -羟色胺再摄取抑制剂也可使用,主要有度洛西汀、氟西汀、艾司西酞普兰和文拉法辛,但在缓解疼痛方面的效果有限。

838. 非典型性颜面痛的非药物治疗方法有哪些?

① 催眠疗法:主动催眠和放松能明显减轻疼痛。应对压力策略和解决心理问题具有重要的治疗作用。② 认知行为疗法作为抗抑郁药物治疗的辅助疗法,也有较好的疗效。③ 生物治疗方法:大麻素通过靶向作用于多巴胺通路发挥治疗作用。④ 其他治疗方法包括:如针灸、生物反馈和牙板夹板固定法也有效,但这些方法的有效性证据尚不充分。

839. 非典型性颜面痛的介入治疗方法有哪些?

① 蝶腭神经节脉冲射频治疗。② 面部区域阻滞。③ 星状神经节阻滞。④ 痛点注射肉毒杆菌神经毒素。⑤ 周围神经植入式刺激器。

840. 非典型性颜面痛的病理生理机制是什么？

非典型性颜面痛可能与初级传入神经元损伤后继发的中枢神经元活动过度活跃有关。定量感觉测试和脑功能成像证实其特定的感觉异常，与某些神经元病变相关。病理生理学研究强调多巴胺能通路在其临床疼痛症状中具有重要作用，基底节区的多巴胺能通路功能减退可能是非典型性颜面痛的病因。

841. 带状疱疹病原体特点及致病机制是什么？

带状疱疹的病原体是水痘-带状疱疹病毒（varicella-zoster virus，VZV），属于人类疱疹病毒α科，为 DNA 病毒，基因组包含 70 多种开放读码框，编码多种蛋白质。VZV 可经飞沫和（或）接触传播，原发感染主要引起水痘。残余的 VZV 可沿感觉神经轴突逆行，经感染的 T 细胞与神经元细胞融合，转移到脊髓后根神经节或颅神经节内并潜伏。当机体抵抗力降低时，VZV 特异性细胞免疫力下降，潜伏的病毒被激活，大量复制，通过感觉神经轴突转移到皮肤，穿透表皮，引起带状疱疹。

842. 带状疱疹发病的危险因素有哪些？

带状疱疹发病的危险因素有：高龄、细胞免疫缺陷、遗传易感性、机械性创伤、系统性疾病（如糖尿病、肾脏病、发热、高血压等）、近期精神压力大、劳累。女性发病风险高于男性。

843. 带状疱疹流行病学特点有哪些？

全球普通人群带状疱疹每年的发病率为 3～5/1 000，亚太地区为 3～10/1 000人年，并逐年递增 2.5%～5.0%。每年死亡率 0.017～0.465/10 万，复发率 1%～6%。50 岁后随年龄增长，水痘-带状疱疹病毒特异性细胞免疫功能逐渐降低，带状疱疹的发病率、住院率和病死率均逐渐升高。血液肿瘤患者发病率高达每年 31/1 000，人类免疫缺陷病毒感染者的发病率也高达每年 29.4～51.5/1 000、复发率 13%～26%。目前，我国尚缺乏带状疱疹大样本流行病学调查。

844. 带状疱疹临床表现有哪些？

典型的临床表现为沿受累神经分布区的局限性疼痛及节段性、排列成束状簇集水疱的特异性皮肤损害。皮损多发生在身体的一侧，一般不超过正中线。发疹前有乏力、低热，患处皮肤自觉灼热感或神经痛，触之痛觉敏感，也可无前驱症状即发疹。患处先出现潮红斑,很快出疹,成簇分布而不融合,迅速变为水疱,外周包绕红晕。神经痛为主,可为钝痛、抽搐痛,常伴有烧灼感,多为阵发性,也可为持续性,可在发疹前、发疹时以及皮损痊愈后出现。

845. 带状疱疹临床分型有哪些?

① 眼带状疱疹:表现为单侧眼睑肿胀,结膜充血,疼痛剧烈。② 耳带状疱疹:侵犯面神经及听神经,表现为外耳道疱疹及外耳道疼痛。③ 顿挫型带状疱疹:仅有红斑、丘疹而无水疱。④ 无疹性带状疱疹:仅皮区疼痛而无皮疹。⑤ 侵犯大脑实质和脑膜,发生病毒性脑炎和脑膜炎。⑥ 侵犯内脏神经,引起急性胃肠炎、膀胱炎等。⑦ 播散性带状疱疹:病毒经血液播散导致广泛性水痘样疹,并侵犯肺和脑等器官。⑧ 其他形式,如大疱性、出血性带状疱疹。

846. 如何诊断带状疱疹?

根据典型临床表现即可诊断。也可通过收集疱液,用 PCR 检测法、病毒培养予以确诊。无疹性带状疱疹较难诊断,需做带状疱疹病毒活化反应实验室诊断性检测。由于实验室诊断操作难度较大,主要依靠临床诊断。伴发严重神经痛或发生在特殊部位的带状疱疹,如眼、耳等部位,应请专业科室会诊。分布广泛甚至播散性、出血性或坏疽性等严重皮损、病程较长且愈合较差、反复发作的患者,需要进行抗 HIV 抗体或肿瘤等相关筛查,明确合并的基础疾病。

847. 带状疱疹的鉴别诊断有哪些?

前驱期无皮损仅有疼痛时诊断较困难,应告知患者可能发生带状疱疹,并排除相关部位的其他疾病。胸部的带状疱疹疼痛容易误诊为心绞痛、肋间神经痛。腹部的带状疱疹疼痛容易误诊为胆结石、胆囊炎、阑尾炎。皮损不典型时需与其他皮肤病鉴别,如单纯疱疹变异型,虽与带状疱疹类似,但皮损会在同一部位反复发作,疼痛不明显。其他需要鉴别的疾病包括:接触性皮炎、丹毒、虫咬性皮炎、脓疱疮、大疱性类天疱疮等。

848. 带状疱疹如何抗病毒治疗?

抗病毒治疗能缩短病程,加速皮疹愈合,减少新发皮疹,减少病毒播散。在发疹后 24~72 小时内开始使用,可达到并维持有效浓度,获得最佳治疗效果。目前抗病毒药物包括阿昔洛韦、伐昔洛韦、泛昔洛韦、溴夫定和膦甲酸钠。肾功能不全者,应下调剂量。肾功能持续下降,应立即停用阿昔洛韦,改用泛昔洛韦或其他抗病毒药物。初始给药前应检测肌酐水平,溴夫定除外。推荐阿昔洛韦治疗疱疹所致的脑膜炎和(或)脑炎。合并 HIV 感染,推荐阿昔洛韦或膦甲酸钠。

849. 带状疱疹患者使用糖皮质治疗的注意事项有哪些?

应用糖皮质激素治疗带状疱疹目前仍存在争议。带状疱疹急性发作早期系统应用并逐步递减,可以抑制炎症过程,缩短急性疼痛的持续间和皮损愈合时间,但对已发生带疱后神经痛无效。年龄大于 50 岁、出现大面积皮疹及重度疼痛、累及头面部的带状疱疹、疱疹性脑膜炎及内脏播散性带状疱疹可使用糖皮质激素。高血压、糖尿病、消化性溃疡及骨质疏松者慎用,免疫抑制或有禁忌证患者禁用。Ramsay Hunt 综合征和中枢神经系统并发症的带状疱疹患者可用。

850. 带状疱疹患者如何镇痛?

轻中度疼痛,可用对乙酰氨基酚、非甾体抗炎药或曲马朵。中重度疼痛可使用阿片类药物,如吗啡或羟考酮,或治疗神经病理性疼痛的药物,如钙离子通道调节剂加巴喷丁、普瑞巴林等。联合钙离子通道调节剂能有效缓解重度急性疼痛,减少带状疱疹后神经痛的发生。早期使用普瑞巴林可显著降低疼痛评分,尤其在疱疹发生 7 天内使用,能显著降低带状疱疹后神经痛的发生率。普瑞巴林联合羟考酮能降低带状疱疹后神经痛的发生,改善患者睡眠,提高生活质量。

851. 带状疱疹的局部治疗方案有哪些?

① 物理治疗:目前尚缺乏高质量研究报告。局部热疗可能促进皮损消退。带状疱疹出疹 5 天内采用低能量氦氖激光治疗能明显减少带状疱疹后神经痛的发生率。② 外用治疗药物:以干燥、消炎为主。疱液未破时可外用炉甘石洗剂、阿昔洛韦乳膏或喷昔洛韦乳膏;疱疹破溃后可酌情用 3% 硼酸溶液或 1∶5 000 呋喃西林溶液湿敷,或外用 0.5% 新霉素软膏或 2% 莫匹罗星软膏等。眼部可外用 3% 阿昔洛韦眼膏、碘苷滴眼液,禁用糖皮质激素外用制剂。

852. 带状疱疹的并发症有哪些?

① 常见并发症:最常见的是带状疱疹后神经痛,发病率占带状疱疹患者的 5%~30%,多见于高龄、免疫功能低下患者。② 其他并发症:溃疡性角膜炎或角膜穿孔;视力下降甚至失明;继发性青光眼;听力障碍;面瘫、耳痛和外耳道疱疹;排

便、排尿困难;重度免疫功能缺陷患者皮疹坏死,导致内脏损害,常伴高热,引起肺炎和脑炎。约 10%播散性带状疱疹合并内脏受累。

853. 如何预防带状疱疹?

提高 50 岁及以上易感人群的抵抗力是重要的基础预防措施。带状疱疹患者应采取接触隔离措施,水痘和免疫功能低下的播散性带状疱疹患者还应采取呼吸道隔离措施直至皮损结痂。接种带状疱疹疫苗适用于 50 岁以上免疫功能正常人群,可显著降低带状疱疹疾病负担,但有效率随年龄增长而降低,严重免疫抑制、孕妇是接种禁忌证。此外,低剂量阿昔洛韦预防用药可能降低 HIV 感染者带状疱疹发病率。

854. 头面部带状疱疹的临床特点有哪些?

头面部带状疱疹的发病率仅次于胸腹部(占所有带状疱疹的 55%),三叉神经支配部位占 20%,颈神经支配部位占 15%。头面部带状疱疹包括眼部和耳部带状疱疹 2 种类型,主要三叉神经及其分支受累(以眼支最为常见)。头面部带状疱疹多见于老年人和伴有基础疾病的免疫力相对低下的人群,其并发症多且严重,常伴有剧烈疼痛,如病情向颅内进展,侵犯大脑实质和脑膜,可致无症状感染,甚至导致病毒性脑炎和脑膜炎。

855. 头面部带状疱疹急性期疼痛的处理原则有哪些?

头面部带状疱疹的治疗首先要做到及时确诊,当头面部出现神经病理性疼痛时应警惕是否为带状疱疹的前驱期,并注意鉴别其他类型的头面部疼痛,密切关注患者皮肤及黏膜的变化。对于眼部带状疱疹和耳部带状疱疹这两种特殊临床类型,除上述通用治疗策略外,还需要注意其专科疾病特点。

856. 头面部带状疱疹急性期疼痛的一般处理措施有哪些?

尽早进行抗病毒及止痛治疗,缓解急性期疼痛,预防 PHN 的发生。抗病毒药物应在发疹后 24~72 小时内开始使用,一般需连续使用 7 天。急性期疼痛,首要考虑药物治疗,应按照疼痛程度分阶梯使用镇痛药物。重度急性期疼痛,镇痛治疗基础上早期使用钙离子通道调节剂可有效缓解急性期疼痛,并降低带状疱疹后神经痛的发生率。短期应用糖皮质激素可缓解急性期的疼痛、加速皮损愈合,但不能降低带状疱疹后神经痛的发生率。

857. 头面部带状疱疹急性期疼痛的局部处理有哪些？

头面部带状疱疹急性期，因皮损的存在，一般不在局部使用镇痛药物，应以干燥、消炎为主。疱疹未破溃时可外用炉甘石洗剂、抗病毒软膏。疱疹破溃后可用3％硼酸溶液或1：5 000呋喃西林溶液湿敷患处，或外用抗生素软膏预防感染，不推荐使用糖皮质激素外用制剂。

858. 头面部带状疱疹急性期疼痛的有创治疗有哪些？

带状疱疹急性期疼痛可能会随皮疹的愈合而消失，并非全部患者会进展为带状疱疹后神经痛，一般不主张在急性期进行有创治疗。但药物无法控制的严重疼痛可以考虑有创治疗。严重疼痛的头面部带状疱疹患者，在抗病毒和镇痛治疗的基础上，行星状神经节阻滞可缓解急性期疼痛、缩短疼痛持续时间并降低带状疱疹后神经痛的发生率。根据头面部带状疱疹分布范围，行神经阻滞加痛区边缘局部皮内阻滞可在一定程度上缓解疼痛，并减少带状疱疹后神经痛及严重并发症的发生。

859. 带状疱疹三叉神经痛的临床特点是什么？

多见于50岁以上的老年患者，男女发病率相近，最常发生在三叉神经眼支分布区。带状疱疹急性发作期三叉神经痛表现为：患区皮肤剧烈的重度烧灼样痛、刺痛，伴偶发的撕裂样痛，严重影响生活质量，一般有自限性。病变多是逐渐转变为慢性神经痛-带状疱疹后神经痛（PHN），性质为受累区烧灼样、撕裂样、蚁行和搔抓样感觉异常，可持续长达数年之久，常合并抑郁和易怒的症状。

860. 带状疱疹三叉神经痛的治疗措施有哪些？

① 药物治疗：抗病毒制剂最常用，不能缓解疼痛，但可缩短病程，防止并发症。糖皮质激素可减轻急性期炎症，减轻神经节病损后纤维增生、减少眼部并发症。麻醉性镇痛药对于三叉神经分布区急性期带状疱疹神经痛的效果较好。抗抑郁药和抗癫痫药不能缓解急性期神经痛，但能有效预防带状疱疹后神经痛。② 超激光照射有助于缓解急性期疼痛。③ 星状神经节阻滞能有效减轻神经痛。④ 皮内注射，皮肤疱疹结痂未脱落前不宜应用。越早进行，疼痛治愈率越高。

861. 眼带状疱疹的病因有哪些？

眼带状疱疹由潜伏在三叉神经节内的疱疹病毒被激活所致，危险因素与机体细胞免疫有关，如年龄因素（针对疱疹病毒的特异性体液免疫和细胞免疫能力随着年龄增大而降低）；免疫功能抑制（HIV 感染、接受免疫抑制剂治疗）；宫内或婴儿期原发感染。球后或三叉神经注射、神经外科手术操作时偶可引起带状疱疹，持续时间较短，症状较轻。复发感染的诱因有：发热、紫外线照射、受冷、全身性疾病、经期、精神压力、外伤、免疫功能受抑制等。

862. 眼带状疱疹的病理生理学特点是什么？

初次感染后，疱疹病毒可能终生潜伏于脊神经节中（眼带状疱疹病毒潜伏于三叉神经节）。眼带状疱疹是由潜伏在三叉神经节的疱疹病毒再活化后沿着眼支神经纤维移行至神经末梢，此过程常需 3～4 天。疱疹病毒再活化时免疫功能正常的患者血液中特异性抗体（IgG、IgM、IgA）出现的速度及所达到的滴度均高于初次感染时。皮疹的出现与大量特异性 T 淋巴细胞增殖有关。机体可产生 α 干扰素促使带状疱疹消退。

863. 眼带状疱疹的流行病学特点是什么？

眼带状疱疹占带状疱疹感染病例的 10%～20%。眼支带状疱疹是 HIV 感染的早期临床标志，尤其是 40 岁以下的人群。HIV 患者发生眼带状疱疹的病程要比普通患者更长，同时角膜炎、葡萄膜炎等眼球损伤以及后遗神经痛都更加严重，视力损伤预计发生率为 50%～78%。白种人带状疱疹的发病率是非裔美国人的 2 倍。

864. 眼带状疱疹的临床表现是什么？

眼带状疱疹发病急，先有发热、不适、头痛以及患处感觉减退等前驱症状，多发生于皮损出现前 1～4 天。部分患者可存在免疫功能障碍。初起时，三叉神经眼支分布区的皮肤上出现皮疹，多为单侧。疼痛可发生在出疹前数小时至数日。出疹 3 周内可发生急性眼眶及眼球病变。患者还表现为眼痛、结膜充血（通常为单侧）、视力下降、眼睑皮肤疼痛及流泪。这些病变可迅速消退，亦可进入慢性期。眼带状疱疹的特征之一是可以复发，可于发病后 10 年复发。

865. 眼带状疱疹的体征有哪些？

① 皮肤疱疹：集簇疱疹群，发生于三叉神经眼支分布区，通常为 1 个皮损区，偶尔可累及邻近的 3 个皮损区。皮疹通常不过中线。疱疹很快变为脓性，严重时可呈血性，5～6 天开始结痂，7～10 天内结痂完成。② 其他体征：眼睑损害、结膜

炎、虹膜炎、角膜树枝状溃疡（必要时角膜荧光素染色）。有时可出现耳带状疱疹（表现为外耳道及耳郭皮肤疱疹引起剧烈疼痛）、味觉障碍以及同侧闭目不能（患者可能主诉眼干或刺激症状）。

866. 眼带状疱疹的诊断标准有哪些？

① 临床诊断：询问病史，既往有无水痘病史，近期有无诱发因素。② 临床表现：集簇性水疱群、带状排列、单侧分布，伴有明显神经痛等。③ 眼部检查：角膜荧光素染色、角膜知觉检查（通常下降）、裂隙灯检查等。④ 实验室诊断：一般不需做实验室检查。必要时可对皮损进行微生物学鉴别诊断，包括形态学、免疫形态学、病毒分离、血清学和细胞免疫学检验等。⑤ 组织病理学诊断：病理特征为神经节及相应感觉神经的炎症性改变、出血性坏死。

867. 眼带状疱疹应同哪些疾病进行鉴别诊断？

鉴别诊断有：Bell 麻痹、化学性烧伤、病毒性结膜炎、复发性角膜糜烂、睑内翻、巩膜外层炎、巩膜炎、眼球突出、继发于葡萄膜炎的青光眼、HIV 感染眼部并发症、神经麻痹性角膜炎、单纯疱疹、单孢病毒性角膜炎、葡萄膜炎、Horner 综合征、传染性软疣、三叉神经痛、细菌性角结膜炎、成年人衣原体性结膜炎、过敏性结膜炎、真菌性角膜炎、麻痹性上睑下垂、白内障、眶尖综合征、视网膜炎、脉络膜炎、视神经炎、眼外肌麻痹、脑膜炎等。

868. 眼带状疱疹如何治疗？

① 药物治疗：抗病毒剂、糖皮质激素、抗抑郁药和镇痛剂。早期需全身抗病毒治疗；三环类抗抑郁药，防止疱疹感染后神经痛；镇痛药可缓解疼痛，防止生理功能紊乱；麻醉剂可单独使用或与非甾体抗炎药合用。出现角膜炎、虹膜炎或青光眼，局部酌情使用糖皮质激素、抗生素、抗病毒剂、扩瞳剂及抗青光眼药物；② 介入治疗：如星状节神经阻滞。③ 手术疗法：部分患者可能需行外侧睑缘缝合术或眼睑牵引缝线。大面积角膜瘢痕应行角膜移植术。

869. 眼部带状疱疹急性期注意事项有哪些？

早期应准确做出诊断，行早期、足量抗病毒治疗，请眼科医生对眼部受累情况进行评估，预防并积极处理并发症。急性视网膜坏死进展迅速并可波及对侧眼睛，一旦出现，应延长抗病毒治疗至 3～4 个月。系统使用抗病毒药物在缓解眼部并发症、减少疼痛持续时间及促进皮损愈合方面均优于局部使用。在眼部带状疱疹发病 4~7 天内进行局部甲钴胺联合利多卡因注射可促进皮损愈合、减轻疼痛并降低 PHN 的发生率。

870. 眼带状疱疹的并发症有哪些？

眼部带状疱疹并发症的发生率较高，包括葡萄膜炎、结膜炎、巩膜炎、眼睑缩回、动眼神经麻痹、麻痹性上睑下垂、继发性青光眼、视神经炎，甚至急性视网膜坏死，累及角膜时形成溃疡性角膜炎，严重者角膜穿孔、视力下降甚至失明。当眼神经的鼻睫支受累时表现为 Hutchinson's 征，是严重眼部并发症的高危因素，应高度重视。有些眼部带状疱疹患者在前驱期仅仅表现为神经病理性疼痛，疱疹出现后如不典型则易与其他眼部疾病相混淆，应注意鉴别诊断。

871. 如何预防眼带状疱疹？

避免与现症患者密切接触；谨防带状疱疹传染给水痘易感者；避免激活水痘-带状疱疹病毒的诱因；局部单用糖皮质激素可能使病情恶化，引起带状疱疹复发，应谨慎使用；局部应用糖皮质激素的同时应预防性抗病毒治疗；未发生感染前接种疫苗。

872. 耳部带状疱疹病理特点是什么？

耳部带状疱疹由疱疹病毒侵犯面神经及听神经引起，多表现为患侧外耳道疱疹及疼痛，严重者可致听力障碍。面神经膝状神经节受累，可导致 Ramsay-Hunt 综合征，表现为外周性面瘫、外耳道疱疹、耳痛三联征。听神经受累时可导致听力下降及前庭功能障碍。病毒感染范围如果进一步扩大，可以波及脑干，产生脑干脑炎和多发性颅神经炎。

873. 耳部带状疱疹急性期注意事项有哪些？

耳部带状疱疹累及面神经或者伴有严重疼痛及颅神经麻痹症状时，应尽早采用静脉抗病毒药物及口服糖皮质激素相结合的治疗方案，以减轻症状并改善预后。带状疱疹诊疗的循证指南指出糖皮质激素可减轻面神经的急性炎性反应并消除水肿，进而减轻面神经骨管对肿胀面神经的压迫，是面神经受累时的最佳治疗药物之一。

874. 颈部带状疱疹发病的机制是什么?

颈部带状疱疹占全部带状疱疹的 12%～20%。该病由水痘-带状疱疹病毒侵犯脊神经节或颅神经节引起。疱疹病毒首先通过呼吸道黏膜侵入人体,经过繁殖入血后,引发水痘或呈隐性感染,而后病毒侵入感觉神经末梢,再向中心蔓延并潜伏于感觉神经节内,当机体免疫功能低下或神经系统功能障碍时,病毒便在神经节内繁殖,引发炎症反应,导致神经节的感觉神经分布区产生疼痛。然后,病毒沿神经下行至皮肤并繁殖,导致疱疹群。

875. 颈部带状疱疹的病理特点是什么?

水痘-带状疱疹病毒主要侵犯脊神经后根的神经节及脑神经节(如三叉神经节、膝状神经节),受侵犯的神经节出现严重的炎症反应,表现为神经细胞水肿、坏死和神经节内出血等病理改变,炎症反应亦可累及邻近的脊髓节段或脑干,受累皮肤的基底层和深部棘细胞层变性、肿胀,形成表皮内疱疹。

876. 颈部带状疱疹的临床特征有哪些?

① 疼痛:在发病过程中,约 70% 的患者先出现疼痛,疼痛的性质为烧灼样、针刺样或电击样;程度不一,可为持续性或阵发性。② 皮肤疱疹:约 15% 的患者疼痛与疱疹同时发生。疼痛区域的皮肤局部先有潮红,继而出疹,沿受累神经支配的皮肤区域逐渐增多,排列为带状。水疱痊愈后,可有暂时性皮肤色素沉着。③ 疼痛和疱疹均与受累的神经分布区一致。④ 部分患者在疼痛和疱疹出现前可有低热、全身倦怠及不适、食欲减退等前驱症状。

877. 如何确定颈部带状疱疹的侵犯神经分布区域?

① 第 2～3 颈神经受侵,疼痛在头后部和颈部,即位于枕大和枕小神经分布区、耳大神经分布区,颈皮神经分布区,疼痛严重时可向上放射到同侧颞部、额部甚至眼眶及耳前区,向下可至颈部。② 皮肤疱疹位于后头部和颈部时,第 3～4 颈神经受侵;疼痛位于颈下部及肩部,相应疼痛区域的皮肤会出现疱疹。③ 第 5～7 颈神经受侵时,疼痛和疱疹位于上肢桡侧。④ 第 8 颈神经和胸 1 神经受侵,疼痛和疱疹位于上肢尺侧。

878. 头颈部带状疱疹的神经阻滞治疗方法有哪些?

① 硬膜外阻滞;② 星状神经节阻滞;③ 颈神经浅丛神经阻滞;④ 臂丛神经阻

滞;⑤ 枕大、枕小神经阻滞;⑥ 耳大神经阻滞;⑦ 颈椎旁神经阻滞;⑧ 皮内注射;⑨ 脊神经后根毁损术。

879. 硬膜外阻滞治疗带状疱疹的注意事项有哪些?

① 适应证:带状疱疹急性期或早期带状疱疹后神经痛以及消炎镇痛药效果不佳的剧烈疼痛。② 注意事项:预防高位硬膜外麻醉中的全脊麻醉,必须准备好气管插管设备及其他抢救用品。硬膜外穿刺前充分定位,摆好体位。颈段硬膜外首选坐位。负压实验时可用悬滴法,不提倡以空气判断来是否进入硬膜外腔隙。局部麻醉药联合糖皮质激素使用。③ 硬膜外麻醉的并发症:局麻药全身中毒反应,心搏骤停,呼吸抑制,低血压,异常广泛阻滞,神经损伤等。

880. 星状神经节解剖特点有哪些?

星状神经节的解剖中心位于胸膜顶第 1 肋骨水平,由颈下神经节和胸 1 神经节融合而形成。星状神经节接受沿交感神经链内上传的上胸段节前交感神经纤维,在其中交换神经元后发出节后神经纤维支配头面、颈项、上肢及胸内的心脏等多个器官组织。

881. 星状神经节阻滞的注意事项有哪些?

① 星状神经节阻滞适用于头、面、颈、上肢、上胸及背部带状疱疹的治疗。② 禁忌证:出、凝血时间延长或正在进行抗凝治疗者。高度恐惧不合作者。局部炎症、肿瘤、气管造口的患者。持续强烈咳嗽不止的患者。③ 阻滞成功标志:阻滞侧出现霍纳综合征,表现为瞳孔缩小、眼球下陷、鼻塞及结膜充血,面红无汗。

882. 星状神经节阻滞的并发症有哪些?

并发症有:① 穿刺针损伤引起:神经损伤,导致一过性上肢麻木;气胸;损伤血管;局麻药中毒反应。② 穿刺不当引起的:臂丛神经阻滞;高位硬膜外阻滞;蛛网膜下腔阻滞。③ 其他不良反应:喉返神经损伤;声音嘶哑;感染;心律失常;异物感。

883. 颈丛神经的解剖特点有哪些?

颈丛神经主要支配颈部的感觉,由颈 1～4 脊神经前支构成,感觉支有:耳大神经、枕小神经、锁骨上神经和颈横神经。颈丛神经的肌支是膈神经、颈袢和前、中斜角肌的肌支。颈深丛神经出椎前筋膜后,其分支包括颈袢和颈浅神经等,在椎前筋膜和胸锁乳突肌之间的区域即颈神经通路内走行,发出分支并移行为颈浅丛神经。颈浅丛神经为皮支,于胸锁乳突肌后缘中点附近浅出,呈放射状,分布于枕部、耳后部、颈前部、肩部和上胸部等皮肤。

884. 颈神经浅丛神经阻滞治疗带状疱疹的注意事项有哪些?

颈丛神经阻滞包括颈浅丛神经阻滞、颈深丛神经阻滞和颈中间丛神经阻滞。颈浅丛神经阻滞是胸锁乳突肌后缘的皮下浸润。颈深丛神经阻滞实质上是 C2、C3 和 C4 脊神经腹侧支的椎旁阻滞,适用于枕部、耳部及颈部带状疱疹的治疗。超声引导下颈浅丛神经和颈中间丛神经阻滞,能显著减少局麻药的用量,改善手术条件,减轻术中疼痛,提高患者的舒适度和安全性。

885. 臂丛神经阻滞治疗带状疱疹的注意事项有哪些?

主要适用于上肢带状疱疹的治疗。常用入路包括:斜角肌间隙入路;锁骨上入路(锁骨上血管旁入路);锁骨下入路;喙突旁入路;腋窝入路。并发症:局麻药中毒、神经损伤、损伤血管、霍纳综合征、膈神经阻滞、喉返神经阻滞、气胸及血气胸、高位硬膜外阻滞、蛛网膜下腔阻滞。

886. 枕大、枕小神经的解剖特点有哪些?

枕大神经主要由颈 2 神经的后内侧支及颈 3 神经的小分支发出的感觉神经纤维共同组成。经寰枢关节后侧出椎管,绕过头下斜肌外缘,分布于头皮后部靠中线的部分。枕小神经为来自第 2 颈节和第 3 颈节腹侧的主要分支,它经过或沿胸锁乳肌后缘向后上方行走,支配枕外侧皮肤。

887. 枕大、枕小神经阻滞治疗带状疱疹的操作技巧有哪些?

枕大、枕小神经阻滞适用于枕部带状疱疹的治疗。患者取坐位,头稍前屈,下颌尽量接近前胸。确定乳突与寰枢关节连线或颈 2 棘突与乳突后缘连线中点,此处可能触及枕动脉。或沿发际自乳突及枕骨大粗隆连线上,均分三等份的两点为枕大、小神经的穿刺点。无需注射局麻皮丘,穿刺针垂直进针,直至触及枕骨。此时可能会出现异感,此处即为枕大及枕小神经,也可没有异感。充分回吸无血后注射局麻药 5～6 mL,轻压 3～5 分钟后无出血即可。

888. 耳大神经解剖特点是什么?

耳大神经起于第二、第三颈神经,为颈丛皮支中最大的分支。它绕过胸锁乳突肌后缘,向上前方斜跨胸锁乳突肌表面,向下颌角方向走行,然后穿过颈深筋膜,沿颈外静脉后侧并与其平行上升,分成前、中、后 3 个终支,分布于腮腺、嚼肌下部、耳垂、耳郭后和乳突部的皮肤。

889. 耳大神经阻滞治疗带状疱疹的注意事项有哪些?

耳大神经阻滞适用于耳郭部及与之相连的覆盖上段胸锁乳突肌皮肤的带状疱疹的治疗。耳大神经阻滞范围可以覆盖耳部绝大部分神经支配区,0.25% 罗哌卡因 2 mL 即可达到阻滞效果。

890. 颈椎旁神经阻滞治疗带状疱疹的注意事项有哪些?

① 可在 CT 或超声引导下行椎旁神经阻滞。② 椎旁神经阻滞可以用神经阻滞和脉冲射频治疗。③ 椎旁神经阻滞选用药物:局麻药;糖皮质激素;医用三氧;干扰素 α - 2b;阿霉素。④ 适应证:颈 2～4 阻滞适用于头部和颈肩部带状疱疹的治疗。颈 5～胸 1 的阻滞适用于上肢带状疱疹的治疗。

891. 颈椎旁神经阻滞治疗带状疱疹的机制是什么?

椎旁神经阻滞注射的药物通过椎间孔扩散至背根神经节附近,同时围绕脊神经根,在阻断疼痛信号传导及减轻神经损伤上与硬膜外阻滞效果相似,但硬膜外血肿、脊髓损伤等不良反应发生率显著降低。

892. 脊神经后根射频热凝毁损治疗带状疱疹的特点有哪些?

脊神经后根射频热凝毁损治疗适用于普通治疗无效,体质较好的顽固性带状疱疹神经痛患者。背根神经节的射频热凝毁损能够达到更为确切的治疗效果。通过反复的高温射频对背根神经节加热,直接破坏神经元结构和功能的完整性,使神经冲动的产生和传导丧失了必要条件,以达到长期镇痛的目的。射频热凝毁损不可避免地会造成局部神经支配区域的麻木不适,但是由于保留了该区域运动神经的支配,并不会对该区域造成失神经改变。

893. 脊神经后根药物毁损治疗带状疱疹的作用机制有哪些?

阿霉素因其具有神经毁损作用而被作为临床首选药物,作用机制包括:① 阿霉素对感觉神经节有高度亲和力,在全身应用阿霉素的患者的背根神经节中发现高浓度的阿霉素的聚集,这与背根神经节的被膜和血管-神经屏障薄弱有关。② 阿霉素能够逆行性轴突运输。③ 阿霉素能够选择性诱导神经元细胞发生不可逆的坏死,选择阿霉素进行化学神经毁损能够达到良好的治疗效果,且其对背根神经节中的 B 型细胞起破坏作用,而对周围组织的影响很小。

894. 皮内注射治疗带状疱疹的注意事项有哪些?

皮内注射治疗用于头面部以外区域带状疱疹的治疗。有感染、药物过敏、严重出凝血功能障碍、妊娠或哺乳期妇女及精神疾病无法配合患者禁用。目前注射选用的药物主要有局麻药和糖皮质激素、A 型肉毒毒素、亚甲蓝和医用臭氧等,在选择药物时须考虑药物的临床疗效、作用机制及不良反应。

895. 皮内注射治疗带状疱疹的并发症有哪些?

皮内注射相关并发症主要包括:① 注射部位疼痛,通常无需处理,持续几小时后可自行缓解,少数部分患者需几个月才能消失,可能与药物引起的神经炎有关;② 感染,与注射时无菌操作不严格有关;③ 出血,以老年患者居多,可行局部加压止血及冷敷即可;④ 瘢痕及皮内组织萎缩。

896. 带状疱疹经皮神经电刺激疗法的机制是什么?

经皮神经电刺激疗法作用机制包括:① 闸门控制学说,在脊髓背角内的胶质细胞有类似闸门的神经机制,能够减弱或增强来自外周到中枢的神经冲动。经皮神经电刺激疗法引起外周神经粗纤维兴奋,激活胶质细胞,抑制 T 细胞,阻断外周纤维向 T 细胞传导冲动,起到镇痛作用。② 内源性吗啡学说,经皮神经电刺激疗法兴奋外周神经粗纤维,刺激中枢产生内源性吗啡样物质从而镇痛。经皮神经电刺激还可以促进局部血液循环,促进神经的恢复与再生。

897. 带状疱疹脊髓电刺激治疗的机制是什么?

脊髓电刺激(spinal cord stimulation,SCS)是将电极植入椎管内,以脉冲电流刺激脊髓,以减轻或缓解症状的一种治疗方法。SCS 的作用机制有许多学说,其中主流学说是闸门控制学说,在外周,痛觉是由无髓鞘的 C 纤维传导,而触觉和振动觉是由有髓鞘的 Aσ 纤维传导。当 Aσ 纤维传递的信息被接收,将关闭接收 C 纤维传导信息的"门",而 SCS 可激活 Aσ 纤维传递信息的功能,从而抑制痛觉传入。

898. 带状疱疹深部脑刺激治疗的机制是什么？

深部脑刺激治疗(deep brain stimulation，DBS)：目前主要用于运动障碍疾病的治疗，但用于慢性顽固性疼痛的治疗也有半个世纪的历史。DBS 最常选用的镇痛靶点为中脑导水管周围灰质和(或)脑室周围灰质、丘脑腹后外侧核团和(或)腹后内侧核，其镇痛机制可能与激活内源性下行疼痛抑制系统及调节高位神经网络活动相关。DBS 治疗可能导致颅内出血、感染等严重的并发症，临床应用受到限制。

899. 什么是带状疱疹后神经痛？

带状疱疹后神经痛(postherpetic neuralgia，PHN)定义为带状疱疹皮疹愈合后持续 1 个月及以上的疼痛，是带状疱疹最常见的并发症。PHN 是最常见的一种神经病理性疼痛，可表现为持续性疼痛，也可缓解一段时间后再次出现。

900. 带状疱疹后神经痛(PHN)的流行病学特点有哪些？

PHN 的发病率及患病率因疼痛持续时间和强度的定义不同而异，荟萃分析数据显示，PHN 每年发病率为 3.9～42/10 万。带状疱疹的年发病率为 0.3%～0.5%。有 9%～34% 的带状疱疹患者会发生 PHN。带状疱疹和 PHN 的发病率及患病率均有随年龄增加而逐渐升高的趋势，60 岁及以上的带状疱疹患者约 65% 会发生 PHN，70 岁及以上者中则可达 75%。我国尚缺乏数据，估计我国约有 400 万的 PHN 患者。

901. 带状疱疹后神经痛的发病机制有哪些？

神经可塑性可能是 PHN 产生的基础，可能机制为：① 外周敏化：感觉神经损伤诱导初级感觉神经元改变，引起外周伤害性感受器敏化，放大其传入的神经信号。② 中枢敏化：脊髓及脊髓以上痛觉相关神经元的兴奋性异常升高或突触传递增强，从而放大疼痛信号的传递。③ 炎性反应：继发的炎性反应导致周围神经兴奋性及敏感性增加。④ 去传入：初级传入纤维广泛变性坏死，中枢神经元发生去传入现象，引起中枢神经元兴奋性升高。

902. 带状疱疹后神经痛的临床特点有哪些？

带状疱疹后神经痛临床特点如下：① 疼痛部位：常见于单侧，疼痛部位通常比疱疹区域有所扩大，极少数为双侧。② 疼痛性质：可为烧灼样、电击样、刀割样、针刺样或撕裂样。③ 疼痛特征：可出现自发痛、痛觉过敏、痛觉超敏和感觉异常。
④ 病程：30%～50%患者的疼痛持续超过 1 年,部分病程可达 10 年或更长。⑤ 其
他临床表现：PHN 严重时可伴随显著的心理社会功能障碍,包括睡眠障碍、食欲
降低、情感障碍等。

903. 如何诊断带状疱疹后神经痛?

带状疱疹疼痛持续超过 4 个月,且与先前确诊的急性带状疱疹发作的分布区
域相同,则可诊断为 PHN。诊断主要依据病史和临床表现,一般无需实验室检查
或其他辅助检查。① 病史问询：起病和病程;疼痛常表现为某神经分布相关区域
内灼烧性、针刺样、刀割样、电击样或搏动样疼痛;明确疱疹史;情感及睡眠情况;日
常生活能力改变;个人史。② 体格检查：局部有遗留的瘢痕或色素沉着,痛觉过敏
或痛觉减退;痛觉超敏;自主神经功能紊乱的表现。

904. 带状疱疹后神经痛的实验室检查有哪些?

PHN 的诊断不依赖于特殊的实验室检查。主要实验室检查有：病毒培养和
免疫荧光染色法可用于鉴别单纯疱疹和带状疱疹;病毒抗体的存在有助于确诊
带状疱疹亚临床感染,特别是在发生无疱型带状疱疹的情况下;免疫过氧化物
酶染色、组织病理学和 Tzanck 细胞学检查等其他检查有助于确定带状疱疹
感染。

905. 带状疱疹后神经痛的鉴别诊断有哪些?

鉴别诊断包括原发性三叉神经痛、舌咽神经痛、颈神经痛、肋间神经痛、脊柱源
性胸痛、椎体压缩后神经痛、脊神经根性疼痛和椎体肿瘤转移性疼痛等。

906. 带状疱疹后神经痛的危险因素有哪些?

① 年龄：与年龄呈正相关;② 性别：女性较男性更易发生。③ 前驱期疼痛：
出疹前疼痛明显更易发生。④ 疱疹期疼痛和皮损：疼痛程度越重,水疱持续时间
越长或皮疹消退时间越长、水疱越多、皮损范围越广、温度越高和感觉异常越明显,
越容易发生。⑤ 特殊部位：三叉神经分布区(尤其是眼部)、会阴部及臂丛区易发
生。⑥ 其他：手术、应用免疫抑制剂、恶性肿瘤、感染、结核、慢性呼吸系统疾病、糖
尿病及免疫功能障碍等是易发的危险因素。

907. 带状疱疹后神经痛的治疗目的是什么?

治疗目的是尽早有效地控制疼痛,缓解伴随的睡眠和情感障碍,提高生活质量。治疗原则是:尽早、足量、足疗程及联合治疗,可能是一个长期持续的过程。药物治疗是基础,应使用有效剂量的推荐药物,有效缓解疼痛后避免立即停药,仍要维持治疗至少2周。药物联合微创介入治疗可有效缓解疼痛并减少药物用量及不良反应。治疗中,要监测疼痛强度的改善情况。治疗1周后,应对治疗效果和不良反应进行评价以便维持或调整现有的治疗方案。

908. 治疗带状疱疹后神经痛的药物有哪些?

一线药物包括钙离子通道调节剂(普瑞巴林和加巴喷丁)、三环类抗抑郁药(阿米替林)和5%利多卡因贴剂,二线药物包括阿片类药和曲马朵。其他药物包括:5-羟色胺和去甲肾上腺素再摄取抑制药(文拉法辛和度洛西汀)。药物的选择要考虑多种因素,如疗效、不良反应、药物相互作用、药物滥用及治疗成本等。选择应个体化,单一药物治疗不能缓解时,考虑联合用药,选择药物应注意选择不同机制、疗效相加或协同而不良反应不相加的药物。

909. 带状疱疹后神经痛的微创介入治疗有哪些?

微创介入治疗是指在影像引导下以最小的创伤将治疗设备或药物置入到病变组织,对其进行物理、机械或化学治疗的技术。临床用于治疗PHN的微创介入治疗主要包括神经介入技术和神经调控技术。① 神经介入技术包括:神经阻滞;选择性神经毁损;鞘内药物输注治疗。② 神经调控技术:主要包括脉冲射频治疗和神经电刺激技术。

910. 带状疱疹后神经痛的预后如何?

PHN的疼痛可能持续数月或数年,甚至终生。有研究报道急性带状疱疹患者(年龄≥50岁),3个月、6个月、9个月和12个月时疼痛发生率分别为80%、12%、9%、7%和6%。另有研究报道急性带状疱疹患者(年龄>60岁),21%的患者12个月内出现带状疱疹所致的疼痛。免疫功能正常的PHN患者(年龄为47～92岁),急性带状疱疹发作后至少6个月,约55%的患者持续存在中至重度神经病理性疼痛。问卷调查研究发现活动性PHN的患者(年龄≥65岁),PHN平均持续时间为3.3年。

911. 治疗头面部带状疱疹后神经痛的药物有哪些？

头面部带状疱疹极易发展为 PHN，应规范化药物治疗。一线药物包括钙离子通道调节剂、三环类抗抑郁药以及 5％利多卡因贴剂；二线药物包括阿片类药和曲马朵。钙离子通道调节剂，是治疗 PHN 的基础用药。当症状较重，伴有心理负担时，应加用三环类抗抑郁药治疗。皮损已愈合且结痂脱落、皮肤完整，应及早联合使用利多卡因贴剂以减轻疼痛。如疼痛剧烈难以控制，可加用阿片类药或曲马朵，但必须考虑其不良反应及滥用风险，避免长时间使用。

912. 头面部带状疱疹后神经痛的有创治疗有哪些？

有创治疗方法，包括皮内注射、神经阻滞、脉冲射频、外周神经电刺激、局部肉毒素及臭氧注射等。累及三叉神经及其分支的 PHN，可行单次脉冲射频治疗。半月神经节射频热凝或化学毁损均可用治疗上颌或下颌神经受累的 PHN，比周围分支有效。但不可用于眼支 PHN，因其会增加角膜溃疡、失明等并发症。连续星状神经节和上胸段硬膜外阻滞为治疗头面颈部带状疱疹的有效方法，且疗效相当。不主张神经阻滞或毁损性治疗作为 PHN 的主要治疗手段。

913. 什么是三叉神经带状疱疹后神经痛？

三叉神经带状疱疹后神经痛，是由带状疱疹导致的三叉神经一个或多个分支支配区域单侧面部出现持续性或反复发作的疼痛，典型疼痛表现为烧灼样疼痛伴瘙痒感。三叉神经带状疱疹后神经痛又称带状疱疹性三叉神经痛、带状疱疹后三叉神经痛、头面部带状疱疹后三叉神经痛等。带状疱疹皮疹愈合后持续 1 个月及以上的疼痛，即为三叉神经带状疱疹后神经痛。

914. 三叉神经带状疱疹后神经痛的病理生理机制是什么？

三叉神经带状疱疹后神经痛病理生理机制目前仍不明确，可能与 PHN 的发病机制相关。主要可能机制包括：周围神经敏化、中枢神经敏化、神经源性炎症和去传入支配。

915. 三叉神经带状疱疹后神经痛如何分型？

三叉神经躯体感觉神经纤维胞体位于三叉神经半月节内，其周围突可分为眼神经、上颌神经及下颌神经 3 个分支。因此，可根据皮损部位及三叉神经分支不同进行临床分型。研究表明三叉神经带状疱疹后神经痛以三叉神经眼支受累最为多见,也可累及上颌支或下颌支,部分患者会出现2个或3个分支同时受累。根据受损皮肤浅感觉变化还可分为:激惹型、麻痹型、混合型及无激惹型。

916. 三叉神经带状疱疹后神经痛的神经阻滞治疗有哪些?

神经阻滞治疗是指在神经根、干、节及神经丛周围注入局部麻醉药或以其为主的混合药液,通过抗炎、改善局部循环、阻断疼痛的传导通路及恶性循环,松弛肌肉、消除疼痛。神经阻滞治疗部位视患者发生疼痛部位及受累神经而定,包括星状神经节、三叉神经半月节、上颌或下颌神经、三叉神经分支(眶上、滑车上、眶下或颏神经)及颜面部末梢神经。神经阻滞治疗药物包括:局部麻醉药、糖皮质激素、营养神经药物、臭氧及神经毁损药等。

917. 三叉神经带状疱疹后神经痛的神经调控治疗有哪些?

三叉神经带状疱疹后神经痛是一种顽固性神经病理性疼痛,需要采取多种方法、多靶点联合治疗,才能改善患者疼痛、情绪与睡眠障碍症状。除常规治疗方法外,还可采取脉冲射频、周围神经电刺激及深部脑刺激治疗等神经调控治疗,以全方位改善患者症状,提高生活质量。

918. 肿瘤相关三叉神经痛临床特点有哪些?

颅中窝或后窝肿瘤可引起类似特发性三叉神经痛的综合征,常表现为"电击样"或针刺样发作,称为疼痛性三叉神经病或肿瘤相关三叉神经痛。累及三叉神经的病变引起不同性质的疼痛,如面部持续性疼痛或烧灼感,则为疼痛性三叉神经病。初期肿瘤相关三叉神经痛患者应采用针对特发性病变的治疗,随肿瘤生长逐渐出现的症状和体征改变,如疼痛性质改变或神经功能障碍。必须同时进行脑和颅底影像学检查,判断疼痛和病因是否为肿块性病变。

919. 恶性颈丛神经病变临床特点有哪些?

恶性颈丛神经病变可能由头颈肿瘤所致,或源于颈部淋巴结的转移灶。疼痛常为钝痛或烧灼样疼痛,可能发生于耳周、耳后,或颈前区,或出现面部外侧、头部或肩部牵涉痛。如病变侵及交感神经链的颈上(星状)神经节或邻近颈动脉的交感神经,则可能存在霍纳综合征(同侧瞳孔缩小、上睑下垂和无汗)。

920. 头颈部慢性癌痛的流行病学特点是什么？

　　大样本研究中，头颈癌患者疼痛患病率为 70%。一项针对头颈癌患者的前瞻性研究显示，48% 的患者出现疼痛症状，25% 的患者在治疗结束后 12 个月和 24 个月出现慢性疼痛。慢性疼痛经常伴随着身体损伤，影响治疗疼痛的能力，包括吞咽困难和牙关紧闭。

921. 头颈部慢性癌痛的分型及病因有哪些？

　　癌性疼痛可根据机制分类，可分为伤害性疼痛和神经性疼痛。头颈部癌症患者伤害性疼痛原因包括：局部组织，特别是骨骼的肿瘤破坏。诊断干预，包括针或手术活检。手术组织损伤。放疗和化疗的急性影响，包括黏膜炎和皮炎。下颌骨、上颌骨或颅底放射性骨坏死。肿瘤压迫或侵犯周围或中枢神经系统的结构。

922. 头颈部慢性癌痛的风险因素有哪些？

　　① 治疗相关的风险因素：多模式肿瘤治疗（手术配合辅助放疗、放化疗）的患者比单独接受手术或放疗的患者更重。非手术治疗患者比接受初级手术治疗的患者疼痛更重。② 患者相关的风险因素：年轻患者比年老患者疼痛重。女性的疼痛评分高于男性。失业者、离异者、低收入者疼痛评分也较高。合并心理疾病是头颈癌患者疼痛的重要危险因素。焦虑和抑郁与疼痛有显著关联。乐观与悲观主义者相比，生活质量更好。

923. 头颈部慢性癌痛的治疗方法有哪些？

　　① 药物治疗：对患者进行临床和疼痛评估后，使用非阿片类镇痛药（如非甾体抗炎药）或联合阿片类药治疗缓解初始疼痛。疼痛缓解后，通过适当剂量的非甾体抗炎药和（或）阿片类药维持镇痛效果。通过速效阿片类药，如氢吗啡酮，控制暴发性疼痛。使用类固醇药物、抗抑郁药（三环类抗抑郁药和选择性 5-羟色胺-去甲肾上腺素再摄取抑制剂）和抗惊厥药，辅助镇痛。② 通过介入治疗和中西医结合（如针灸）进行非药物治疗。

924. 头颈部癌痛的介入治疗措施有哪些？

　　当患者在适当使用多模式全身镇痛药后仍有持续疼痛时，可以考虑介入疼痛治疗。包括：① 神经松解，即故意损伤神经以阻断疼痛信号的传递，是治疗慢性头颈疼痛的一种有效手段。② 局部麻醉神经阻滞可用于明确对神经松解是否有效的患者。如果患者的疼痛通过局部阻滞缓解,则应考虑进行神经松解。头颈部癌痛常用于阻滞的神经包括三叉神经节及其分支、蝶腭神经节、枕神经、喉上神经和舌咽神经。

925. 头颈部癌痛的中西医治疗方法有哪些?

据报道,至少有 1/3 的头颈部癌症患者使用了中西医结合治疗。综合疗法包括:天然药品(如草药、维生素、益生菌)、身心技巧(如瑜伽、太极和冥想)、推拿和针灸。尽管中西医结合治疗在预防或治疗癌症方面的数据很差,但有广泛的证据支持针灸疗法在头颈肿瘤学中的治疗效果。颈部清扫术后慢性疼痛患者,在口服止痛剂不能有效控制疼痛,耳穴针灸可降低疼痛强度评分。

926. 引发三叉神经痛的颅底肿瘤有哪些?

① 侵犯三叉神经根部的颅底肿瘤:岩斜脑膜瘤;前庭神经鞘瘤;三叉神经鞘瘤;颈静脉孔神经鞘瘤;表皮样瘤。② 侵犯半月神经节的颅底肿瘤:三叉神经鞘瘤;岩石斜坡脑膜瘤伴梅克尔洞延伸;软骨肉瘤;脊索瘤;胆固醇肉芽肿;头颈部恶性肿瘤伴周围神经侵犯。③ 侵犯三叉神经周围支的颅底肿瘤:三叉神经鞘瘤;脑膜瘤;头颈部恶性肿瘤伴周围神经侵犯。

927. 肿瘤相关面痛的治疗方法有哪些?

肿瘤相关面痛的治疗分为 3 类:药物治疗、放射治疗和外科治疗。① 药物治疗分为对症和病因治疗。对症治疗包括阶梯镇痛治疗和辅助治疗神经病理性疼痛,缓解口腔黏膜炎。病因治疗是指使用药物治疗潜在的肿瘤,主要为化疗。② 放射治疗:已经成为三叉神经疼痛的潜在治疗选择,伽马刀放射手术对颅内脑膜瘤和神经鞘瘤继发的面部疼痛有效。③ 外科治疗:大多数颅底肿瘤患者行手术切除肿瘤后,疼痛明显减轻。

(蔡一榕　李静洁　乔晖　魏嵘　韩园　刘鹤　郑剑桥)

参考文献

[1]　孔维佳,周梁.耳鼻咽喉头颈外科学(第 3 版)[M].北京:人民卫生出版社,2015.

［2］　韩德民,周兵.鼻内窥镜外科学［M］.北京:人民卫生出版社,2001.

［3］　D. John Doyle. Anesthesia for Ear,Nose,and Throat Surgery. In:Miller's Anesthesia, 8th ed［M］. Philladelphia:Churchill Livingstone,Elsevier,2014.

［4］　Basem Abdelmalak,D. John Doyle. Anesthesia for Otolaryngologic Surgery［M］. New York:Cambridge University Press,2013.

［5］　Fokkens WJ,Lund VJ,Hopkins C,et al. European Position Paper on Rhinosinusitis and Nasal Polyps 2020. Rhinology. 2020 Feb 20;58(Suppl S29):1 - 464.

［6］　Fun-Sun F. Yao,主编;王天龙,李民,冯艺,等. 主译. Yao&Artusio 麻醉学:问题为中心的病例讨论(第 7 版)［M］.北京:北京大学医学出版社,2014.

［7］　孙虹,张罗,等. 耳鼻咽喉头颈外科学［M］.北京:人民卫生出版社,2018.

［8］　韩德民.外科手术规范化操作与配合——耳鼻咽喉头颈外科分册［M］.北京:人民军医出版社,2009.

［9］　吴学愚,萧轼之.耳鼻咽喉科全书 咽科学［M］.上海:上海科学技术出版社,2000.

［10］　［美］　Diego Preciado,Susan Verghese. 小儿气道麻醉管理［M］. 姜虹,夏明,译.北京:人民卫生出版社,2020.

［11］　朱也森,姜虹.口腔麻醉学［M］.北京:科学出版社,2012.

［12］　Tim Cook,Michael Seltz Kristensen. Core Topics in Airway Management［M］. United Kingdom:Cambridge University Press,2021.

［13］　Basem Abdelmalak,D. John Doyle. Anesthesia for Otolaryngologic Surgery［M］. United Kingdom:Cambridge University Press,2013.

［14］　［美］　Basem Abdelmalak,D. John Doyle.耳鼻咽喉科手术麻醉［M］.李天佐,李文献,译.上海:上海世界图书出版公司,2014.

［15］　K. Gadd,T. Kwok,et al. Comparison of two transverse airway ultrasonography techniques for speed and accuracy to localise the cricothyroid membrane in obese female volunteers［J］. British Journal of Anaesthesia,2019;122(2):e28 - e31. doi:10.1016/j. bja. 2018. 11. 008. Epub 2018 Nov 28.

［16］　Holland Jonathan,Donaldson Will. Difficult face mask ventilation-WFSA Tutorial 321［J/OL］. https://open airway. org/difficult-face-mask-ventilation-atotw-321.

［17］　张杨,于永浩.窒息氧合技术临床应用的研究进展［J］.国际麻醉学与复苏杂志,2020,41(04):387 - 390.

［18］　Benjamin J Dixon,John B Dixon,Jennifer R Carden,et al. Preoxygenation is more effective in the 25 degrees head-up position than in the supine position in severely obese patients:a randomized controlled study［J］. Anesthesiology,2005,102:1110 - 1115.

［19］　刘进,李文志.麻醉学临床病案分析［M］.北京:人民卫生出版社,2014.

［20］　黄选兆,汪吉宝,孔维佳.实用耳鼻咽喉头颈外科学(第 2 版)［M］.北京:人民卫生出版社,2014.

［21］　中华医学会神经外科学分会功能神经外科学组,中国医师协会神经外科医师分会功能神经外科专家委员会,上海交通大学颅神经疾病诊治中心.三叉神经痛诊疗中国专家共识［J］.中华外科杂志,2015,0(9):657 - 664.

［22］　丁仲诺,江来.三叉神经痛微血管减压术的麻醉进展［J］.国际麻醉学与复苏杂志,2017,38

(1)：66 - 69.

［23］ 王晨晖,赵睿,冉德伟,等.三叉神经痛诊疗新进展[J].临床神经病学杂志,2019,32(5)：390 - 393.

［24］ 《中华医学杂志社》皮肤科慢病能力提升项目专家组,中国医师协会疼痛科医师分会国家远程医疗与互联网医学中心皮肤科专委会.带状疱疹相关性疼痛全程管理专家共识[J].中华皮肤科杂志,2021,54(10)：6.

［25］ 于生元,万有,万琪,等.带状疱疹后神经痛诊疗中国专家共识[J].中国疼痛医学杂志,2016,0(3)：161 - 167.

［26］ 王昆,金毅.难治性癌痛专家共识(2017 年版)[J].中国肿瘤临床,2017,44(16)：787 - 793.

［27］ 北京市疼痛治疗质量控制和改进中心.癌症疼痛管理药学专家共识[J].中国疼痛医学杂志,2019,25(11)：801 - 807.

［28］ 孙燕,韩济生,秦叔逵,等.癌症疼痛诊疗规范(2018 年版)[J].临床肿瘤学杂志,2018,23(10)：937 - 944.

［29］ 中国抗癌协会癌症康复与姑息治疗专业委员会难治性癌痛学组,中华医学会疼痛学分会癌痛学组,王昆.癌性爆发痛专家共识(2019 年版)[J].中国肿瘤临床,2019,46(6)：267 - 271.

［30］ 张文颖,姜斌.癌痛发生机制的研究进展[J].现代肿瘤医学,2019,27(10)：1845 - 1848.

［31］ BOBIAN M, GUPTA A, GRABOYES EM. Acute Pain Management Following Head and Neck Surgery[J]. Otolaryngol Clin North Am, 2020, 53(5)：753 - 764.

［32］ RAHIMPOUR S, LAD SP. Surgical Options for Atypical Facial Pain Syndromes[J]. Neurosurg Clin N Am, 2016, 27(3)：365 - 370.

［33］ REDDY GD, WAGNER K, PHAN J, et al. Management of Skull Base Tumor-Associated Facial Pain[J]. Neurosurg Clin N Am, 2016, 27(3)：337 - 344.

［34］ CLARKSON E, JUNG E. Atypical Facial Pain[J]. Dent Clin North Am, 2020,64(1)：249 - 253.

［35］ AGOSTONI E, FRIGERIO R, SANTORO P. Atypical facial pain：clinical considerations and differential diagnosis[J]. Neurol Sci, 2005, 26 Suppl 2：s71 - 74.

［36］ WEISS AL, EHRHARDT KP, TOLBA R. Atypical Facial Pain：a Comprehensive, Evidence-Based Review[J]. Curr Pain Headache Rep, 2017, 21(2)：8.

［37］ BLASCO MA, CORDERO J, DUNDAR Y. Chronic Pain Management in Head and Neck Oncology[J]. Otolaryngol Clin North Am, 2020, 53(5)：865 - 875.

第三章

口腔颌面科麻醉

第一节　基本知识

1. 口腔颌面部的解剖生理特点有哪些？

口腔颌面部血供丰富，解剖结构复杂，与颅脑及咽喉毗邻，自然皮肤皮纹的方向随年龄增长而有所变化。

2. 口腔颌面部解剖有哪些临床意义？

口腔颌面部容易遭受外伤，受伤后出血较多，局部组织肿胀较明显，组织器官损伤后则可能导致面瘫、麻木及涎腺瘘等并发症，当发生炎症、外伤、肿瘤等疾病时，容易波及颅内和咽喉部。而且常因先天性或后天性的疾病，导致颌面部形态异常，乃至颜面畸形和功能障碍。

3. 口腔的组织器官包括哪些？

包括：唇、颊、牙、舌、腭以及口底。口腔以唇、颊、腭、口底为界，后上方向鼻咽部延续，后下方与口咽相通。除牙齿外，口腔有黏膜覆被，其上皮结构类似皮肤，但在湿润性、角化程度及附件构成上与皮肤不同。

4. 上颌骨的解剖特点及其临床意义是什么？

上颌骨与咀嚼功能关系密切，在承受咀嚼压力明显的部位，骨质比较厚，形成了成对支柱，下起上颌骨牙槽突，上达颅底。上颌骨存在骨质疏密、厚薄不一，连接骨缝多，牙槽窝的深浅、大小不一致等因素，从而构成解剖结构上的一些薄弱部位，这些薄弱部位也是骨折常发生的部位。

5. 上颌骨的主要薄弱部位表现为哪三条薄弱线？

① 第一薄弱线：从梨状孔下部平行牙槽突底经上颌结节至蝶骨翼突发生骨折时，称上颌骨 LeFort Ⅰ型骨折。② 第二薄弱线：通过鼻骨、泪骨、向外经眶底，向外下经颧颌缝从颧骨下方至蝶骨翼突发生骨折时称上颌骨 LeFort Ⅱ型骨折。③ 第三薄弱线：通过鼻骨、泪骨、向外经眶底、向外上经颧额缝从颧骨上方至蝶骨翼突发生骨折时称上颌骨 LeFort Ⅲ型骨折。

6. 咀嚼肌群包括哪些？

咀嚼肌群主要附着于下颌骨，司开口、闭口和下颌骨的前伸与侧方运动，可分为闭口和开口两组肌群。其神经支配均来自三叉神经的下颌神经，主管运动。闭口肌群，又称升颌肌群，主要附着于下颌支，有咬肌、颞肌、翼内肌以及翼外肌。开口肌群，又称降颌肌群，主要起于下颌体，止于舌骨，是构成口底的主要肌肉，有二腹肌、下颌舌骨肌和颏舌骨肌。

7. 口腔颌面部三对大的唾液腺包括哪些？

口腔颌面部的唾液腺由左右对称的三对大唾液腺，即腮腺、下颌下腺和舌下腺，以及遍布于唇、颊、腭、舌等处黏膜下的小黏液腺构成，各有导管开口于口腔。

8. 口腔颌面外科患者年龄和病种的特点是什么？

口腔颌面部疾病可发生于任何年龄，患者的年龄跨度大，从新生儿到高龄老年人都有。小儿患者多因先天性畸形而实施手术，青中年患者以炎症、损伤、整复手术居多，老年患者则以肿瘤疾病为主。

9. 什么是综合序列治疗？

综合序列治疗由口腔颌面外科、放射、化学治疗、中医和麻醉科医师等协作完成，麻醉医师则承担与手术有关的围术期处理工作。对于这些肿瘤患者，术前实施化疗和放疗能缩小肿瘤、降低肿瘤细胞的活力，为手术根治创造条件。但化疗和放疗有抑制机体造血功能、降低免疫功能以及影响胃肠、肝脏功能等不良反应，有可能使患者在围术期中调节生理功能和药物代谢方面发生重要改变。

10. 综合序列治疗中麻醉医师承担的职责是什么?

麻醉医师的任务是负责患者各阶段整复手术的顺利进行,手术前需完善术前检查、评估手术麻醉耐受力、改善贫血和营养状况、控制感染、治疗心肺并发症等,手术过程中需实施麻醉和监护、维持生理功能的稳定和防治各种意外情况,手术后应承担各种麻醉并发症的防治工作。

11. 面对口腔颌面外科的患者,为什么麻醉医师不仅需要认识口腔颌面畸形,而且需要注意其他脏器的畸形?

有些患者因存在上呼吸道畸形,引发睡眠呼吸暂停综合征;有些患者因存在颅脑部畸形,引发严重的中枢神经系统并发症;有些患者因长期存在气道困难和心血管疾患出现低氧血症,而进一步损害全身各脏器的功能;有些患者因存在喂养困难或机体代谢方面的障碍而导致发育不良并伴贫血、缺钙等表现。

第二节　口腔颌面科困难气道处理

12. 颌面外科手术气道有什么特点?

① 上气道畸形或梗阻;② 很多操作在口腔内进行,对气道有影响;③ 颌面部血管丰富,神经多,反射多,不良反射也较多;④ 手术后会发生气道解剖结构改变。气道问题是造成颌面外科术后患者并发症及死亡的重要因素,其困难气道的发生率高达 37%～53%,整个麻醉过程包括诱导、维持、苏醒以及术后都有可能发生。

13. 口腔颌面外科面罩通气如何分级?

分为 0～5 级。

0 级:自然良好通气;1 级:容易上提下颌;2 级:一人托下颌并密闭面罩;3级:加口咽或鼻咽通气道实施通气;4 级:两人托下颌和面罩密闭加口咽或鼻咽管实施通气;5 级:上述方法均不能通气,行气体交换。

14. 口腔颌面外科声门显露如何分级?

经直接喉镜进行喉头显露可分为四级:Ⅰ 级能见到整个声门;Ⅱ 级能见到声门的后半部;Ⅲ 级能见到会厌;Ⅳ 级能见到软腭。Ⅰ、Ⅱ 级插管多没有困难,Ⅲ、Ⅳ

级者插管都有困难。气道困难的发生率,根据各地区、各病种而有所不同,但一般患者插管失败率约为 1∶2 303,而产科患者比率较高,可达 1∶300。

15. 口腔颌面外科困难气道处理并发症有哪些?

① 直接损伤包括:口唇、面部、牙、上呼吸道导致牙齿断裂或脱落,口唇挤压、撕裂伤、鼻口腔咽喉、气管黏膜组织损伤、出血、溃烂、感染、水肿、血肿,严重时可发生颈椎骨折或脱位,眼角膜损伤等。② 间接引发并发症包括:呼吸停止。随着气道处理越困难、人为用力越大、操作次数越多,并发症发生率也随之增加。

16. 什么是口腔颌面外科困难气道?

① 是指在经过常规训练的麻醉医师的管理下患者发生面罩通气和(或)气管插管困难;② 应用面罩通气困难是指在面罩给予纯氧并行正压通气的过程中发生通气不足,造成麻醉前脉搏氧饱和度>90%的患者没法维持脉搏氧饱和度在 90%以上;③ 直接咽喉镜下显露困难是指在常规喉镜下暴露不能看到声门任何一部分;④ 气管插管困难是指常规喉镜下插管时间大于 10 分钟,或试插三次以上插管不成功。

17. 口腔颌面外科手术麻醉发生困难气道的解剖原因有哪些?

① 舌/咽的相对大小:舌体在口内所占位相对大小,预知舌可能遮住咽喉部位程度如何。② 寰枕关节伸展度:在颈部向前中度屈曲(25°~35°)、头部后仰时,寰枕关节伸展处于最好状态。③ 下颌间隙:下颌间隙是以患者颈部完全伸展时,测量下颌至甲状软骨切迹的距离,也可从下颌角至颏凸长度来表示下颌间隙的间距。④ 颈部活动度:可用颈部屈伸度和颈部关节伸展来衡量。颈部屈伸度是指患者做最大限度地屈颈到伸颈的活动范围。

18. 口腔颌面外科手术麻醉发生困难气道的常见病理原因有哪些?

颌骨发育异常,颈椎强直,局部或全身性疾病(肌肉骨骼病、炎症等),弥漫性骨质增生,茎突舌骨韧带钙化病,内分泌疾病(肥胖、肢端肥大等),炎症(感染性和非感染性),肿瘤,创伤畸形愈合,颌面创伤(出血、组织水肿等),孕妇体内高雌激素水平,心功能不全等。

19. 口腔颌面外科手术麻醉困难气道如何识别？

① 感染相关：颌面间隙感染的患者大部分是困难气道,而且处理起来非常棘手。② 颌面肿瘤相关：舌根部肿瘤患者,以及口腔内有病变且颈部做过放疗的患者虽然外观正常但有可能是困难气道。③ 创伤相关：下颌骨双发骨折的患者特别容易发生气道梗阻,所以通常按照困难气道处理。④ 先天畸形：OSAS 主要是由下颌骨畸形引起的。

20. 麻醉前对口腔颌面外科手术麻醉预知插管困难的患者如何处理？

清醒气管插管：芬太尼/舒芬太尼＋咪达唑仑或右美托咪啶进行镇静镇痛,超声雾化(2％利多卡因 100 mg＋地塞米松 10 mg),并用 1％丁卡因 2 mL 对鼻腔进行表面麻醉,也可以穿刺环甲膜并注入局麻药。除了要做好表面麻醉和镇静镇痛外,获取患者配合也是非常必要的,所以术前应当与患者充分的沟通并注重术前宣教。

21. 口腔颌面外科手术如何评估困难气道的类型？

发现患者是困难气道后,还要评估患者气道困难的类型,是通气困难,还是插管困难,以及患者能否合作。如果患者出现不能通气,不能插管,需要进行气管切开时,还要评估气管切开是否困难。在插管前一定要保证肺通气满意且氧供充分。

22. 口腔颌面外科手术常见插管方式有哪些？

① 颌面外科手术用得最多的是经鼻气管插管,因为经鼻插管不影响口腔手术且气管插管比较容易固定。② 经口气管插管,比如唇裂患者。③ 气管切开,比如严重的颌面外伤,或者术后需要长期带管的患者,需要进行气管切开。④ 颏下置管是 1986 年最早提出的。比如患者有颅底骨折,不能经鼻插管,口腔又需要对位咬合时会进行颏下置管。

23. 口腔颌面外科手术建立气道的原则是什么？

对于可预料的困难气道,一定要保留自主呼吸。未预料的困难气道,一定要及时求助。要选择自己熟悉的工具和方法,并联合应用这些工具和方法。另外,如果插管失败,切忌多次尝试。如果插管次数过多,可引起困难插管和困难通气。

（吴　龙）

第三章

第三节 口腔颌面手术与麻醉

24. 什么是口腔颌面部感染？

口腔颌面部间隙感染是颌面部潜在筋膜间隙感染，是口腔颌面部的常见疾病之一。正常颌面部各层组织之间存在潜在的筋膜间隙，当感染侵入这些间隙时，化脓性炎症使疏松结缔组织溶解液化，炎症产物充满其中，此时才出现明显的间隙。感染可局限于一个间隙内，也可循阻力薄弱的组织扩散，形成弥散性的多个间隙感染，如口底。

25. 根据解剖结构和临床表现，口腔颌面部感染可分为哪些？

咬肌间隙、翼下颌间隙、颞下间隙、颞间隙、下颌下间隙、咽旁间隙、颊间隙和口底间隙感染等。

26. 口腔颌面部感染的临床表现是什么？

局部症状包括急性期的皮肤发红（发紫）、肿胀、疼痛，皮温升高，发音吞咽困难，张口受限，凹陷性水肿，捻发音等，慢性期表现为功能障碍、长期排脓的窦（瘘）口等。全身症状包括畏寒、发热、头痛、全身不适、乏力及食欲减退等。

27. 口腔颌面部感染如何诊断？

主要根据发病原因、临床表现、实验室检查和影像学检查等综合判断。

28. 口腔颌面部感染如何治疗？

抗感染治疗、手术治疗、全身支持治疗和辅助治疗，其中手术治疗是主要手段。术后冲洗换药也对病情控制起重要作用。口腔颌面部感染的治疗需多学科参与，体现以口腔颌面外科为主，包含麻醉科、急诊科、重症医学科、心胸外科、眼科、儿科以及相关内科等多学科协作诊疗的特点。对涉及颅内、眼眶、纵隔，或病情严重有中毒性休克、多器官功能衰竭风险的患者，建议转至综合医院相关科室，口腔颌面外科积极配合治疗。

29. 口腔颌面部感染需要什么术前检查？

① 感染相关检查项目包括血常规、C 反应蛋白（C-reactive protein，CRP）、降钙素原（procalcitonin，PCT）、颌面部 CT、颌面部 B 超、血气分析、离子 5 项、糖化血红蛋白（glycosylatedhemoglobin，HbA1c）、随机血糖、细菌培养及药敏试验等。② 全身评估检查项目包括心电图、胸片、尿常规、凝血系列、肝功能（7 项）、肾功能（4 项）及心脏 B 超等。

30. 什么是 C 反应蛋白？

CRP 是一种急性反应蛋白，常于感染初发 6～8 小时开始升高，24～48 小时后可达峰值，升高幅度与感染程度呈正相关，可判断细菌感染的严重程度。

31. 什么是降钙素原？

降钙素原（PCT）是一种降钙素前体蛋白质，可以指导抗菌药物的正确合理使用、评价抗感染治疗效果、优化抗生素使用疗程以及避免过度用药与过早停药。

32. 血气分析检查对口腔颌面部感染患者的意义是什么？

由于口腔颌面部感染对口腔和呼吸道的影响，患者常有局部疼痛、张口受限、进食困难，甚至呼吸受阻等症状。通过血气分析可以了解患者氧分压情况，同时对全身酸碱代谢平衡做出判断，也有助于评估患者全身感染程度。

33. 口腔颌面部感染手术如何进行术前气道评估？

麻醉医师术前访视时，应对气道的急迫性做出评估，一般可通过患者的临床症状、体征做出初步的判断：患者主诉呼吸困难、气短、需要侧躺或端坐体位维持呼吸，或观察到三凹征、喘鸣、发音困难、吞咽困难等，或颌面颈部的 X 线、超声、CT 提示气道压迫显著时，均提示气道压迫程度比较严重，需要尽快实施脓肿切开引流手术或预防性清醒气管插管或气管切开。

34. CT 在口腔颌面部间隙感染手术气道检查的意义是什么？

CT 检查能够直观地观测到咽后、会厌及颈部的肿胀情况，更准确地评估出气道受压和移位，可作为首选的口腔颌面部间隙感染气道影像学评估方法。

35. 口腔颌面部感染患者心脑血管系统如何评估?

首先应评估手术的急迫性。若病情紧急,明确围术期麻醉管理的危险因素,在合理的监测下实施手术。若病情允许进一步完善术前检查,应完善心脏超声检查。不稳定冠脉综合征、心力衰竭失代偿期、严重心律失常、严重瓣膜疾病等会明显影响心脏事件的发生率,代谢当量<4 是围术期心血管事件的重要危险因素。

36. 口腔颌面部感染患者呼吸系统如何评估?

术前应行动脉血气分析检查。动脉血气分析可以提供患者通气、氧合组织灌注及酸碱平衡状态的信息,帮助评估患者通气、携氧状态和肺内分流情况。当患者存在严重的酸中毒、碱中毒或呼吸衰竭时,应在术前开始纠正。

37. 口腔颌面部感染患者内分泌系统如何评估?

糖尿病是口腔颌面部感染患者常见的内分泌系统并存疾病。对于血糖过高的口腔颌面部感染患者,围术期还应警惕糖尿病酮症酸中毒及昏迷的发生。并存高血糖的口腔颌面部感染患者,短时间内将血糖控制在正常范围内不甚合理,将目标血糖值控制在 7.8~10.0 mmol/L 相对比较合适。此外,血糖控制不佳的患者,术前评估时还应综合考虑感染性休克、低钾血症和酮症酸中毒对患者的威胁。

38. 口腔颌面部间隙感染手术麻醉方式如何选择?

口腔颌面部间隙感染麻醉方式主要包括 3 种:局麻、全麻常规诱导后的气管插管及清醒镇静表面麻醉气管插管。感染侵犯范围较大,累及多间隙或感染灶位于颌下、口底及咽喉处而无法实施局麻手术时,应选择全身麻醉下手术。气道正常者,选择全麻常规诱导后的气管插管。当评估患者有困难插管或麻醉诱导后存在面罩通气困难的患者,应选择清醒镇静表面麻醉下的气管插管或气管切开控制气道方案。

39. 对于已预料困难气道的口腔颌面部感染患者,如何建立气道?

建议选择清醒镇静下纤维支气管镜或者可视软性喉镜插管。方案为:芬太尼和(或)舒芬太尼+咪达唑仑或右美托咪啶进行镇静镇痛,超声雾化(2%利多卡因100 mg+地塞米松 10 mg),并用 1%丁卡因 2 mL 对鼻腔进行表面麻醉,也可以穿刺环甲膜并注入局麻药。除了要做好表面麻醉和镇静镇痛外,获取患者配合也是非常必要的,所以术前应当与患者充分的沟通并注重术前宣教。

40. 对于未预料困难气道的口腔颌面部感染患者,如何处理?

若常规诱导后出现未预料气管插管困难,推荐直接采用可视喉镜与纤维支气管镜或可视软性喉镜的联合气管插管方案。对可视喉镜和可视软性喉镜使用不熟练的医生,建议继续维持面罩通气,待患者自主呼吸恢复再行清醒气管插管或请外科医生尽快建立外科气道,如气管切开。

41. 口腔颌面部间隙感染麻醉诱导及气道管理有什么注意事项?

口腔颌面部间隙感染患者无论是清醒气管插管还是全麻常规诱导后气管插管,麻醉前均应给予充分的预氧合。预氧合可以使安全无呼吸时间(脉搏氧饱和度≥90%的呼吸暂停时间)延长至 8 分钟。若面罩通气或气管插管过程中出现无法通气的紧急情况时,应立即进行紧急无创的工具及方法尝试通气,若仍无法解决通气问题时,应果断选择紧急有创工具与方法。

42. 口腔颌面部间隙感染手术术中需要什么监测?

应常规进行心电图、脉搏氧饱和度、无创血压、体温、呼气末二氧化碳等 5 项监测。术前合并心脏疾病而血流动力学不稳定或存在休克的患者,应进行有创血压监测,以利于麻醉医师对病情变化的判断及临床治疗方案的选择。血气分析能够提供患者的氧合、酸碱平衡及组织灌注的信息,帮助麻醉医师评估患者的通气、携氧状态及肺内分流情况,评估对休克治疗的反应和目标导向液体治疗的效果。

43. 口腔颌面部间隙感染手术术者探查时需要注意什么?

口腔颌面部间隙感染手术操作主要在颌骨、颌下、口底、咽旁及颈部进行,而这些手术探查部位有着广泛的迷走神经、三叉神经或其发出的神经末梢分布。对间隙感染患者进行气管插管及手术探查时,麻醉医师应密切关注患者生命体征的变化,谨防三叉神经-心脏反射及迷走神经反射的发生。

44. 口腔颌面部感染手术术后气道如何管理?

术后气道管理主要有:拔管、留置气管导管或气管切开。术前存在困难气道、术中气道恶化、合并呼吸功能受损、循环系统不稳定等拔管危险因素,拔管后常需再次插管且再次气管插管困难时,应留置气管导管,待咽喉部肿胀消失后择期拔管。拔管时建议使用气道交换导管拔管技术。对于已行气管切开的患者,苏醒后留置气管切开套管返回重症监护病房。

45. 口腔颌面部感染手术术后镇痛如何管理?

镇痛方案的选择,应在疼痛评估后选择个体化的多模式镇痛方案。推荐局麻联合非甾体类靶向镇痛药,如氟比洛芬酯、特耐等。单次镇痛作用欠佳时,可增加使用术后镇痛泵。术后恶心、呕吐的防治,可单用或联合使用不同作用机制的防治恶心、呕吐药物。

46. 口腔颌面部感染术后监测及关注点是什么?

应重点监测或关注:① 意识状态、瞳孔大小及对光反应;② 气道是否通畅,以及通气量、呼吸频率、给氧情况及脉搏氧饱和度;③ 血压、心率及心电图是否正常;④ 动态监测和评估患者容量状态,进行个体化液体治疗;⑤ 并存糖尿病、酸碱失衡及电解质紊乱的患者,应增加血糖、离子及血气分析的监测;⑥ 合并严重系统性疾病的患者,必要时应请相关科室专家进行会诊。

47. 什么是颌骨骨髓炎?

由细菌感染以及物理或化学因素,使颌骨产生的炎性病变,称为颌骨骨髓炎(osteomyelitis of the jaws)。颌骨骨髓炎的含义并不单纯限于骨髓腔内的炎症,而系指包括骨膜、骨密质和骨髓以及骨髓腔内的血管、神经等整个骨组织成分发生的炎症过程。

48. 根据临床病例特点和致病因素的不同,可分为哪几类?

根据临床病例特点和致病因素的不同可分为化脓性颌骨骨髓炎与特异性颌骨骨髓炎。另外,还有物理性及化学性因素引起的颌骨骨坏死而继发感染的骨髓炎。

49. 什么是化脓性骨髓炎?

化脓性颌骨骨髓炎(pyogenic osteomyelitis of jaws)多发生于青壮年,一般以16～30岁发生率最高。男性多于女性,约为 2：1。化脓性颌骨骨髓炎约占各类型颌骨骨髓炎的 90% 以上。主要发生于下颌骨。婴幼儿化脓性颌骨骨髓炎则以上颌骨最为多见。

50. 化脓性骨髓炎有哪些感染来源？

病原菌主要为金黄色葡萄球菌，其次是溶血性链球菌，以及肺炎双球菌、大肠埃希菌、变形杆菌等；其他化脓菌也可引起颌骨骨髓炎。在临床上经常看到的多是混合性细菌感染。

51. 下颌骨骨髓炎较上颌骨骨髓炎常见且严重的原因是什么？

因上颌骨有窦腔，骨组织疏松，骨板薄，血管丰富，侧支循环多，有感染时易穿破骨壁向低位的口腔引流，骨营养障碍及骨组织坏死的机会少，死骨形成的区域也小，不易发展成弥散性骨髓炎。而下颌骨骨外板厚、致密，单一血管供应，侧支循环少，炎症发生时不易穿破引流，血管栓塞后可造成大块骨组织营养障碍致死骨形成。

52. 什么是新生儿颌骨骨髓炎？

新生儿颌骨骨髓炎（osteomyelitis of the jaw in the neonate）一般指发生在出生后 3 个月以内的化脓性中央性颌骨骨髓炎。其病因、病变过程、治疗原则等均有别于前述"化脓性骨髓炎"。新生儿颌骨骨髓炎主要发生在上颌骨，下颌骨极为罕见。

53. 新生儿颌骨骨髓炎有哪些感染来源？

新生儿上颌骨骨髓炎的感染来源多为血源性，但亦可因牙龈损伤或母亲患化脓性乳腺炎、哺乳时使病原菌直接侵入而引起。泪囊炎或鼻泪管炎有时也可伴发上颌骨骨髓炎。

54. 什么是放射性颌骨坏死（骨髓炎）？

头颈部恶性肿瘤应用放射治疗已日趋普及，由放射线引起的放射性颌骨坏死及其继发的放射性颌骨骨髓炎也有增多的趋势。电离辐射对人的损伤程度与照射时间、照射剂量有关，而人体不同组织对辐射的耐受剂量也有明显的差异。生长中的骨及软骨对辐射比成人相同组织更敏感。一般认为成人骨是相当耐辐射的组织。在现代所用高能量放疗中很少产生骨坏死。但照射后的骨再生能力低下，易受创伤和感染。

55. 放射性骨髓炎患者气道如何管理？

放射性颌骨骨髓炎患者绝大部分张口受限严重（张口度小于 1 cm），均难以置入咽喉镜显露声门行明视气管插管。可考虑选用经鼻盲探气管插管术或应用可视软镜引导进行气管插管，也可以考虑直接行气管切开术置入气管导管。

56. 什么是巨颌症？

巨颌症由 Jones 于 1933 年首先报道，其主要特征为上、下颌骨呈对称性无痛性肿大，眼球突出，向上凝视，这种面型使人联想起文艺复兴时期绘画艺术中凝视天堂的小天使，故又称"小天使脸样病"。病变区纤维组织在骨髓腔中扩展生长，腐蚀骨皮质，致骨皮质变薄、易折。最常累及的部位为颌骨、股骨和腓骨。

57. 巨颌症的临床特征是什么？

病变主要侵犯下颌骨，多见于下颌角区，常为颌骨对称性肿大，下颌牙槽突膨胀，使舌抬起，影响言语、咀嚼、吞咽和呼吸。上颌也可被侵犯，若侵犯眶底，可将眼球抬高，露出巩膜。上颌受累者常同时伴有下颌骨的广泛受累。

58. 什么是骨硬化症？

骨硬化症又称石骨症，该病主要表现为全身弥漫性骨密度增高，其发病与破骨细胞活性低下所导致的骨吸收功能缺陷有关，骨脆性增加，易发生骨折。患者还伴有贫血、眼萎缩及耳聋等情况。

59. 骨硬化症的临床特征是什么？

① 恶性型或婴儿型：全身弥漫性的骨硬化可导致一系列症状，如视神经萎缩、骨髓腔闭塞所致的贫血及继发肝大、脾大、发育不良、前额突出、脑水肿、垂体受压所致尿崩症、脑神经压迫症状、听力丧失以及骨质脆弱易骨折等。② 良性型或成人型：最早出现的症状常常是病理性骨折。颌骨弥漫性硬化可发生畸形，由于骨髓腔缩小，易发生骨髓炎，并广泛形成死骨。

60. 什么是成骨不全？

成骨不全又称为脆骨病，是一种主要累及骨骼、肌腱、筋膜、韧带、牙本质和巩膜等的疾病，典型特征为骨骼脆性增加。

61. 成骨不全的临床特征是什么？

本病可分为先天型和迟发型两种。先天型在出生时病变已明显,骨脆弱,多为死产儿或出生后不久死亡。迟发型则在出生后不同时期发病,其特征为骨脆弱、易骨折,骨折后愈合速度正常,但可形成过多的骨痂,似骨肉瘤。

62. 什么是婴儿骨皮质肥厚症？

婴儿骨皮质肥厚症又称 Caffey 病,是一种具有自限性、可引起骨皮质增厚的骨增生性疾病。大多数病例可散发或具有家族史。

63. 婴儿骨皮质肥厚症的临床特征是什么？

下颌骨是最常受累的部位,其他受累部位还有锁骨、长骨、上颌骨、肋骨和肩胛骨等。除了骨改变,附于表面的软组织也常发生肿胀,如面、颈、头皮、胸及四肢深部肌肉的肿胀。有时还可出现发热、兴奋性亢进、假麻痹、吞咽困难、胸膜炎、贫血、白细胞增多、红细胞沉降率加快以及碱性酸酶增高等。口腔常见症状包括下颌骨不对称变形,多见于下颌角及升支部。少数患者存在严重错颌畸形。

64. 什么是锁骨颅骨发育不全？

锁骨颅骨发育不全最早由 Meckel 和 Martin 分别于 1760 年和 1765 年提出,Marie • 和 Sainton 在 1897 年报道单侧或双侧锁骨发育不全或发育异常,同时还有颅骨横径过大、囟门骨化延迟,这组异常被命名为"锁骨颅骨发育障碍"。

65. 锁骨颅骨发育不全的临床特征是什么？

骨骼特征：颅骨短宽,头颅指数超过 80％,多数患者颅缝表面有沟形成,从鼻根延伸至矢状缝、前囟关闭延迟,缝间骨形成。可出现锁骨单侧或双侧缺如,肩峰末端缺损。

口颌表现：面型圆短,小脸,额顶部突出,上颌骨、颧骨发育不全,鼻根宽、鼻梁塌陷,眼距宽。腭盖高拱,可伴有腭裂,腭黏膜下裂,下颌骨联合延迟,上颌骨发育不良。

66. 什么是 Apert 综合征？

Apert 综合征是以颅缝早闭为基本特征的先天性畸形。发病率为 1/2 000 000。

其原因不明。多为散发,部分患者有家族性,但其遗传方式尚无定论。

颅缝过早闭合不仅可造成头部畸形,最为重要的是,颅内容积不能适合儿童期脑的发育和生长,造成颅内压增高及脑组织受压。

67. Apert 综合征的临床特征是什么?

临床表现为颅缝早闭、面中部畸形及对称性手足并指(趾)等。由于颅缝早闭而形成塔颅,颅顶短而尖;面中 1/3 发育不全而后缩;手足对称性并指,常见者为第2、第 3、第 4 指(趾)融合;常合并心血管、肺、消化道等多种器官的畸形。

68. Apert 综合征的麻醉管理所面临的主要问题是什么?

颅内压增高、中枢神经系统受损,气管插管困难,合并其他器官畸形,颅骨成形术时大量出血。

69. 颅骨减压成形术及颅骨颌面部成形术的麻醉如何管理?

术中并发症有:大量出血、静脉窦破裂出血与空气栓塞,硬脑膜损伤与硬脑膜下血肿,脑水肿。术前应对颅内压增高及神经功能受损的程度等进行详细的评估;降低颅内压,避免颅内压进一步升高;术中注意出血;术后应常规进行呼吸机治疗。

70. 什么是心面综合征?

心面综合征是一种以单侧嘴角降肌发育不良或缺失,同时合并心血管畸形为特征的先天性疾病。其病因不明,可能系单纯的先天性肌肉发育不良抑或支配这些肌肉的面神经分支先天性缺失,多有家族性,遗传方式不明。

71. 心面综合征的临床特征是什么?

患者因患侧嘴角降肌发育不良或不发育,下嘴唇不能向下运动,故哭泣时或大笑时下唇不对称地被牵拉到健侧;而不哭泣时两侧下唇对称,面容正常。常致语言障碍。

其他:常合并口腔与颌面部畸形,如唇裂、腭裂、下颌发育不良、小头、小眼等。

心血管畸形中,室间隔缺损最常见,此外,还有法洛四联症、房间隔缺损、大动脉转位、三尖瓣闭锁、心室发育不良、肺动脉发育不良和毛细血管瘤等。

72. 心面综合征麻醉管理所面临的主要问题是什么?

气管插管困难,合并心血管畸形。

73. 什么是 CHARGE 联合征?

CHARGE 联合征又称 Pagon 综合征,本病是一种极为少见的先天性畸形。本"联合征"多呈散发,部分患者为常染色体遗传。其病因不明,目前认为可能与胚胎期神经细胞分化异常有关。

74. CHARGE 联合征的临床表现是什么?

① 眼缺陷;② 心血管畸形,包括法洛四联症、动脉导管未闭等;③ 后鼻孔闭锁,包括双侧或单侧。后鼻孔闭锁多为骨性闭锁;④ 精神运动发育迟缓及中枢神经系统异常;⑤ 性腺发育不良与生殖器发育不良;⑥ 耳低位、耳畸形或耳聋;⑦ 其他:小颌、唇裂、腭裂、面瘫、吞咽困难、食管气管炎、肛门狭窄或闭锁、肾畸形、小头、小口、短人中及指(趾)异常等。

75. CHARGE 联合征麻醉管理所面临的主要问题是什么?

气管插管困难,后鼻孔闭锁,合并心血管畸形,呼吸系统并发症,耳聋与智力发育异常。

76. 什么是 Cornelia de Lange 综合征?

Cornelia de Lange 综合征又称 deLange 综合征,本病是一组以原始生长发育不良、严重智力障碍、面部及四肢畸形为特征的先天性疾病。其病因未明,多为散发,亦有家族性的报道,发病率为 1/30 000～1/10 000,病理检查有脑发育异常、小头、脑回变形、胃肠道异常及心脏畸形。平均寿命约为 9 岁 1 个月,但亦有长期生存者。早期死亡的主要原因为肠梗阻、感染及心血管畸形。

77. Cornelia de Lange 综合征的临床特征是什么?

出生时低体重,生长发育低下,精神运动发育障碍,智力低下,语音发育异常。部分患者合并癫痫,肌张力异常等。头面部特点为:短头或小短头,发际低,眶距宽,眉毛细长而弯曲,连眉,耳低位,鼻峰畸形,鼻孔上翻,齿隙宽,上唇小,腭裂,常合并双眼内斜视。四肢:少指、并指及短肢畸形等。其他:约 20% 的患者合并各种心脏畸形,部分患者合并肝肾发育不全或发育异常、胃肠道畸形及甲状腺与肾上腺皮质功能低下等。

78. Cornelia de Lange 综合征麻醉管理所面临的主要问题是什么？

合并多个重要器官畸形（心脏、肝肾、胃肠道、气管等），智力低下，气管插管困难，呼吸道易激惹，呼吸道感染，体温调节障碍。

79. 什么是 Goldenhar 综合征？

Goldenhar 综合征又称 Goldenhar-Gorlin 综合征，本病是一种以眼、耳及颜面、脊柱畸形为特征的先天性畸形。其病因不明，可能与遗传因素及胚胎早期第一、第二腮弓分化异常有关。发生率为 1/5 000～1/3 000，男性多见。

80. Goldenhar 综合征的临床特征是什么？

眼：几乎所有患者眼球或结膜有皮样囊肿或脂肪瘤，可同时伴上眼睑缺损。耳：单个或多个耳前皮赘、先天性耳前瘘管。颜面：80％左右的病例有上颌或单侧面部发育不良，面部不对称，小颌、巨口、高腭弓、唇裂、腭裂等。脊柱：50％以上的病例有脊椎畸形。其他：约 50％的病例伴先天性心脏病。

81. Goldenhar 综合征麻醉管理所面临的主要问题是什么？

气管插管困难，脊柱畸形，先天性心脏病。

82. 什么是 Gorlin 综合征？

Gorlin 综合征又称基底细胞痣综合征，本病是一种常染色体显性遗传性神经皮肤综合征，其外显率高达 95％以上。

83. Gorlin 综合征的临床特征是什么？

涉及多个系统与器官：皮肤改变为多发性痣样基底细胞癌或良性肿瘤与囊肿，足与手掌角化不良性小窝，多发性下颌骨囊肿及骨骼与中枢神经系统病变等。

84. Gorlin 综合征麻醉管理所面临的主要问题是什么？

气管插管困难，静脉麻醉时可能出现过敏性反应，可能合并内分泌腺瘤。

85. 什么是 Parry-Romberg 综合征？

帕罗综合征（Parry Romberg Syndrome，PRS），又称为进行性面偏侧萎缩症，是一种以半侧颜面皮肤、皮下组织、肌肉、软骨和骨萎缩为特征的疾病。帕罗综合征的病因仍未明确，可能的因素包括创伤、病毒感染、基因因素、自身免疫、内分泌紊乱、外周三叉神经炎、颈交感神经过度活跃导致面部萎缩和大脑功能障碍及脂肪紊乱。

86. Parry-Romberg 综合征的临床表现是什么？

帕罗综合征常于 20 岁以内发病，女性较男性常见，缓慢进展，最后停止于某阶段而不能自发缓解。PRS 的诊断主要依靠临床病史、检查和排除其他可能性，并辅以组织病理学和影像学研究。典型表现为患侧皮肤和皮下脂肪的萎缩，并可能发展为肌肉、软骨、骨和腺体结构的萎缩。受累部位多见于上颌骨或眶周区域，可扩展至前额、口周、下颌和颈部等。15％～20％的患者可出现患侧头痛、面部疼痛、癫痫发作等。

87. Parry-Romberg 综合征麻醉管理所面临的主要问题是什么？

由于半侧颜面皮肤、皮下组织、肌肉、软骨和骨萎缩等可能出现气管插管困难，头疼，癫痫。

88. 什么是 Klippel-Trenaunay-Weber 综合征？

错构瘤病-肥大性毛细血管瘤综合征，肢体不对称性肥大，血管畸形，静脉曲张。

89. Klippel-Trenaunay-Weber 综合征的临床特征是什么？

① 四肢：先天性或儿童早期的肢体肥大，通常累及单一肢体。② 皮肤：毛细血管、静脉和淋巴管的血管畸形可以发生在任何部位。③ 颅面部：面部不对称性肥大；小头畸形，可有由于巨脑引起的巨头畸形；颅内钙化，眼部异常。

90. Klippel-Trenaunay-Weber 综合征麻醉管理所面临的主要问题是什么？

由于面部不对称性肥大，小头畸形，巨头畸形可能出现困难气道；注意术中出血。

91. 什么是 Steiner 综合征?

　　Steiner 综合征又称半侧面部肥大症,本病主要特征为单侧面部骨组织及软组织进行性增生、肥大,引起面部不对称,病变局限于受累侧面部,肢体部分巨大及眼畸形。常侵犯右侧,出生时即见。

92. Steiner 综合征的临床特征什么?

　　① 半侧面部肥大及部分肢体巨大,肥大可节段性、单侧性或交叉性,也可限于单个系统如骨骼、肌肉等。② 骨骼畸形。③ 受累区皮肤增厚,毛细血管扩张,皮脂腺和汗腺机能增加。④ 口腔软组织肥大,巨牙,半侧舌肥大,牙齿过早发育,牙齿错位咬合。⑤ 占 15%～20% 有智力低下,坐骨神经痛。⑥ 肾脏、肾上腺常见增大,尿道下裂等。

93. Steiner 综合征麻醉管理所面临的主要问题是什么?

　　骨骼畸形,智力低下,肾脏、肾上腺增大,困难气道。

94. 什么是 Treacher Collins 综合征?

　　Treacher Collin 综合征是以颌面部对称性异常为特征的常染色体显性遗传性疾病,属下颌颜面畸形的一种。可能与胚胎早期中胚叶第一或第二腮弓组织发育不全与异常有关。

95. Treacher Collins 综合征的临床特征是什么?

　　面部表现为双侧对称性形态异常。面窄,颧骨低,颏部后缩,口裂大而向下方倾斜。腭裂,一些患者合并有先天性腭咽闭合不全(软腭缺失、软腭过短、腭隐裂等),眼睑裂向下方倾斜,耳郭畸形,部分患者外耳道缺。眶上缘和颧骨发育不全,鼻大,鼻梁抬高。常合并鼻孔狭窄,后鼻孔闭锁等,通常智力正常。有些患者可见轻度精神迟钝,可能与听力丧失有关。部分患者合并先天性心脏病等内脏器官畸形及颈椎畸形。

96. Treacher Collins 综合征麻醉管理所面临的主要问题是什么?

　　气管插管困难,后鼻孔闭锁,听力障碍,先天性心脏病。

97. 什么是 Oral-facial-digital Ⅰ综合征?

口-面-指综合征(oral-facial-digital syndrome, OFDS)是一组以口、面和手指畸形为特征的独特发育性遗传疾病,有多种分型,其中口-面-指综合征Ⅰ型(oral-facial-digitalsyndrome type Ⅰ, OFD1)是最常见的类型,又称为 Papillon-Leage-Psaum 综合征,由 Papillon-Leage 和 Psaum 1954 年首次报道,是一种 X 连锁显性遗传(X-linked dominant inheritance)疾病,除口、面、手指畸形外,常伴发脑结构异常及其他脏器囊性疾病。

98. Oral-facial-digital Ⅰ综合征的临床特征是什么?

① 口腔异常:腭裂,牙槽突裂,舌系带短等;② 面部异常:额部突出,框距过宽,鼻翼软骨发育不良,小下颌等;指趾异常;③ 其他系统异常:多囊肾、神经系统异常。

99. Oral-facial-digital Ⅰ综合征麻醉管理所面临的主要问题是什么?

困难气道,肾脏异常,神经系统异常。

100. 什么是 Oral-facial-digital Ⅱ综合征?

口-面-指综合征(oral-facial-digitalsyndrome, OFDS)是一组以口、面和手指畸形为特征的独特发育性遗传疾病,Oral-facial-digital Ⅱ综合征又称 Mohr 综合征(Mohr syndrome),以舌裂,传导性耳聋,拇趾部分重叠为主要特点。

101. Oral-facial-digital Ⅱ综合征的临床特征是什么?

① 一般情况:轻度身材矮小,砧骨缺陷导致的传导性耳聋。② 面部和嘴:内眦侧向移位与低鼻梁,鼻尖宽阔,有时有轻微分叉,中线处唇裂,舌系带肥大,中线舌裂,舌上结节,牙槽嵴外倾,颧骨弓,上颌骨及下颌体发育不良。③ 肢体:部分性重叠拇趾及第 1 跖骨、楔状骨和骰骨,手短伴第 5 指弯曲,双侧、轴后多指症,双侧、轴前多趾症(偶见单侧),干骺端扩张,不规则。

102. Oral-facial-digital Ⅱ综合征麻醉管理所面临的主要问题是什么?

耳聋,肢体畸形,身材矮小,困难气道。

103. 什么是 von Recklinghausen Ⅰ综合征？

神经皮肤综合征(neurocutaneous syndrome)是一组同时累及神经和皮肤的常染色体显性异常性疾病的统称。常见的有神经纤维瘤病、结节性硬化、脑颜面血管瘤病等。神经纤维瘤病(neurofibromatosis)分为Ⅰ、Ⅱ两型,两者发生病变的部位和性质有所不同,其中Ⅰ型又名 von Recklinghausen 病,占 90%。

104. von Recklinghausen Ⅰ综合征的临床特征是什么？

神经纤维瘤多见于脊神经,分布于颈和四肢神经干,呈串珠状或丛状。中枢性神经纤维瘤以听神经、三叉神经和马尾神经常见。皮肤有多发结节与多发的色素斑并存。本症常并发其他脑肿缩,如脑膜瘤、神经鞘瘤和胶质瘤和(或)先天畸形。男性多见。约 1/2 的病例有骨骼改变,约 1/1 000 神经纤维可恶变,还可并发甲状旁腺功能亢进和肢端肥大症。

105. von Recklinghausen Ⅰ综合征麻醉管理所面临的问题是什么？

术前根据神经纤维瘤的部位,考虑气道问题,注意可能合并甲状旁腺功能亢进和肢端肥大症。

106. 什么是 Robinow 综合征？

Robinow 综合征是 1969 年 Robinow 等人首先报道了 4 例有明显畸形的患者,描述了一种罕见的以肢体中部短小、半椎体、特征性的面部畸形和生殖系统发育不足为主要特点的新的矮小综合征。Robinow 根据患者的表现首先采用"婴儿面综合征"(fetal face syndrome)这个名称,并一直延续很多年。也有专家称其为 Robinow 侏儒症,合并面部和生殖器异常的肢端发育不全征,肋椎节段和肢中断综合征。

107. Robinow 综合征的临床表现是什么？

Robinow 综合征在临床上,主要集中表现在以下几个方面:骨骼畸形和生殖系统等内脏异常;颅颌面部特征性的异常;颅颌面部特征性表现为头部异常大(大头畸形);前额部膨隆;鼻短小、向上翻,鼻孔朝前(朝天鼻);鼻背凹陷低平,鞍鼻畸形;鼻根部宽大;腭盖高拱;嘴宽而阔大或呈三角形,上唇成帐篷形,人中长呈倒 V 形,由此可引起切牙和牙龈的暴露;可出现上唇裂伴或不伴有腭裂(一般不是正中裂)。

108. Robinow 综合征麻醉管理所面临的主要问题是什么？

骨骼畸形和生殖系统等内脏异常，生长发育迟缓，困难气道。

109. 什么是 Larsen 综合征？

Larsen 综合征，又称腭裂平脸先天性脱位综合征、平脸-短甲-多关节脱位综合征等。大部分病例为常染色体显性遗传，亦有散发的报道。

110. Larsen 综合征的临床特征是什么？

① 面部：扁平面型，鼻梁塌陷，眼距过宽。② 骨骼：表现为手指呈假棒状及多个关节脱位，如桡骨小头、胫骨前脱位，髋关节脱位等。部分病例有脊柱侧弯，颈胸椎异常，颈椎不稳定。③ 部分患者合并喉与气管软化等。④ 其他：30% 的患者合并腭裂，部分患者合并心血管异常。

111. Larsen 综合征麻醉管理所面临的主要问题是什么？

颈椎不稳定及脱位，气管插管困难，喉与气管软化，反复发生呼吸道感染，恶性高热。

112. 什么是 Walker-Clodius 综合征？（常见眼病综合征）

EEC 综合征又称唇腭裂虾爪综合征或 Walker-Clodius 综合征，首次由 Eckoldt 和 Martens 于 1804 年报道，是一类以先天性缺指（趾）、并指（趾）或手足裂，外胚叶发育不全和伴或不伴腭裂的唇裂三联征为主要临床表现的综合征型唇腭裂。该病除了典型的三大表现外，还可累及全身各个系统，包括泪囊炎、泌尿生殖系统畸形等。

113. Walker-Clodius 综合征的临床特征是什么？

以先天性缺指（趾）、并指（趾）或手足裂，外胚叶发育不全和伴或不伴腭裂的唇裂三联征为主要临床表现的综合征型唇腭裂。

114. Walker-Clodius 综合征麻醉管理所面临的主要问题是什么？

患儿营养状况，合并其他系统疾病。

第三章

115. 什么是 Hallermann-Streiff 综合征?

Hallermann-Sterif 综合征是一种以身材矮小、头面部与眼部畸形、毛发稀少为特征的先天性疾病。所有病例均为散发,无性别差异。

116. Hallermann-Streiff 综合征的临床特征是什么?

匀称性身材矮小。① 颅面特征：面型小,鼻窄,弯曲而细长,颏部后缩,头颅宽大畸形,额、顶部突出呈"鸟样面容"。下颌骨发育不全,双额中央有凹陷。升支短,无髁突或关节窝发育不全。毛发稀少与眼部畸形。② 中枢神经系统：智力障碍占15%~31%,部分患者还有活动亢奋、舞蹈病和癫痫。③ 其他：心血管畸形等。

117. Hallermann-Streiff 综合征麻醉管理所面临的主要问题是什么?

气管插管困难,肺部感染,中枢神经系统病变,心血管畸形。

118. 什么是 Crouzon 综合征?

Crouzon 综合征又名颅面骨发育不全,较为罕见,由法国神经病学家 Crouzon于 1912 年首次报道并由此命名。本病患者由于颅缝的提前闭合,颅盖骨停止生长,不能与脑组织的生长协调发展,最终导致患者有严重的形态和功能异常,这种颅缝在大脑发育成熟前提前骨化闭合的病理状态称为颅缝早闭症。本综合征属于颅缝早闭症的一种。

119. Crouzon 综合征的临床特征是什么?

Crouzon 综合征的典型表现为突眼,反𬌗,睡眠憋气,颅腔狭小。除了外貌异常外,Crouzon 综合征宝宝常会合并多种器官功能障碍,如颅内压增高、脑积水、癫痫、智力发育落后;强制性口呼吸、打鼾、呼吸暂停;视力进行性下降;听力减退甚至耳聋等问题。

120. Crouzon 综合征麻醉管理所面临的主要问题是什么?

困难气道;注意术前用药;神经系统：如果颅内压升高,请注意术前用药;如果出现眼球突出,眼睛需要保护。

121. 什么是 Pierre Robin 综合征?

Pierre Robin 综合征是一种以小颌畸形、腭裂、舌根后坠、吸气性上呼吸道梗阻为特征的先天性疾病，它属于下颌颜面畸形的一种。其病因不明，可能与遗传或孕期营养不良及病毒感染有关。在新生儿中的发生率约为 1/50 000，由本病所引起的呼吸道梗阻死亡率高达 30％～50％。

122. Pierre Robin 综合征的临床特征是什么？

患儿出生时有明显的小颌畸形，侧面观察尤其明显。下颌后缩，常伴腭裂和高腭弓。舌大、舌肌无力，后移的小颌推动缺乏支撑的舌根而后坠，舌根后坠与咽后壁相贴或口咽峡缩小，引起上呼吸道梗阻。由于喂养困难、营养不良，患儿多发育迟缓、身材矮小。语言发育障碍，主要是口舌畸形和呼吸障碍所致。颅面及躯体畸形。心血管畸形。

123. Pierre Robin 综合征患者麻醉管理所面临的主要问题什么？

生长发育迟缓，气管插管困难，合并心血管畸形。

124. 什么是 Nager 综合征？

Nager 综合征是以下颌颜面异常、拇指发育不全或缺失及桡骨发育不全或缺失为特征的先天性畸形，多为散发，亦有家族性报道。其原因不明，可能与胚胎期外胚叶端峰受损有关。

125. Nager 综合征的临床特征是什么？

下颌颜面异常。身材矮小，髋关节脱臼，拇指发育不全或缺失，约 50％ 的病例伴有桡骨发育不全或缺失。部分患者表现为精神迟钝及合并心脏、泌尿生殖系统畸形。

126. Nager 综合征患者麻醉管理所面临的主要问题什么？

气管插管困难，身材矮小，合并心脏、泌尿生殖系统畸形。

127. 激光的原理是什么？

原子的运动状态可以分为不同的能级，当原子从高能级向低能级跃迁时，会释放出相应能量的光子（所谓自发辐射）。同样的，当一个光子入射到一个能级系统并为之吸收的话，会导致原子从低能级向高能级跃迁（所谓受激吸收）。然后，部分跃迁到高能级的原子又会回落到低能级并释放出光子（所谓受激辐射）。

128. 激光术的特性是什么？

第一,激光具有高度单色性,它的光子具有窄频带的波长,不像普通光那样包含了大范围光谱的波长。第二,激光具有高度的同步性,激光束中的光子在电磁场中同步震荡,而普通光的光子在电磁场中的震荡是随机的。第三,激光光线聚集程度最高,而普通光则因为散射的原因无法使能量集中。

129. 激光器由哪些构成？

激活介质,可以是固体、液体或气体。能量源,可以是光激励、电激励或放射性激励等,用以激发或泵发介质。共振激光反射镜,以提高效率。

130. 激光的生物效应是什么？

激光与生物组织发生作用取决于生物组织对各种波长的激光吸收特性及激光束能量的大小。激光与生物组织的作用主要分为激光的热效应和非热效应。非热效应包括电磁场效应、压力和冲击效应、光化学效应等。激光的热效应是激光照射引起的组织温度升高而产生的效应。

131. 激光手术治疗的作用是什么？

激光密度由低到高会依次产生切割、烧灼、凝固、生物刺激等不同的治疗作用。据此,临床上可用一种激光来治疗多种病变。例如,二氧化碳(CO_2)激光既可用来促进创面愈合又可用来治疗淋巴瘤。

132. 激光手术的并发症是什么？

使用激光的相关危险可分为五类：大气污染,组织或血管穿孔,栓塞,不适宜的能量传递,气管内导管燃烧。

133. 激光手术麻醉医师需要关注的问题有什么？

眼睛保护,混合呼吸气体的使用,气管导管的保护。

134. 气道着火如何处理？

立即移去火源,停止通气,暂时把呼吸环路部分脱离麻醉机。着火的材料应用水熄灭,给予患者100%的氧,麻醉应维持。然后行直接喉镜或支气管镜检查受伤情况,去掉灰烬。

135. 根据不同类型的起火,该如何处理?

如果是小型的发焰式起火,可轻柔地行支气管灌注,再用纤维内镜检查更远端气道。如有明显气道损伤,患者应重新插管。仅累及导管外壁的小火不大会引起气道损伤。如有重伤,可行低位气管切开。如内部起火的上气道损伤比较严重,需要检查患者的口咽、面部,行胸片拍摄,热量或烟吸入引起的肺损伤需要长时间的留管治疗,机械通气。大剂量激素的短期冲击疗法也许有帮助。

136. 二氧化碳激光的基本特性是什么?

CO_2 激光具有高亮度、高单色性、相干性好、能量转换率高的特点,故最适合进行精细精确的切割。

137. 二氧化碳激光在口腔颌面手术有哪些应用范围? 有哪些优点?

颌面部良性肿瘤及瘤样病变,如牙龈瘤、皮肤黑素痣等,深部的脉管畸形,如舌的静脉畸形,甚至巨舌症等,恶性肿瘤的手术,CO_2 激光适应证尚处于探索阶段,开展应用不多,仅有的研究初期舌癌患者中开展。

利用 CO_2 激光对口腔颌面头颈部浅表病变进行切除,能够对病变组织进行精细的气化、切割或修复,同时又可获得满意的止血效果,术后并发症少,可取得良好效果。

138. 什么是口腔癌?

口腔癌是发生在口腔的恶性肿瘤,绝大多数属于鳞状细胞癌,根据病变累及范围,可分为:舌癌、唇癌、颊癌、腭癌、牙龈癌、口底癌等。

139. 口腔癌如何治疗?

以手术为主的综合治疗,而手术后的缺损对患者美观、语音及功能影响极大,会严重影响患者的生活质量。游离皮瓣重建手术作为修复缺损的一种手段,目前在临床上被广泛使用,其不仅能修复手术创面,而且对患者的功能有很大改善,对患者后期融入社会起着至关重要的作用。

140. 口腔颌面颈部肿瘤术前检查时需要注意的特殊问题是什么?

肿瘤生长影响患者的张口情况,肿瘤生长影响下颌托起,肿瘤组织在生长部位对插管导管径路的影响。

141. 上唇部位肿瘤对麻醉插管有何影响?

　　生长在这一部位肿瘤常见的是血管瘤和上唇癌肿,术前必须检查判断影响程度有多大,试探如何牵拉开肿瘤才能较好地不影响经口插管视野。若瘤体能牵开,一般可经鼻、经口气管插管,若肿瘤系实质性肿瘤,不能牵拉开来,评估经口或经鼻插管显露声门确实存在困难时,应在备气管切开情况下行气管插管,如肿瘤完全影响气管插管开口视觉线,应放弃插管计划,手术时先行气管切开,后行麻醉,以防发生意外。

142. 颊部肿瘤对麻醉插管有什么影响?

　　在肿瘤还未累及肌肉群时,不影响张口度,一般不会妨碍气管插管。如肿瘤发展累及颊肌、咀嚼肌时会影响到张口程度,严重时会导致牙关紧闭,这种情况在排除肿瘤不妨碍经鼻插管径路时,可在清醒状态下保留自主呼吸,实施慢诱导经鼻盲探气管插管。

143. 上腭肿瘤对麻醉插管哪些影响?

　　首先评估的问题是能否经面罩通气供氧,如果不能,须采用气管切开术后再麻醉或清醒状态下加表麻的方法行气管插管。其次术前检查询问患者,生长肿瘤一侧鼻孔是否通气,如通气不好,一般鼻道受肿瘤侵袭较明显,麻醉时应改健侧鼻孔插管。再次询问患者鼻孔平时有无血性分泌物流出,如有应改用经口气管插管较适宜。最后需评估问题是鼻道中部是否受肿瘤累及,如有一般经口插管较适宜。

144. 舌部肿瘤对麻醉插管有什么影响?

　　舌部肿瘤一般不妨碍插管视线和患者的张口度,但咽喉镜置入时,动作应轻柔,否则碰伤肿瘤组织易出血,模糊插管视野。

　　较大肿瘤可向后侵犯舌根、咽壁,术前检查评估主要是能否在置入咽喉镜时看清会厌、喉头,考虑通过时会不会引起肿瘤组织损伤出血,致误吸窒息。

　　如从X线片上或张口检查时肿瘤侵犯到咽腭弓时,患者张口会受限,插管难度较大,这种情况应做气管切开。

145. 牙龈肿瘤对麻醉插管有何影响?

　　术前检查评估牙齿有无松动和出血可能,如有需心中有数,并准备相应措施,应付其事态发生。如气管切开包、吸引器、纱布压迫止血等。

巨大牙龈瘤也可妨碍插管视线和径路,如肿瘤组织侵犯磨牙后区肌腱和翼内肌时,可致患者张口度受限,插管成为困难,应放弃经口插管方法,改用其他方法。

146. 口底肿瘤对麻醉插管有哪些影响?

术前检查需评估囊肿能否"吐"出或牵拉出口腔,咽喉镜能否置入口腔,起码显露会厌,如不能,应放弃经鼻或口气管插管术,改为通过气管切开建立气道后。如果能显露会厌,麻醉应在清醒状态下表麻的方法行气管插管。

147. 腮腺区肿瘤对麻醉插管有何影响?

腮腺区良性肿瘤一般不致张口受限,影响插管径路,但有些晚期恶性肿瘤,如广泛局部浸润及颊肌受累会影响张口度,并影响麻醉诱导时托起下颌,行人工通气和供氧,术前应检查评估张口度有多大,下颌能否托起,以利决定麻醉诱导和插管方式或行气管切开。

148. 颏颈部肿瘤对麻醉插管有什么影响?

① 肿瘤体是否将声门、气管挤压至健侧,如果是,插管时将健侧向患侧推移。② 患者头颈是否后仰受限,这将导致喉头抬高。插管时可以垫肩,并同时压迫喉头,在临床实际过程中,经鼻插管较经口插管容易。③ 颈部肿瘤组织是否压迫气管,压迫程度如何,持续时间多长,平时有无呼吸困难体征,X 线片显示气管是否被侵犯,管壁有无软化,术前都必须了解清楚,评估困难气道程度,进而制定决策。

149. 小儿颈部囊性水瘤对麻醉插管有何影响?

巨大囊肿如不侵犯咽喉、声门及气管,麻醉诱导插管一般无困难。若侵犯咽喉、声门及气管时须评估患者平常有无通气困难,如有严重呼吸困难,术前应行气管切开后麻醉;如平常无呼吸困难,应在清醒状态下加表麻的方法行气管插管。评估应考虑到手术如切除咽喉或气管周围组织以及手术创伤引起的局部组织肿胀可能引起术后窒息发生,如可能性较大则须在术毕做预防性气管切开。

150. 舌根、咽部肿瘤对麻醉插管有何影响?

麻醉者术前难以检查,只能认真仔细阅读 X 线片、CT 片和口腔专科医生口内检查情况描述以及有关手术者对于手术方式和肿瘤所侵犯部位的讨论,评估是否妨碍经口或经鼻气管插管,插管后导管术中会否妨碍手术进行,手术后由于咽壁肌肉结构改变、拔导管后会否引起呼吸道梗阻。如有可能发生上述任何一项,都应放弃气管插管,改气管切开术。

151. 肿瘤术后再次麻醉对麻醉插管有什么影响?

第一次手术所形成的瘢痕、张口度及头后仰的程度将定麻醉诱导和插管方法的选择,如张口度<1 cm,头后仰度又较小,临床一般应放弃气管插管,尽早采取气管切开术。

152. 下颌骨手术后对麻醉插管有哪些影响?

下颌骨手术后的患者,原来附着口底的肌肉包括颏舌骨肌、下颌舌骨肌和颜舌肌失去原有依附点,左右两侧肌肉群收缩产生不平衡,使舌根移位,咽喉变得窄小,麻醉诱导后上述肌肉群失去张力、塌陷,堵住声门口。

153. 已行一侧颈淋巴结清扫术对麻醉插管有何影响?

原手术已做一侧颈淋巴结清扫术,现施行另一侧颈淋巴清扫术患者,由于术后静脉回流受阻,患者术后均较易发生口底、咽喉、颈部软组织水肿而导致气道梗阻,需对此加以应对。

154. 口腔癌游离皮瓣缺损修复手术对麻醉插管有什么影响?

术前应检查评估张口情况,下颌托起情况,患者平时吞咽、咳嗽、肌肉群协调情况如何。上述情况如果不好,均不宜行快速麻醉诱导,宜做慢诱导,保证呼吸肌张力存在及清醒状态下插管更为安全。如已做气管切开、又行同期修复术患者可经气管切开处置管通气和麻醉。

155. 经鼻气管插管的优点是什么?

全身麻醉下经鼻气管插管是口腔颌面部肿瘤手术麻醉的基本方法。它将呼吸道与口腔相互隔开。除上腭肿瘤手术首选经口腔气管插管以外,其余手术以经鼻腔气管插管更为常用。

156. 经鼻气管插管鼻孔如何选择?

原则上应当选择手术对侧鼻孔插入。导管出后鼻孔时,在左鼻孔位置其突前部分(即斜面顶端)是靠近中线的,容易进入声门;而右鼻孔位置的突前部分靠右,容易阻于右侧犁状窝或右侧桡状皱襞。插管前先以吸引管探查一遍，并用灯光检查鼻前庭、中隔，中隔明显偏向一侧时，该侧不宜行气管插管。

157. 鼻腔插管操作中鼻腔大量出血如何处理？

处理原则首先是保护并维持气道通畅，其次才是止血。其办法包括留置该导管不动，不要向外拔出，此时它能起到压迫出血点的作用。设法使血液向口鼻腔外引流并强力吸引，同时进行口腔插管并清除已侵入气管的血液。待气道通畅已有保障，才从容设法制止出血。

158. 口腔癌游离皮瓣如何选择与评估？

术前需根据组织缺损设计皮瓣大小、仔细评估供区血管情况（包括血管管径、有无变异等）、预估血管蒂的长度、设计皮岛的摆放等。目前临床上主力游离皮瓣有：前臂桡侧皮瓣、股前外侧皮瓣、腓骨肌皮瓣、髂骨肌皮瓣等。

临床上关于供区血管评估的方法很多，各有优缺点，常用的有：多普勒超声、计算机断层扫描血管造影、磁共振血管造影、吲哚菁绿荧光血管造影、动态红外热成像等。

159. 口腔癌受区血管如何选择与评估？

临床上常常根据缺损的位置选择与其相邻近的血管作为受区血管。

结合所选择血管的特定解剖部位，术前进行临床触诊，若有手术史，则可参照之前的手术记录；对于影像学评估方法，常规辅以多普勒超声进行评估，若多普勒超声不明确时，则增加血管造影等。

160. 口腔癌患者气道状态如何评估？

在访视时应常规检查患者张口度、甲颏间距、胸颏间距、头颈活动度、颈围、下颌骨长度、上下唇咬合试验、改良 Mallampati 评分等。甲颏高度≤49 mm 被认为是喉镜暴露困难的独立危险因素。对于二次手术的患者应详细评估既往手术对患者气道的影响，并观察口内肿瘤是否易于出血。

患者的头颈部 CT 或 MRI 对气道评估有重要意义。

161. 口腔癌患者为什么需要营养状态的评估？

口腔癌患者营养不良发生率高达 80%，因此早期评估患者的营养状态并及时采取相应的干预措施,对于口腔癌患者具有重大意义。特别应对于患者术前贫血的指标加以评估并制定改善方案。

162. 口腔癌患者如何进行营养状态的评估?

推荐使用营养风险筛查 2002(The Nutritional Risk Screening 2002,NRS - 2002)对口腔癌住院患者进行营养风险筛查。建议同时结合患者饮食摄入、骨骼肌含量、体力活动、体脂成分和全身炎症程度对患者行营养评估。

163. 口腔癌患者如何进行呼吸系统评估?

术前应明确患者的活动耐力情况和肺部疾病情况。对于合并严重肺部疾病的患者,术前应做肺功能和血气分析检查。并训练患者练习咳嗽、排痰并进行深呼吸锻炼,让患者熟悉呼吸治疗设备和体位引流方法,以减少术后发生肺部感染、肺不张的风险。

164. 口腔癌患者如何进行心血管系统评估?

对所有患者术前进行运动耐量及心血管危险性评估。采用 Goldman 心脏危险指数分级和纽约心脏协会(New York Heart Association,NYHA)分级评估患者心功能状态。对于心脏危险指数分级高危的患者,建议对患者心脏功能行优化治疗,没有急性心功能衰竭和心肌缺血症状后再进行手术。

165. 口腔癌患者如何进行肝肾系统评估?

主要结合患者病史评估其是否存在严重肝肾疾患或正处于慢性肝肾疾病的急性发作期,以及患者目前肝肾功能状态。采用 Child-Pugh 分级及肾小球滤过率评定肝肾功能,Child-Pugh 分级 C 级的患者术前应纠正低蛋白血症,降低围术期并发症发生。术前肾功能异常的患者应予以治疗改善,糖尿病、RAAS 阻滞剂、低蛋白血症、贫血等是术后急性肾损伤的高危因素。

166. 口腔癌合并糖尿病患者如何评估?

合并糖尿病的患者应当复查血糖和糖化血红蛋白水平,择期手术糖化血红蛋白水平应低于 8.0%。术前评估应注重评估器官损伤和血糖控制。

167. 口腔癌合并甲状腺功能异常患者如何评估？

严重的甲状腺功能亢进或甲状腺功能减退可能会增加围手术期风险。稳定型的甲状腺机能异常患者，可施行择期麻醉和手术，手术当日需持续甲状腺替代治疗和丙硫氧嘧啶等抗甲状腺药物。

168. 口腔癌患者如何进行认知功能评估？

认知功能障碍与手术预后差相关。推荐采用 Mini-Cog 作为术前认知功能快速筛选工具；如果 Mini-Cog 筛查阳性，应行痴呆的进一步临床评估。术前评估的结果可以作为术后认知功能评估的基线值。

169. 口腔癌患者如何进行血栓风险评估？

术前凝血功能检查有助于评估患者凝血功能状态，凝血异常者可进一步行血栓弹力图及凝血因子检查以明确具体原因。

170. 口腔癌患者为什么需要关注出凝血功能？

口腔癌患者、复杂性大型手术、化疗和长时间卧床均是静脉血栓栓塞症的危险因素，术后深静脉血栓形成发生率可达 30%，致死性肺栓塞发生率近 1%。

171. 口腔癌患者如何进行术前疼痛评估和控制？

术前进行充分的疼痛评估，包括躯体和精神疾病情况、伴随的药物治疗情况、慢性疼痛史、药物滥用情况等，根据患者具体疼痛原因及自身身体状况合理选择镇痛方案。阿片类镇痛药物、非甾体抗炎镇痛药及对乙酰氨基酚、曲马朵、加巴喷丁和普瑞巴林等均可用于术前镇痛。

172. 口腔癌患者为什么需要衰弱评估？

老年患者不仅更易罹患其他重要脏器的并发症，并且机体的各项生理储备功能明显降低。衰弱是术后不良事件发生率高的独立预测因素，会致使脏器功能障碍甚至衰竭、死亡、失能、谵妄及跌倒等负性事件的风险大大增加。目前基于老年综合评估（Comprehensive Geriatric Assessment，CGA）的多维衰弱状态评分（Multidimensional Frailty Score，MFS）是术后并发症和 6 个月死亡率的最佳评估工具。

173. 口腔癌如何进行术前宣教?

术前告知患者其在围术期治疗中的角色及作用,尽量缓解患者紧张、焦虑情绪。同时应指导患者戒烟戒酒,改善生活习惯,适当增加运动锻炼,可以缩短患者住院时间,促进术后康复。

174. 口腔癌术前如何评估凝血功能?

术前凝血功能检查有助于评估患者凝血功能状态,凝血异常者可进一步行血栓弹力图及凝血因子检查以明确具体原因。口腔癌患者、复杂性大型手术、化疗和长时间卧床均是静脉血栓栓塞症的危险因素,术后深静脉血栓形成发生率可达30%,致死性肺栓塞发生率近1%。建议中、高危患者(Caprini 评分≥3 分)手术前2~12 小时开始预防性抗血栓治疗,并持续用药至出院或术后 14 天。

175. 口腔癌术前抗凝药如何调整?

抗血小板药(如阿司匹林)及抗凝药物(如华法林)需权衡出血及血栓风险后针对性选择应用与否。必要时需选择低分子肝素或普通肝素桥接抗凝,避免围术期血栓形成的同时减少术中出血,术后尽快抗凝治疗。对于合并冠心病患者接受介入治疗术后,根据其置入支架类型和时间来调整药物。

176. 口腔癌患者接受放化疗后,会产生什么影响?

口腔癌患者接受放疗后,可出现皮肤和软组织纤维化及颌骨放射性骨髓炎,引起困难气道,放疗位置在下颌颈部时喉镜暴露会更困难。

177. 口腔癌手术如何选择插管方式?

口腔手术由于主要手术操作位于口内,一般选择经鼻腔气管插管,健侧鼻腔插管可减少术中损伤气管导管的可能性。麻醉医师应在充分评估气道后再决定插管方式,对于可完全配合的插管困难患者,可选择清醒插管;不能完全配合者可选择保留自主呼吸插管。

178. 口腔癌手术行上颌骨截骨时容易发生什么情况? 以及如何处理?

经鼻气管插管由于沿鼻咽腔走行,上颌骨截骨时可能被电锯或骨凿损伤,在截骨时应关注气管导管位置,谨慎操作。如手术医生术中不慎损伤导管,应立即通知麻醉医师,用纱布填塞损伤位置,配合麻醉医师更换气管导管。更换气管导管的时候使用气道交换管(Airway exchange catheter，AEC)可以提高换管的成功率，缩短换管时间，紧急状态下也可以通过 AEC 高频通气供氧，但应注意可能发生气压伤。

179. 口腔癌手术麻醉术中麻醉监测的需要关注什么?

口腔癌游离皮瓣修复术由于手术范围大、手术时间长，除常规麻醉监测项目外，还应包括有创脉血压监测等血流动力学监测，老年患者建议行麻醉深度监测，避免由于麻醉过深或过浅导致术后谵妄或远期认知功能障碍。

180. 口腔癌手术术后气道管理选择需要考量的因素有什么?

① 手术部位导致患者长期存在上呼吸道梗阻问题，可能会长期戴气切管；② 水肿、出血等高风险期导致上呼吸道梗阻；③ 误吸导致吸入性肺炎；④ 颈部术区出血风险；⑤ 非计划二次手术可能性。

181. 在口腔癌手术中，建议术后气管切开的手术有什么?

全舌全口底切除并游离皮瓣修复手术；双侧颈淋巴清扫手术；全下颌骨切除并骨瓣修复或钛板联合软组织瓣修复手术；口咽癌切除并修复重建手术。

182. 在口腔癌手术中，建议术后保留气管导管的手术有什么?

后颊癌切除并修复重建手术；上颌骨扩大切除并修复重建手术；涉及半侧下颌骨、半侧口底前部病灶切除及修复重建手术；1/2 舌及口底后部切除并修复重建手术；颅底手术；有非计划二次手术可能性，如皮瓣危象探查；同期行单侧治疗性/根治性颈淋巴清扫手术。

183. 在口腔癌手术中，建议术后可直接拔管的手术有什么?

1/3 舌切除但未涉及口底缺损的修复重建手术；未涉及下颌骨颏部、口底前部的病灶切除及修复重建手术；上颌骨次全切除并修复重建手术；唇及前颊癌切除并修复重建手术；同期单侧预防性颈淋巴清扫手术。

184. 口腔癌游离皮瓣缺损修复手术术中呼吸如何管理?

采取肺保护性通气功能策略，给予小潮气量(6～8 mL/kg)、5～8 cmH$_2$O 呼气末正压(PEEP)，同时间断予以手法肺复张，拔管前予以肺复张手法可以减少术后肺不张的发生。

185. 口腔癌游离皮瓣缺损修复手术术中循环如何管理？

推荐使用目标导向的液体治疗方案,通过监测每搏量、心排出量、外周阻力、血压和尿量个体化的液体治疗方案。建议维持血细胞比容＞30％,以维持血黏度和游离皮瓣组织的氧合。

186. 口腔癌游离皮瓣缺损修复手术术后皮瓣怎么观察？

要注意观察皮瓣颜色、质地、动脉搏动、张力、毛细血管充盈时间、皮瓣肿胀情况、皮瓣温度、针刺试验等方面,称为临床皮瓣观察的"黄金标准"。

187. 口腔癌游离皮瓣缺损修复手术围术期能不能应用血管活性药物？

在血管吻合期,由于皮瓣要求较高的灌注压,应适当提高血压至术前水平,小剂量使用血管活性药物维持血压可以减少输液量,减轻水肿。手术中使用血管活性药物如去甲肾上腺素可以增加外周阻力提升血压,进而增加游离皮瓣的灌注,虽然同时也会一定程度收缩皮瓣区域血管,但研究已经证实,使用缩血管药物提升血压对皮瓣存活是有益的。

188. 口腔癌游离皮瓣缺损修复手术低体温的危害及处理是什么？

低体温会导致血管收缩、凝血功能下降、血液黏度升高等问题,发生动脉血栓和皮瓣失败的风险更高。由于游离皮瓣手术供应位置,在行下肢皮瓣和髂骨瓣时,无法在术中使用棉被或加温毯。手术中应适当提高室内温度,使用输液加温装置及已加温的液体,也可使用加温垫予以保温,建议保持体温 36～36.5℃。已出现低体温的患者,手术结束后应立即覆盖加温毯以提升体温。

189. 口腔癌游离皮瓣缺损修复手术术中驱血有什么要求？

腓骨瓣、小腿肌皮瓣及前臂瓣需在供区驱血以减少术中出血,上肢驱血时间不应超过 60 分钟,下肢驱血时间不应超过 90 分钟,两次驱血应间隔 5～10 分钟。在驱血带放松前应快速补液,缓解一过性低血压,驱血结束后应行动脉血气分析,维持酸碱及电解质平衡。

190. 口腔癌游离皮瓣缺损修复手术术后镇痛如何管理？

镇痛药物首选阿片类药物，非甾体抗炎药作为阿片类药物的补充，推荐使用帕瑞昔布钠（40 mg/12 小时，不超过 3 天），或氟比洛芬酯（50 mg/次，3～4 次/日，日剂量不超过 200 mg）。对于清醒的患者，应用 NRS（数字评分法）或 VAS（视觉模拟评分）维持在 3 分以内，目标为 0 分。供区镇痛也可采用外周神经阻滞镇痛，臂丛、股神经、腓总神经阻滞可以有效地控制前臂、股前及腓骨供区的疼痛。

191. 口腔癌游离皮瓣缺损修复手术术后带管或气管切开者需要什么处理？

术后因带管或气管切开需处于镇静状态的患者，镇痛程度以 COPT（重症患者疼痛观察工具）评分维持在 0～1 分。镇静药物可选择丙泊酚和右美托咪定，镇静深度以 RAAS（躁动镇静评分）评分维持在 −2～0 分；非药物疗法可作为辅助性方式，如穴位刺激疗法和心理安抚等，药物治疗与非药物治疗应综合使用。

192. 口腔癌游离皮瓣缺损修复手术术后恶心呕吐如何处理？

游离皮瓣术后的患者由于在苏醒后吞咽血液及分泌物，术后可能发生恶心呕吐。恶心呕吐，导致口内伤口感染或裂开，术后应当尽早开始恶心、呕吐的防治。常用药物为高选择性 5 - HT3 受体拮抗药，昂丹司琼、托烷司琼、格雷司琼等，同时可复合使用苯甲酰胺类如甲氧氯普胺、丁酰苯类如氟哌利多或皮质激素类如地塞米松、甲泼尼龙等。

193. 对于老年患者，口腔癌游离皮瓣缺损修复手术术后需要关注什么情况？

对于老年患者，疼痛刺激可能诱发不良事件，如术后谵妄，需针对高危术后谵妄风险者使用 CAM-ICU 谵妄评估量表进行谵妄的筛查和诊断。对于术后已有苏醒迹象，甚至出现烦躁、激惹行为的患者，予以保护性约束，避免意外拔管。

194. 上颌骨切除术术中如何减少截断骨性连接时大量出血？

麻醉手术中采取控制性降压，急性单纯血液稀释，应用止血药等措施，可减少术中出血量，也可考虑自体输血。术中可输入大量平衡液和羟乙基淀粉（手术早、中期）及全血或红细胞。

195. 颌面部巨大神经纤维瘤手术麻醉管理需要注意什么？

由于肿瘤巨大，手术所需时间冗长，麻醉时间长、出血量极多，能达 2 000～

4 000 mL,输液输血多,麻醉处理难度大,极易产生各种并发症。因此,麻醉需慎重处理。

196. 减少手术出血的措施有什么?

麻醉手术中采取控制性降压、急性单纯血液稀释以及应用止血药等措施,可减少术中出血量,也可考虑自体输血。术中可输入大量平衡液和代血浆(手术早、中期)及全血或红细胞。

197. 控制性降压有什么方法?

① 吸入麻醉药:常用药物有七氟烷、异氟烷等,这些药都可以不同程度地扩张周围血管、降低外周血管阻力、抑制心肌收缩力以及降低心排血量,加深麻醉时可使血压下降。因此可通过调节吸入浓度,维持所需的低血压水平;② 血管平滑肌松弛药:是目前常用、效果最可靠的降压药物,以硝普钠、硝酸甘油最多使用;③ 神经节阻滞剂:代表药为咪噻芬(TrimethapHan),该药具有交感神经阻滞和直接扩张血管的双重作用及组胺释放作用。

198. 控制性降压需要什么监测指标来减少重要脏器的影响?

① 压力指标如有创动脉血压、中心静脉压等,对评估动脉和右心房的压力、了解器官灌注有重要意义;② 容量指标如心输出量、每搏量变异度、脉压变异度等,主要反映心功能和有效循环血容量;③ 氧供需平衡指标如中心静脉脉搏氧饱和度、脑区域氧饱和度、乳酸等,有助于了解患者的内环境、微循环、组织氧供耗。

199. 控制性降压对大脑有什么影响?

对大脑和心脏造成缺血是控制降压可能会引起的严重损害,特别是大脑皮质动脉的低压效应。脑组织的耗氧量占全身耗氧量 $15\% \sim 20\%$,代谢十分旺盛。脑组织对缺氧十分敏感,控制降压的幅度不应超过脑血管的代偿能力,否则会导致大脑血液供应不足和缺氧。

200. 控制性降压对心脏有什么影响?

① 控制性降压时,维持充足的氧供以满足心肌的有氧代谢十分重要。因此心功能不全、缺血性心脏病的患者不宜使用控制性降压;② 控制性降压时如果血压迅速下降,心电图会出现 P 波降低、ST 段升高或降低、T 波改变和 QT 间期改变,

这种变化与提示心肌缺血发生,但一般具有可逆性。这时应停止降压或适当提高血压。

201. 控制性降压对肺脏有什么影响?

控制性降压时,肺血管的扩张会导致肺动脉降低,加上重力等因素的影响,肺内血液会重新分布,造成生理无效腔增大,从占潮气量的 3％增至 8％,导致通气/血流比值失调。如在降压前输注一定量液体,会使肺血管床得到充盈,可减少降压前后无效腔的增大和通气/血流比值的这种变化。

202. 控制性降压对肾脏有什么影响?

生理状态时,肾血流只是心排血量的 20％～25％,它的平均压(动脉压)在 10.7～2.4 kPa(80～180 mmHg)范围内,由于肾脏血流有自身调节功能,肾血流量可维持在稳定状态。当平均动脉压至 4.7～15.3 kPa(35～115 mmHg)时,肾小球滤过率会随血压下降而发生改变,在收缩压降至 9.3 kPa(70 mmHg)时,肾小球滤过率会急剧下降,导致尿生成暂停,但此时血液灌注量仍能满足肾脏代谢所需。

203. 控制性降压对肝脏有什么影响?

正常生理状态,肝脏血流灌注 80％来自门静脉,20％来自肝动脉,门静脉脉搏氧饱和度和肝脏静脉水平几乎相似,因此,肝主要靠肝动脉供氧。但是由于肝动脉自身调节机制(水平)有限,而门静脉又无自身调节功能,所以低血压状态易导致肝脏缺血性损害。当血压降至 8 kPa(60 mmHg)时,肝脏损害就可能会出现,低血压持续时间越长,肝脏损害程度就会越大。

204. 控制性降压对皮肤、肌肉和微循环有什么影响?

一般临床所见控制性降压对微循环没有明显影响,但动物实验显示,应用硝普钠、硝酸甘油和吸入 2％异氟烷降压会引起皮肤、血流减少,而肌肉的血流增多;应用硝普钠可能损伤微循环,降压中可出现氧分压降低。当然,血压控制适当,供氧充足,降压时一般不会造成对皮肤和微循环的影响。

205. 控制性降压有什么适应证?

需广泛切除或出血较多的手术;巨大血管瘤或动脉瘤手术;精细手术操作及显微外科手术;口腔颌面正颌手术,减少截骨移位后的创面出血渗血;控制麻醉手术期间血压过度升高,防止左心衰、肺水肿、脑出血等并发症;大量输血有困难,或者需限制输血时;眼压增高患者,通过控制性降压使眼压下降,便于手术;涉及颅内的颅颌面手术。

206. 控制型降压有什么禁忌证?

应用者对控制性降压的生理和药理缺乏认识,技术不熟练者或设备不全时;严重心脏病、动脉硬化、严重高血压、脑血管疾病患者;严重肝、肾、呼吸功能不全者;低血容量、休克及循环功能不稳定者;闭角青光眼患者禁用神经节阻滞剂作控制性降压;贫血、营养不良、低蛋白血症、出血性疾病、甲状腺功能低下、糖尿病、重症感染患者;高龄、幼儿、慢性缺氧、缺血性周围血管病患者。

207. 控制型降压有什么并发症?

脑栓塞和脑缺氧;冠状动脉栓塞、心力衰竭和心搏骤停;肾功能衰竭、少尿、无尿;血管栓塞;反应性缺氧;呼吸功能障碍;持续低血压和苏醒延迟。

208. 控制型降压如何防治并发症?

① 术前全面仔细检查,严格掌握适应证;② 降压过程中,精确估计失血量并及时补充,停止降压后,血压长时间不能恢复或尿量不足时,都应考虑是否有血容量不足;③ 血压应根据不同患者具体情况降至适当水平,心电图出现心肌缺血变化时,应停止控制性降压;④ 尽可能将手术部位抬高,以促进静脉血回流,减少静脉及毛细血管出血;⑤ 保证呼吸道通畅,充分氧供;⑥ 利用各项监测维持患者心血管功能状态稳定。

209. 控制性降压期间的麻醉如何管理?

① 一般应在气管插管内全麻下进行,便于呼吸管理及充分供氧;② 降压和升压过程应缓慢,使血压逐渐降低或回升,让机体有适应过程;③ 降压前和降压时尽量补充血容量,以防血压剧降或器官组织灌注不良;④ 尽量缩短控制性降压时间,在手术主要步骤结束后,即停止降压措施;⑤ 手术后移动患者时,应避免患者体位剧烈变动,以防产生体位性低血压。

210. 上颌骨切除术术后什么原因会影响气道管理方式的选择?

手术创伤未累及咽喉部或术毕出血渗出不多时,可待患者完全苏醒后拔除气管导管将患者送返病区。如果咽喉部位手术伤及或出血渗血较多时应做气管切开术。术毕应待血压、脉搏氧饱和度、心率、呼吸末二氧化碳稳定后再送返病房。

211. 如何减少颌面部巨大神经纤维瘤手术的出血以及短时性低血压导致的脑、肾、肝功能影响？

围术期应采用低温麻醉，在以吩噻嗪类药物及肌松剂配合下，全身降温至32～34℃，但不要低于30℃，以免引起心血管功能紊乱；肿瘤部位和脑部降温为重点，温度可降到25～32℃。此措施有利于减少出血和保护重要器官功能。

212. 对于婴幼儿口底巨大囊肿导致的困难气道，该如何处理？

麻醉插管成功关键在于保留自主呼吸和熟练的经鼻插管技术。但先决条件是必须在能显露会厌、舌根情况下（当然能看到声门更好）。术毕应做好防治喉头水肿发生的准备，术中应用大剂量地塞米松能有效防治。

213. 什么是颏颈部囊性水瘤？

一种良性淋巴管瘤，多发于幼儿，巨大时如患儿头一般大，肿瘤可牵扯气管移位，严重时导致呼吸困难。

214. 对于颏颈部囊性水瘤导致的困难气道，该如何处理？

这类患者难以应用面罩行人工呼吸，所以麻醉诱导时必须保持自主呼吸和颈部肌张力，避免使用其他麻醉镇痛药物、肌松药物，以策患者生命安全。

215. 为什么双侧颈淋巴清扫术需要气管切开？

手术后由于静脉回流受阻，术后发生喉头、颈颌水肿比例很高。因此手术后须常规性作气管切开。

216. 颈动脉体瘤术前如何检查患者大脑侧支循环的能力？

压迫患侧颈总动脉30分钟，看有无觉眩晕等症状。若无，则说明代偿健全，手术预后较好。

217. 颈动脉体瘤术麻醉管理需要关注什么？

颈动脉体瘤术会切断或阻断颈总动脉，在切除肿瘤和分离粘连时术野出血量较多，颈总动脉阻断对大脑血供有潜在威胁。手术刺激压迫瘤体周围的颈动脉压力感受器,可能引起循环骤变、心率明显减慢和血压下降。术中要保持足够警惕。

218. 为什么口腔颌面外科手术术后需要准备气管切开包和环甲膜穿刺包?

　　头颈部手术尤其是肿瘤手术,术后发生急性上呼吸道梗阻的机会比其他部位手术多,如处理不及时可能将导致患者大脑缺氧时间过长。因此,肿瘤手术患者,特别是术前有气道处理困难的患者和下颌骨切除超过中线及口底、会厌下颌肿瘤的手术等,如果怀疑术后咽喉、口底有可能发生组织肿胀,则要常规准备气管切开包和环甲膜穿刺包。

219. 口腔颌面部严重创伤患者如何选择气管插管径路?

　　口腔颌面部严重创伤患者应根据手术需要选择气管插管径路,并制订围术期气道管理计划。对于下颌骨、颧弓骨折、口腔严重损伤、气管导管在口腔不易固定的患者宜选择经鼻气管插管(合并颅底骨折是经鼻气管插管的禁忌证);对于颅底、眼眶、鼻部、上颌骨、上颌窦手术宜选择经口气管插管;颏下气管插管也是一种选择,可以提供完全无碍的口腔手术视野;另一种方法是气管切开或者环甲膜穿刺,在此基础上也可以使用硬膜外导管进行逆行气管插管。

220. 为下颌骨髁状突骨折患者行气管插管操作的注意事项有哪些?

　　在下颌骨髁状突骨折但是未移位的情况下,用常规喉镜强行操作下颌骨有可能使下颌骨顶端从颞下颌关节移位。轻柔地使用可视喉镜可能有助于降低此类患者骨折移位的风险。目前临床上通常采用纤支镜引导下的经鼻气管插管,可以在无需对下颌骨施压的情况下完成插管,同时鼻插管也满足了外科手术对术野的要求。

221. 口腔颌面外伤患者术前气管切开的指征是什么?

　　口腔颌面外伤如果出现病理性(非疼痛因素)张口困难伴颅底骨折、气道周边软组织肿胀或有破碎组织、骨片阻挡而妨碍声门显露、全面部骨折(上、下颌骨和鼻骨骨折)应首选气管切开术。

222. 面中部骨折分型 Le Fort Ⅰ～Ⅲ型是如何定义的?

　　上颌骨与鼻骨、颧骨和其他颅面骨相连,骨折线易发生在骨缝和薄弱的骨壁处,临床上最常见的是横断形、分离性骨折。Le Fort 按骨折线的高低位置,将其分为 3 型。① Le Fort Ⅰ型骨折：又称上颌骨低位骨折或水平骨折。骨折线从梨状孔水平、牙槽突上方向两侧水平延伸至上颌翼突缝；② Le Fort Ⅱ型骨折：又称上颌骨中位骨折或锥形骨折。骨折线自鼻额缝向两侧横过鼻梁、内侧壁、眶底、颧上颌缝，再沿上颌骨侧壁至翼突。有时可波及筛窦达颅前凹，出现脑脊液鼻漏；③ Le Fort Ⅲ型骨折：又称上颌骨高位骨折或额弓上骨折。骨折线自鼻额缝向两侧横过鼻梁、眶部，经颧额缝向后达翼突，形成颅面分离，常使面中部凹陷、变长。此型骨折多伴有颅底骨折或颅脑损伤，出现耳、鼻出血或脑脊液漏。

223. 颌面手术控制性降压有哪些手段？

颌面手术中控制性降压通常的方法包括：① 麻醉药物控制性降压：绝大多数的镇静镇痛药、静脉麻醉药、吸入麻醉药都具有降压的作用。适度加深麻醉可以达到术中的控制性降压目的；② 麻醉技术辅助控制性降压：神经阻滞和术区的局部麻醉，可以降低局部操作刺激引起的交感兴奋而导致的血压升高；③ 血管活性药物降压：常用的扩血管药、钙通道阻滞剂、肾上腺素受体阻滞剂都能有效降低血压。

224. 颌面手术中常用的自体输血技术有哪几类？

目前常用的自体输血技术主要有 3 大类：① 术前自体采血技术：适用于无严重心肺疾病，术前无贫血的患者；② 急性等容性或者高容性血液稀释技术：通过适度血液稀释减少同等量失血中的红细胞丢失，又有利于疏通微循环；③ 术区血液回收和回输技术：通常口腔内操作、感染和恶性肿瘤不建议使用该技术，对于颌面部的神经纤维瘤和血管瘤等手术，术区的自体血回收技术已成为临床的常规技术。

225. 为什么说口腔颌面部的位置比较特殊？

口腔颌面部所处位置很特别，左邻右舍很多，它们彼此之间功能关系密切，互有影响。其下方由颈椎支撑，口咽食管贯通其间。口腔颌面部创伤时，处于邻近部位的这些软硬组织也很容易被累及，且它们都是些特殊的器官，常需要各相关科室医师的会诊，以便做出正确诊断和处理。检查要全面，才不会遗漏诊断。

226. 颌面部外伤为什么需要及时止血？

口腔颌面部血运丰富，动脉吻合支特别多，创伤后极易发生大量出血，有的会形成窦腔内积血而被忽略。如发现有活动性出血应立即止血。口腔颌面部之上方有颅底及颅脑组织,上颌窦也处上方位置,它们与口腔颌面都有相通之处。前面有眼球及鼻,有时出血被患者咽下进入消化道,这又是个"无底洞",不能低估,应及时发现并作出正确估计,才不会被假象掩盖。

227. 创伤性休克如何处理?

创伤性休克是疼痛和出血的综合体。成人出血占全身血容量的 20% 即可发生休克。快速输液输血增加其血容量是必要的抗休克措施。麻醉性镇痛药的使用则有一定的顾虑,主要是抑制呼吸的问题。如果这方面的问题能有效防止,则适度应用镇静止痛药对创伤性休克患者是有益的。

228. 下颌骨骨折对麻醉插管有什么影响?

下颌骨骨折导致的骨变形会影响患者张口度,或者完全不能张口;下颌骨骨折还易引起舌床狭窄,舌根后缩,咽喉腔变形,用咽喉镜暴露声门时感觉声门"很高",暴露声门困难。

229. 什么是颏下置管?

颏下径路气管插管法由 Altemir 1986 年首先介绍,该法操作简单、创伤较小,可以避免经鼻插管可能的颅脑损伤,也可以避免气管切开术的并发症,手术可在不被气管导管干扰的情况下对骨折断端进行准确的对位及恢复咬合关系,从而提高骨折的治疗效果。本法适用于复杂面部骨折需行复位内固定、不便经口或经鼻插管及拒绝行气管切开术的患者。

230. 为什么选择颏下置管?

如果骨折累及筛窦、筛板引起颅脑损伤,颅底骨折,脑脊液耳(鼻)漏,鼻骨骨折伴鼻中隔、筛骨损伤、鼻黏膜撕裂、中隔血肿等,均使经鼻气管插管困难,常需要气管切开。然而,气管切开术创伤较大且并发症较多,即使是微创经皮扩张气管切开,也存在出血、感染、伤及喉部神经、纵隔积气、气道狭窄、气胸及拔管后遗留瘢痕影响美观等并发症,不被一些患者接受。

231. 颏下置管如何操作?

评估无困难插管后,采用快速序贯诱导经口气管插管,经皮颏下小切口(约1 cm),使切口与气管导管直径相仿,然后将气管导管从切口处取出,从而使导管与切口皮肤及肌肉形成摩擦固定,加上缝线固定。

232. 颏下置管有哪些禁忌证?

患者拒绝、凝血异常及颏下畸形。

233. 颏下置管的注意事项是什么?

① 颏下切口应避开面神经的分支下颌缘支;② 口内切口应准确做在一侧口底黏膜与牙槽黏膜转折处(即舌下腺与牙槽骨之间),切开黏膜后钝性分离为主,避免伤及舌下腺;③ 自颏下向口底黏膜分离及拔管时应注意充分止血,以防术后出血形成的血肿压迫呼吸道。

234. 口腔颌面外伤患者会出现什么类型的上呼吸道梗阻?

① 吸入性梗阻:多见于儿童和合并有颅脑外伤所致昏迷患者,常常导致呼吸困难或窒息。② 肿胀性梗阻:可能因咽喉部外伤性声门水肿或口底、舌根、颈部水肿或血肿所致。③ 组织移位性梗阻:临床常见于下颌部粉碎性骨折致舌后坠,也见于上颌骨骨折致软腭下垂。

235. 口腔颌面外伤吸入性梗阻患者如何处理?

及时清除梗阻物,立即行气管插管供氧通气,同时吸除气道内的异物、血痰或食物,同时给予皮质激素和抗生素静脉注射。如疑有误吸胃内容物时,须应用生理盐水冲洗气道,以免胃酸导致化学性肺炎。如一时不能清除呼吸道梗阻物,应立即行环甲膜穿刺或直接气管切开,以便及时解除气道梗阻问题。

236. 口腔颌面外伤肿胀性梗阻患者如何处理?

口腔颌面外伤肿胀性梗阻患者临床上表现为进行性呼吸困难,根据症状严重程度可做预防性气管切开术。

237. 口腔颌面外伤组织移位性梗阻患者如何处理?

口腔颌面外伤组织移位性梗阻患者经骨折复位和固定后,便可解除呼吸困难。在排除上呼吸道梗阻原因后,如患者仍有呼吸问题,应进一步检查是否存在胸、肺损伤。开放气胸、活瓣性气胸、严重的血胸、心包压塞以及支气管破裂、横膈膜破裂、心肌挫伤、肺挫伤等,以上情况均可致呼吸、循环衰竭而危及生命,须及时请相关学科会诊协同处置。

238. 口腔颌面创伤清创时需要注意什么?

头面部严重创伤可致大出血,如止血不及时可发生出血性休克而危及生命。对于开放性损伤,应及时清创缝合止血,动脉损伤一般在受伤时即可发现。但少数情况下,由于皮肤伤口小,血管局部可形成血肿压迫达到暂时止血,或由于刺伤致伤物封闭了血管伤口,在清除血凝块和拔除致伤物时会导致急性大出血。如局部止血效果不佳或出血凶猛时应及时紧急结扎颈外动脉、甲状腺上、下动脉、颌内动脉等。

239. 颈部大静脉损伤最危险的并发症是什么?

颈部大静脉损伤,由于静脉壁较薄,并且与周围筋膜黏附,加上胸腔负压,静脉不易塌陷而是张开状态,因而最危险的并发症是空气栓塞,次要问题才是出血,所以应作紧急处理。

240. 出现空气栓塞的紧急处理方法是什么?

立即用纱布填塞伤口,杜绝空气进入静脉,然后寻找伤口止血,修补缝合或结扎静脉。此时,如发生心脏骤停,应考虑到气栓所致,须立即行右心室穿刺抽出空气,使用血管活性药物及心肺复苏。

241. 失血性休克救治的原则是什么?

原则是充分完善止血,以消除休克原因,输血输液补足血容量,合理使用血管收缩剂,必要时使用血管扩张剂(动脉压好,末梢血管收缩时),以改善组织灌注,保证呼吸道畅通、呼吸支持及吸氧治疗,纠正低血糖、电解质及酸碱紊乱。

242. 口腔颌面创伤有哪些常见的颅脑损伤以及临床表现?

口腔颌面创伤时,常见颅脑损伤包括头皮软组织损伤、颅骨骨折、脑膜损伤(脑脊液漏、硬膜下和硬膜外血肿)和脑实质损伤(脑震荡、脑挫伤)。临床主要表现为意识障碍、生命体征波动、眼征表现(瞳孔增大)、神经系统体征、出血和脑脊液漏等。

243. 临床上根据颅脑外伤程度不一，如何进行处理？

① 轻型损伤：卧床休息和对症处理；② 中型损伤：脱水利尿，缓解脑水肿和抗感染；③ 重型损伤：气管插管，呼吸支持供氧，脱水和激素治疗脑水肿，纠正水、电解质紊乱，抗休克。手术清除血肿，抗菌治疗；④ 特重型损伤：气管插管，过度通气，大量使用脱水剂和皮质激素治疗脑水肿、脑肿胀，手术治疗脑内出血（止血和血肿清除），术后高压氧疗及对症处理。

244. 如何辨明颈椎损伤的存在以及如何避免颈椎进一步损伤？

合并颈椎损伤的患者临床表现为颈姿态畸形，局部压痛，活动受损和神经定位症状，普通 X 线片有时不易发现颈椎微小创伤，CT 片可以较好地辨明损伤的存在，处理原则主要是局部制动和颈项固定为主。有颈髓压迫症状者进行手术治疗时，麻醉时颈部不宜过度后仰。

245. 口腔颌面外伤患者如果合并胸腹损伤，术前该如何评估及处理？

仔细观察胸腹呼吸运动，如呼吸运动减弱，应行触诊和听诊以确定是否有肋骨骨折和气胸存在。处理：气胸和血胸术前应放置胸腔闭式引流管才能行气管插管全麻。骨折应及时固定以防止刺伤胸膜和肺引起血气胸。排除腹腔内是否存在脏器破裂和出血，必要时请普外科医生会诊和处理，以防漏诊致患者出血死亡。

246. 上颌骨骨折临床上常见哪些类型？

① 水平骨折：上颌骨呈水平断裂，可以发生在一侧，也可以发生在双侧，而依据骨折线高低，又分为低位骨折和高位骨折。低位水平骨折即 LeFort Ⅰ型骨折。高位水平骨折包括 LeFort Ⅱ型和Ⅲ型骨折。② 矢状骨折：上颌骨呈垂直断裂，骨折线位于正中或正中旁，垂直或斜行向上，将上颌骨分裂为两半。

247. 上颌骨骨折患者如何进行气道管理？

鼻骨或上颌窦骨折可引起单侧或双侧鼻腔阻塞，影响插管通路的选择。上颌骨 Lefort Ⅲ型骨折以及颅底骨折，禁忌经鼻插管。在经鼻经口插管都禁忌时，可选择颏下置管。

248. LeFort Ⅰ型骨折患者气道如何处理？

LeFort Ⅰ型骨折并发症较少，多数能张口，无呼吸困难症状，可选择经口气管插管；为满足手术需要，也可选择经鼻气管插管，但插管过程中如遇骨折累及鼻中隔时要小心，以免引起损伤加重和出血。发生较多出血或插管阻力较大时，应放弃经鼻气管插管术。

249. LeFort Ⅱ型骨折为什么不能经鼻气管插管？

LeFort Ⅱ型骨折在创伤时受力相当大，会有颅底骨折的可能性。如存在颅底骨折往往有脑脊液流出，该类型气管插管应选择经口插管；因骨折线横过鼻底部，经鼻插管不易成功并且易引起颅底部感染，因此，经鼻气管插管应视作禁忌。

250. 什么是颞颌关节？

颞颌关节由颞骨的下颌关节窝、下颌骨的髁状突和关节盘所构成。

251. 口腔颌面外伤患者颞颌关节功能障碍的原因是什么？

一种是关节本身受伤，骨折片嵌入关节腔内，或者是因为咬肌血肿所致，这都是机械性的。另一种是由于创伤后疼痛，或咬肌反射性痉挛所致张口受限制，这是属于非机械性的，能在麻醉后或肌松剂作用后缓解。但若关节损伤超过 2 周，咬肌纤维化，张口受限难以被解除。

252. 对颞颌关节损伤的患者，临床麻醉会遇到什么问题？

颞颌关节受损造成骨折加上邻近组织受损伤后，会阻碍喙突运动，致患者张口受限，甚至牙关紧闭，经口插管难以实施，应采用可视软镜经鼻气管插管或经鼻盲探气管插管或气管切开解决气道问题。

253. 下颌骨骨折依据骨折发生部位有哪些分类？

颏及颏旁骨折、下颌体骨折、下颌角骨折、髁状突骨折、升支及喙突骨折。

254. 下颌骨骨折依据骨折性质有哪些分型？

青枝骨折、闭合性骨折、开放性骨折、简单骨折、复杂骨折、粉碎性骨折。

255. 下颌骨骨折为什么易发生困难气道？

颏部正中粉碎性骨折，两侧下颌舌骨肌的牵拉力向中线方向移位，使下颌骨前端变窄，致舌根向后缩。下颌骨颏部双发骨折，骨折段可被牵拉向舌根部移位，舌骨肌、颊舌肌、下颌舌骨肌等参与这种牵拉力量,使舌根后退。颏孔区骨折,其后端骨折因升颌肌群牵拉而向上方移位,但前端骨折则受降颌肌群之牵位而向下后方(即舌根部)移位,其结果是使口底明显缩小,舌体随之后退,喉镜暴露声门困难。

256. 下颌骨骨体骨折对气道有什么影响?

一般不会引起舌根明显后缩,但可以发生舌根向左或向右的显著性移位,左侧骨折时向右移,右侧骨折向左移,正常口腔的解剖关系因此改变,给气道处理带来困难。

257. 下颌骨骨折对麻醉插管有什么影响?

下颌骨骨折患者在做术前检查时可能发生软组织塌陷,引起气道梗阻。因此下颌骨骨折患者在术前检查时应当有专人陪护并把气道评估好,然后再做检查。下颌骨折患者置入咽喉镜显露声门时由于骨折所致口底和舌根肌肉组织水肿(急性期)或者陈旧性骨折所致肌肉纤维化,声门暴露会有困难。

258. 对于口腔颌面外伤急症患者,我们首先要紧急处理的是什么?

对口腔颌面外伤急症患者,首先紧急处理的是止血和保证呼吸道畅通,防止因休克和气道急性梗阻而随时危及生命。止血和畅通气道需同时进行,勿分先后,在手术者进行止血同时,麻醉者应紧急处理气道。

259. 如果口腔颌面外伤急症患者入手术室已处于急性呼吸道梗阻状态时,我们该如何处理?

患者入手术室已处于急性呼吸道梗阻状态时或患者口底、舌根、颌下及颈部软组织极度肿胀时,或患者口内正在紧急止血,同时又需紧急畅通气道支持呼吸时,这些情况均不宜再考虑气管插管解决气道问题,应争分夺秒的行环甲膜穿刺置入导管行高频通气,或行环甲膜切开置管接麻醉机行呼吸支持和麻醉。口腔颌面外伤麻醉处理总的原则中,最关键且最主要的是气道的正确和有效处理。

260. 口腔颌面创伤合并脑震荡,麻醉医师该如何处理?

颌面创伤患者需要麻醉清创时如有短暂昏迷史,麻醉处理不要大意,因为很可能随着时间推移,颅内病灶进展会出现再昏迷。轻度脑挫伤有时会误诊为脑震荡。因此对于颌面创伤有过短暂昏迷的患者,如果不是一定要立即清创的话,宁可推迟

24 小时,以充分观察颅脑可能的变化。必须立即清创的,最好采用局部浸润麻醉或神经阻滞麻醉,避免全身麻醉。

261. 口腔颌面创伤合并脑挫裂伤和脑干损伤该如何处理?

脑挫裂伤主要指发生在大脑皮层的创伤。轻度脑挫裂伤不需要手术,重度脑挫裂伤的治疗是针对脑水肿。如形成脑疝或有局限性血肿出现应作手术治疗。脑干损伤指中脑、桥脑及延脑的损伤。这些生命中枢受损伤后随时会出现衰竭,以采用生命支持疗法为主,可能需要机械呼吸的支持。

262. 口腔颌面创伤合并颅内血肿该如何处理?

目前,CT 是诊断颅内血肿最有效的手段,可凭 CT 前后数次检查结果来判断是否需立即手术。口腔颌面清创与开颅手术孰先孰后,视何者更威胁生命而定。有时两者同时进行。临床应注意瞳孔变化,单侧瞳孔扩大是临床诊断颅内血肿的可靠依据。

263. 口腔颌面创伤合并颅底骨折应如何处理?

口腔颌面创伤诊断为 LeFort Ⅱ或Ⅲ型上颌骨骨折的患者,应考虑到有颅底骨折的可能。这时不应该选择经鼻气管插管。颅底骨折时会有脑脊液流出(表现为一种带血性的水样液体),由鼻部流出是颅前凹骨折,由耳道流出提示颅中凹骨折。眶周围广泛瘀血斑(俗称熊猫眼)也是颅底骨折的表现。颅底骨折本身无需特别治疗,主要是治疗同时存在的脑外伤。

264. 颅脑外伤麻醉的注意点是什么?

脑外伤是一个动态可变的过程,其病情进展取决于损伤本身的程度以及继发性脑损害的情况。治疗目的在于预防继发性脑损害以及创造良好生理条件以增加存活机会。为了减少其病死率和并发症,应做好下列处理:解除窒息,提高脑组织氧合,维持合适的脑灌注压,控制颅内压。

265. 口腔颌面外伤患者如何维持循环功能稳定?

首先要解决的是开放两条静脉,最好一条是中心静脉,如颈内静脉或股内静脉穿刺置管行快速输血输液,并同时作中心静脉压监测和有创动脉压监测及血气分析。监测血细胞比容、血红蛋白、尿量和凝血功能,使之恢复正常生理状态,治疗病理状态,提高患者对于手术和麻醉的耐受能力。

266. 口腔颌面外伤患者麻醉诱导为什么需慎用静脉麻醉药?

对于创伤患者,麻醉诱导中最主要的问题是诱导后血压会进一步下降,严重时有可能导致心搏骤停。因此,在患者心排血量和组织灌注不足的情况下,使用任何静脉麻醉剂诱导都应特别慎重。

267. 严重创伤患者为什么不宜使用琥珀胆碱?

① 眼压、颅内压和胃内压升高。② 使肌肉内细胞钾离子释放入血,可引起高血钾而产生心律失常,甚至心脏停搏。大多数患者在受伤后 10～30 天发生高血钾和电解质紊乱,且由于全身消耗和营养不良等因素,更易引发心律失常和心脏停搏。

268. 口腔颌面外伤手术为什么术终需要在舌的深部缝一根丝线?

口腔颌面手术后可因肌肉松弛而舌后坠,咽或颊部肿胀、渗血或出血,血肿压迫气道致上呼吸道梗阻。此外,面颈部常因敷料包扎或因胯关节皮管、皮瓣在两颧弓有弹性固定,两颌间也常有钢丝固定,这使得一旦发生气道梗阻会很难处理。术中在舌的深部缝一根丝线,在发生气道梗阻时可以很容易将舌牵出以保持气道通畅,从而降低这一危机事件的不良后果。

269. 口腔颌面外伤手术如果术后拔除气管导管,需要满足什么条件?

患者不需要呼唤,自觉处于清醒状态,并因感觉导管在气管内难受而示意拔管;呼吸频率>12 次/分,潮气量 10 mL/kg 以上;喉反射、吞咽反射较强,肌肉张力较强,四肢、头颈能较好活动。

270. 导管拔出前估计有发生气道梗阻可能时该怎么办?

先从气管导管内置入一细塑料管入气管内,然后将导管拔出气管,但塑料管前端应保留在气管内。如果拔管后发生气道堵塞,这根留置的塑料管就可以起到气道通气供氧作用,并可以作为交换导管重新外套气管导管置入。

271. 口腔颌面外伤手术术后为什么需要注意镇静、镇痛和镇吐?

苏醒期恶心、呕吐以及躁动可影响手术效果,增加感染机会。恶心、呕吐的原因可能是某些麻醉药的不良反应,也可能是咽腔分泌物及血液刺激。躁动的原因可能是缺氧、呼吸不佳、循环功能紊乱、肿胀痛及某些麻醉药的不良反应,也可能是膀胱膨胀、手术区或手术部位疼痛等。因此,对于此类患者,一方面要做好必要的肢体固定,另一方面给予镇静、镇痛和止吐药物等措施。

272. 什么是颞下颌关节紊乱综合征?

颞下颌关节紊乱综合征是一种慢性退行性疾病,它病程长又反复发作,大多数患者为慢性疼痛综合征。随着症状不断加重,可涉及许多部位和器官,严重时会累及整个口颌系统,以及其他相关部位。目前对该疾病的治疗主要还是依靠保守治疗,对保守治疗无效或症状严重的病例,手术治疗是唯一选择。

273. 颞下颌关节紊乱综合征有哪些分类?

① 关节结构紊乱类:主要为关节盘、髁状突和关节窝之间正常解剖结构紊乱,尤其是关节盘和髁状突的精细复杂结构发生病理改变;② 咀嚼肌功能紊乱类:主要系神经肌肉功能紊乱所致,以致咀嚼肌的功能不协调,表现为其肌肉功能亢进和痉挛、僵硬以及挛缩,但关节内本身组织结构正常;③ 关节内器质性改变类:主要通过 X 线片和造影诊断发现关节骨、关节盘以及覆盖关节的软骨有器质性改变。

274. 颞下颌关节紊乱综合征麻醉方法如何选择?

局部神经阻滞(耳颞神经阻滞或盘后区浸润麻醉)加神经安定镇痛术(芬太尼或哌替啶加氟哌利多或地西泮),此种麻醉方法适合关节镜外科治疗。经鼻(不宜经口,因术中需对颌治疗)气管插管全身麻醉,主要采用静吸复合全麻,也可全凭静脉麻醉。

275. 什么是颞下颌关节脱位?

颞下颌关节脱位是下颌髁状突滑出关节窝以外,超越关节的正常限度,且不能自行恢复原位。

276. 颞下颌关节脱位的原因以及分类有哪些?

病因多为外伤所致,可同时伴有下颌骨骨折或颅脑损伤等症状。临床上可依据颞下颌关节脱位性质,将其分类为急性前脱位、复发性脱位、陈旧性脱位。

277. 颞下颌关节急性前脱位有哪些体征？

下颌前伸,颊部前突;因髁状突脱位,耳屏前方触诊有凹陷,而关节结节前方有隆起,在颧弓下可触到脱位的髁状突。

278. 颞下颌关节急性前脱位常见原因有哪些？

关节结构紊乱或咀嚼肌功能紊乱患者;关节部位或下颌骨体部受外伤打击;托下颌过度或开口器开口力过度。

279. 颞下颌关节急性前脱位如何治疗？

可手法复位。手法多次不能复位者可选择应用丙泊酚 $2\sim2.5\ mg/kg$ 静脉注射全麻加肌松剂情况下行手法复位,必须在人工呼吸条件下施行,极个别病例全麻下手术切开复位。

280. 什么是颞下颌关节强直？

颞下颌关节强直分为真性(关节内)强直和假性(关节外)强直。真性关节强直(骨性或纤维性)粘连发生在关节内,假性关节强直粘连发生关节外,亦称颌骨瘢痕挛缩,真性关节强直发病率明显高于假性关节强直。

281. 颞下颌关节强直的病因是什么？

真性颞下关节强直多发于儿童,病史原因主要是外伤、感染,多数为局部感染,最常见是中耳炎所致。上颌骨或下颌骨髓炎、化脓性腮腺炎也扩散到关节,血源性感染如败血症及脓毒血症也可感染到颞下颌关节,造成化脓性关节炎,继发关节强直,除感染原因外,其次原因是外伤性,如下颌髁状突骨折、颏部创伤导致颞下颌关节囊内出血或髁状突损伤,未经及时有效处理,可继发颞下颌关节强直。类风湿关节炎偶尔可继发成关节强直。

282. 颞下颌关节强直的病理是什么？

颞下关节的纤维软骨(包括髁状突、关节窝及关节结节纤维软骨)及骨逐渐坏死,代之以有血管的结缔组织,最后形成纤维性愈合,同时也能见到关节骨面有不同程度的破坏,纤维组织长入骨髓腔内,而关节周围有大量结缔组织增生。纤维组织进一步骨化,使关节窝、关节结节、关节盘和髁状突发生骨性愈合,关节形态逐渐消失融合成一致密骨痂,而骨痂可不断增大,并波及乙状切迹,严重时可使下颌升支与颧弓、颧骨融为一体。

283. 颞下颌关节强直的临床表现有什么?

① 张口受限:张口困难是进行性的,随着纤维性粘连逐步加重,开口困难也日益加重,以致形成骨性强直后完全不能张口;② 髁状突活动度减小或消失:应用小指放在患者两侧外耳中,压向外耳前壁,使患者作开闭口和侧方运动,骨性强直可完全没有活动度,纤维性粘连活动减小,健侧髁状突的活动明显。单侧骨性关节强直患者虽然在开闭口运动时,健侧髁状突活动度可能出现不明显,但侧方运动时可清楚地触及髁状突活动度。

284. 为什么颜面畸形的颞下颌关节强直患者容易出现困难气道?

单侧颞下颌关节强直患者颜面不对称,患侧下颌升支及下颌体短小,颜部和整个下颌骨向患侧偏斜,患侧面部显得丰满。健侧下颌升支及下颌发育基本正常,而颜面显得扁平狭长;双侧颞下颌关节强直患者两侧下颌骨发育障碍,下颌及颏部明显后缩,严重者颏颈角几乎成一直线。上颌显得前突,面部短小,形成特有畸形面容即鸟嘴面容。

285. 颞下颌关节强直会导致什么样的呼吸结构紊乱?

如幼年时期患病,患者下颌及颏部极度后缩,舌骨低位,舌骨上、下肌群张力失调,舌及舌根后坠,与咽后壁的距离窄小。另一些患者软腭及腭垂(悬雍垂)长度增加,患者清醒时呼吸基本正常。有些患者睡眠时肌肉松弛,致上呼吸道更加狭窄,通气量不足,打鼾并有呼吸暂停,称为阻塞性睡眠呼吸暂停综合征。

286. 颞下颌关节强直患者需不需要多导睡眠监测?

需要,颞下颌关节强直患者可能存在阻塞性睡眠呼吸暂停,多导睡眠监测(PSG)是诊断阻塞性睡眠呼吸暂停综合征最重要的检查。通过夜间连续的呼吸、动脉脉搏氧饱和度、脑电图、心电图、心率等指标的监测,可以了解打鼾者有无呼吸暂停、暂停的次数、暂停的时间、发生暂停时最低动脉血氧值及对身体健康影响的程度。

287. 颞下颌关节强直患者困难气道如何处理?

术前体格检查除重点听呼吸音和心脏杂音,做心电图、血气分析,了解患者心肺功能外,还须重点了解患者张口受限程度,能否置入咽喉镜;其次是了解双侧下颌能否抬起(托起),能否应用面罩进行人工呼吸;再就是询问患者睡眠时有无鼾声(问家人)或呼吸困难,睡眠时有否憋醒现象。如有此病症,麻醉诱导时,麻醉深度达一定程度时,可因舌后坠造成气道梗阻,上述情况麻醉插管前均慎用镇静镇痛药。麻醉诱导均应采取可视软镜下清醒气管插管。

288. 颞下颌关节强直手术如何预防喉头水肿?

颞下颌关节强直手术术者常改变患者头颈位置,导管在喉部易因为刺激而产生喉头水肿,所以术中应早期使用激素类药进行预防。

289. 颞下颌关节强直手术如何防止血液进入气管内?

颞下颌关节强直手术中患者头颈常转动,导管在气管内移动而出现空隙,经口内手术,血液易经气管导管周围漏至气管内。所以除导管套囊充足气之外,还应在咽部用纱条将导管周围堵塞,严防血液漏致气管内致下呼吸道梗阻。

290. 颞下颌关节强直手术因麻醉管理者远离手术区,需重点关注什么?

患者术中头颈转动频繁易导致气管导管接口处脱落,导管扭曲、折叠及整个导管滑出等情况。因此,麻醉者除经常严密观察麻醉机回路是否脱落、呼吸机风箱是否启动外,还应重视脉搏氧饱和度和呼吸末二氧化碳监测以及其他生命体征监测,及时发现上述情况并纠正,防患于未然。

291. 颞下颌关节强直患者手术老年人术前评估需要注意什么?

老年人患者有无高血压、糖尿病、冠心病、肺部慢性疾病及以往治疗情况,现在疾病程度如何? 术前应分别治疗,待症状有效控制或病情稳定后,再行手术,围术期安全性明显增大。放疗后患者造血系统和肝功能会受到不同程度的损害,会引起不同程度贫血、营养不良及低蛋白血症等,这样患者手术麻醉耐受性都较差,术中易致各种并发症的发生,甚至重要器官功能不全。因此,这类病例术前存在问题应尽可能纠正。

292. 颞下颌关节强直患者手术麻醉前访视需要注意什么?

对家属和患者简单介绍麻醉操作的过程,特别对张口困难的患者,应向他(她)们说明清醒经鼻气管插管时须配合麻醉者插管事项,如保持镇静、头颈部尽量稳定别动、做深呼吸等。还须特别说明的是,插管过程中如遇上咽喉水肿、喉痉挛、鼻腔、咽腔出血较多时需放弃经鼻气管插管而做气管切开,或插管难以成功时也须做气管切开。

293. 颞下颌关节强直患者手术术后气道如何管理?

患者神志完全恢复、肌肉张力完全恢复,呼吸良好,并且全身情况稳定时,可决定拔除气管导管。如估计拔管时会出现呼吸困难,应做预防性气管切开术。或拔管时患者即刻或数分钟至 2 小时内出现呼吸困难时,应坚决行气管切开术,决不能延误时间,而造成严重后果。

294. 颞下颌关节强直患者手术出复苏室或重症监护病房的基本指征是什么?

神态清晰,判断事物准确,气道畅通无阻,呼吸自主,气体交换正常,肌肉张力正常,活动自如,全身情况稳定,手术创面无出血及渗血。

295. 颞下颌关节强直手术为什么会发生心搏骤停?

颞下颌关节强直手术操作时较易刺激引起三叉神经、颈动脉窦神经反射,使呼吸暂停(全麻中无此顾虑)、血压下降及心动过缓。尤其需注意,心动过缓较常见,严重时或未及时发现易导致心脏停搏。因此,麻醉时(包括局部麻醉)应持续监测心率和血压,以免发生心血管意外而危及患者生命。

296. 颞下颌关节强直手术术前可否给予麻醉前用药?

颞下颌关节疾病患者需手术的病例多存在关节强直,术前应慎用镇静镇痛剂,并且需应用时应小剂量开始,但如有睡眠呼吸暂停综合征,术前应禁用镇静和镇痛剂。

297. 颞下颌关节手术为什么要进行围术期神经系统监测?

颞下颌关节手术,如操作者不熟练,或过于粗暴,可能会造成颅内组织损伤或出血,虽然极少见,但偶见报道,因此麻醉者应做好围术期神经系统监测,以早期发现和及时处理。若苏醒期发现患者瞳孔散大,不对称,苏醒延迟,特别是一侧肢体运动不佳、偏瘫,应立即行头颅 CT 扫描,以明确颅内病变的诊断,并且对于确诊患者必要时果断采取手术治疗,否则将给患者带来不可逆性后果(脑损害)。

298. 颞下颌关节手术术后监护和复苏需要注意什么?

呼吸情况,密切监测是否出现紧急气道问题;血压和输液量应准确估计,防止补充不足和过量;伤口有无渗血出血;注意体温,全麻后体温易过高或过低。

299. 颞下颌关节紊乱综合征如何实施局部麻醉?

以往应用1%利多卡因在耳颞神经或关节盘后区做浸润麻醉,目前多用碧蓝麻(Primacaine,复方盐酸阿替卡因)作局部浸润麻醉,疗效更佳,特别是对骨膜、骨质的止痛效果优于其他局部麻醉剂。因药液中含肾上腺素,有高血压和心脑血管功能不全者应慎用或不用。

300. 颞下颌关节紊乱综合征局部麻醉有哪些常见的并发症?

镇痛不全(加用镇静和镇痛药可完善)、血肿、损伤面神经而致面瘫、感觉恢复延迟、复视,以及全身反应如局部麻醉药物不良反应、血管收缩反应(加用肾上腺素时)等。

301. 什么是牙颌面畸形?

个体出生后,在其颌面生长发育过程中,受先天性(遗传性)或后天性(获得性)因素影响,或由两者联合作用所致的一类颌面骨骼生长发育畸形,又称骨性错位。

302. 牙颌面畸形患者求诊动机是什么?

口颌功能(建立咬合功能、提高咀嚼和吃饭能力、预防可能的口腔健康问题、改善语言能力和提高发音能力)、改善外观(改善面形,提高牙齿美观,改善微笑)、其他(改善颞下颌关节症状、改善头部疼痛、提高自信心、提高社会地位)。

303. 正颌外科手术术前谈话需要告诉患者哪些术后不适?

如手术将在全麻下进行,需经鼻腔气管插管,术毕时应拔除导管。拔管时需吸尽痰和血液,拔管后患者会感觉口咽鼻腔不适,甚至较轻微疼痛感。咽部轻痛和不适以及鼻塞或出血等与气管插管有关。手术所致颌面部肿胀、疼痛以及语言、进食不便等,应告知患者对于术后疼痛不必过分担心,同时进行必要的术后疼痛治疗,减轻患者痛苦。

304. 正颌外科手术术前谈话需要告诉患者哪些围麻醉期危险情况?

诸如全麻意外、窒息、出血性休克、缺氧等。麻醉医师应特别注意询问与全身麻醉和手术相关全身情况。尤其是心肺功能、脑血管疾病、肝肾功能以及内分泌疾病等,并充分评估其对手术和麻醉可能造成的影响。

305. 正颌外科手术术前谈话除了告诉患者围术期不适以及危险情况,还需告知什么?

应特别注意用药过敏反应或特异反应,家族中有无恶性高热和假性胆碱酯酶缺乏症。恶性高热是一种常染色体显性遗传的、以患者在全身麻醉下体温迅速升高继而产生一系列严重脏器损害的综合征,常见于儿童和年轻成人(平均发病年龄21岁)。假性胆碱酯酶缺乏症往往有阳性家族史,患者在术中使用琥珀胆碱后肌松作用时间显著延长,导致患者术后苏醒延迟,较长时间停留在复苏室。

306. 正颌外科手术术前需要什么检查?

全身检查如血常规、血糖、肝肾功能,电解质,物理检查如X线胸片、头颅CT、心电图,必要时做超声心电图、肺功能等。考虑手术出血量大,术前应检查凝血功能,包括凝血因子成分,必要时行血栓弹力图检查。

307. 什么是反复唾液吞咽试验?

喉上抬检查时手指位置:示指—下颌骨下方,中指—舌骨,环指—甲状软骨/喉结,小指—环状软骨。吞咽次数:>3次(30秒内),喉上抬幅度:中指能触及喉结上下移动>2 cm。

308. 正颌外科手术经鼻气管插管如何固定?

由于正颌手术特点,术中头颈位改变较大,因此在导管插入后要切实固定好。由胶布固定经消毒后多易脱落,所以必须缝线固定,以防手术中导管滑出,致患者窒息死亡。

309. 正颌外科手术距眼、耳等器官较近,术中如何保护?

在铺巾之前眼、口唇均应涂眼膏保护黏膜,眼部贴一次性无菌膜,使眼处于闭合状态并覆盖保护。耳孔应用消毒棉球填塞以防血液和冲洗液流入外耳道。为了防止术中误吸或吞咽血液,最好是在气管导管周围(口喉部)填塞柔软纱布。长时间手术操作,患者头位手术运动又频繁,易使气管导管对喉头造成损伤,如果水肿会引起呼吸道梗阻。所以,术中移动患者头颈要轻柔,并尽可能减少头颈转动次数,以减少喉水肿可能性。

310. 正颌外科手术结束后拔管指征是什么?

患者完全清醒,能正确判断事物;咳嗽、吞咽动作明显;自主呼吸潮气量达10 mL/kg 以上,呼吸频率>12 次/分;口腔创面血极少或无;肌张力恢复良好。符合上述标准,可拔除气管导管,但导管留口咽部防止舌后坠,并可做紧急再插管之用,再观察 10~15 分钟,若无喉痉挛、水肿、创面渗血等情况,可送患者返病区。

311. 正颌外科手术结束,拔管后出现上呼吸道梗阻的常见原因有什么?

手术所致,由于手术致组织移位、水肿,术后渗出血液误吸;气管导管刺激致喉水肿和痉挛。全麻插管、上颌骨手术操作等都有可能使鼻腔和上颌窦黏膜及喉、气管黏膜水肿,下颌升支、颏部手术累及骨松质但未能充分止血,都可能造成口腔、上呼吸道组织水肿。术后疼痛刺激致患者不愿咳嗽及吞咽,加上伤口少量渗血,易致误吸引起窒息,如患者清醒不佳和吞咽反射动作较差,更易使分泌物误吸。

312. 正颌外科手术术式对患者气道有什么影响?

颏成形术对口底肌肉刺激,有时可能发生口底或颌黏膜组织内血肿,致舌体抬高和后坠引发呼吸道梗阻。上颌骨的移位有可能缩小鼻腔容积,而下颌骨的后退有可能造成口腔狭窄。

313. 正颌外科手术结束拔管后出现上呼吸道梗阻如何处理?

预防为主,患者体位应保持头部抬高 30°,或头偏一侧,口内分泌物随时吸引可防止误吸堵塞气道。术后常规给止血药,类固醇激素可防止血肿和组织水肿。术后鼻腔存留血块或口内创面渗血应由手术医生辅助吸出。鼻腔黏膜水肿应用含黄麻碱的滴鼻剂滴鼻,术后 24 小时内常规行面部冷敷有助于缓解术后肿胀。正颌外科患者术后床旁常规备用气管切开包。

314. 正颌外科手术恶心、呕吐的原因是什么?

麻醉药物反应,手术刺激,术中和术后吞入血性分泌物、缺氧,以及患者原有内科疾病,以上都可能成为恶心、呕吐发生的原因。

315. 正颌外科手术该如何处理内科性疾病导致的恶心、呕吐?

术后患者1~2小时内肩部应高于喉头10 cm,头偏向一侧,一旦发生呕吐,呕吐内容物易引出来,不易误吸,有颌间结扎患者应及时打开便于吸引,术后呕吐一发生应及时吸除,以免造成误吸致窒息的危险。

316. 正颌外科手术结束拔管后出血怎么处理?

手术后短期内在口腔分泌物中存在少量血液或血性分泌物,无须特殊处理。如果有新鲜血液渗出,或组织间呈进展性血肿,则有可能是术中损伤颌内动脉较大分支比如蝶腭动脉或下齿槽血管出血的可能,应果断返回手术室,重新手术止血,否则易引起失血过多而休克,或造成误吸致窒息。如仅为少量渗血除加压包扎外,可用止血药。

317. 正颌外科手术结束出复苏室的指征是什么?

完全清醒、舌伸出、吞咽反应敏感;血压、心率、心律、ST段无异常;每小时尿量>1 mL/kg;无出血、渗血现象;每分通气量、脉搏氧饱和度正常,血气分析正常。

318. 正颌外科手术常见的手术类型有什么?

LeFort I型截骨术,下颌升支矢状劈开截骨术,口内进路下颌升支垂直截骨术,水平截骨颏成形术,上颌根尖下截骨术,下颌根尖下截骨术,颏成形术等。

319. LeFort I型截骨术麻醉需要注意什么?

该类手术由于上颌骨血管丰富,所以出血量较多,可术中采用控制性降压,使术中血压降至90/70 mmHg(12/9 kPa),并采取相应综合措施如采用单纯急性血液稀释、应用止血药物等使术中出血明显减少。术后是否输血,除依据患者血压、脉搏、外周循环情况外,如果出血量占总血量的15%~20%以上且Hb<7 g/L、Hct<28%需输血。术中可应用平衡液、羧甲淀粉输注,维持血液循环稳定。术后如渗血较多,可应用止血药,必要时输注血浆或全血。

320. 下颌升支矢状劈开截骨术麻醉需要关注什么?

手术中因口内深部操作,拉钩牵拉口腔颌面软组织较严重,易致咽喉水肿发生,传统手术方式广泛剥离升支侧面,常导致严重的术后咽侧壁肿胀,甚至窒息危及生命,另外手术可致咽腔缩小影响通气。所以拔管时应十分重视发生急性上呼吸道梗阻的急救处理,备好气管切开术(5 分钟内完成)或环甲膜穿刺置管通气设备和人员。

321. 正颌外科手术的麻醉方法选择和用药有什么要求?

临床上一般应用静脉快速麻醉诱导,静吸复合麻醉方法维持麻醉,口腔内手术必须在气管插管全麻下手术,正颌外科由于术中反复拼对咬合关系,需使患者上下颌咬合在一起,故气管插管必须选择非经口途径。经鼻气管插管可以在快速诱导完成,也可考虑慢诱导或清醒气管插管。

322. 什么是阻塞性睡眠呼吸暂停综合征?

阻塞性睡眠呼吸暂停综合征(obstructive sleep apnea syndrome,OSAS),是多种原因导致的睡眠状态下反复出现低通气和(或)呼吸中断、引起间歇性低氧血症伴高碳酸血症以及睡眠结构紊乱,进而使机体发生一系列病理生理改变的临床综合征。主要类型包括阻塞性、中枢性和混合性 3 种。

323. 阻塞性睡眠呼吸暂停的病因是什么?

一类是在解剖结构上异常,常见原因有上呼吸道狭窄、颅面畸形或比例不对称等。另一类是维持气道开放的肌群与睡眠关联的活力逐渐下降。它含肌肉群活性和相互之间协调能力改变及神经调控方面失控等因素。

324. 哪些因素会导致阻塞性睡眠呼吸暂停?

危险因素包括年龄较大、男性、肥胖以及颅面和上呼吸道异常。潜在的风险因素包括吸烟、打鼾或 OSA 家族史以及鼻塞。发病率也与某些疾病有关,最常见的是肥胖低通气综合征、怀孕、终末期肾病、充血性心力衰竭、慢性肺病、2 型糖尿病和卒中(中风)。其他包括肢端肥大症、甲状腺功能减退症、多囊卵巢综合征和眼睑松弛综合征。

325. 阻塞性睡眠呼吸暂停存在的解剖异常有哪些?

鼻中隔偏曲、鼻息肉、鼻甲肥大、扁桃体肥大、扁桃体增生、软腭过长、腭弓低平、下颌弓狭窄、下颌后缩畸形、小颌畸形以及关节强直,尤其是两侧颞下颌关节强直继发的小颌畸形、舌体肥大、巨舌症以及舌骨后移等。

326. 阻塞性睡眠呼吸暂停综合征的患者,在睡眠期间包括哪三个呼吸事件?

① 无呼吸(apnea):口、鼻的气流停止流动超过 10 秒;② 低呼吸(hypopnea):10 秒以上的换气量降低 50%,伴脉搏氧饱和度较基础水平下降≥4%;③ 呼吸努力相关微觉醒(respiratory effort related arousals,RERAs)。

327. 什么是呼吸暂停低通气指数?

无呼吸+低呼吸次数除以夜间睡眠的小时数就是呼吸暂停低通气指数,即 AHI(apnea-hypoapnea index),5～15 为轻度,15～30 为中度,>30 为重度。

328. 什么是呼吸紊乱指数?

无呼吸+低呼吸+呼吸努力相关微觉醒次数除以夜间睡眠的小时数就是呼吸紊乱指数,即 RDI(respiratory disturbance index),5～15 为轻度,15～30 为中度,>30 为重度。

329. 什么是阻塞性睡眠呼吸暂停?

喉入口附近的软组织松弛造成上呼吸道阻塞、呼吸道收窄引发睡眠时呼吸暂停。

330. 什么是中枢神经性呼吸睡眠暂停?

呼吸中枢受到卒中及创伤等损害而发生功能障碍,不能正常传达呼吸的指令引致睡眠呼吸功能失调。比如:陈-斯呼吸(周期性呼吸)是一种典型的中枢性睡眠呼吸暂停。

331. 什么是陈-斯呼吸?

陈-斯呼吸时,呼吸逐渐变快,又逐渐变慢,短时停止后呼吸再度开始。如此循环周而复始。每一循环持续 30 秒至 2 分钟。当呼吸暂停时,二氧化碳潴留,浓度升高,刺激呼吸中枢,使呼吸恢复加快加深;二氧化碳排出,呼吸中枢失去刺激物质,又出现浅慢呼吸,继而停顿。

332. 什么是混合性睡眠呼吸暂停?

复合以上原因所造成的睡眠疾病,例如同时患有阻塞性和中枢性睡眠呼吸暂停的情形。

333. 阻塞性睡眠呼吸暂停综合征的临床症状和表现是什么？

临床表现与上呼吸道狭窄和阻塞以及由此而导致的低脉搏氧饱和度和高 $PaCO_2$ 有关。具体有：打鼾，白天极度嗜睡，睡眠中呼吸暂停，夜间遗尿症，头痛，性格变化如急躁、压抑、精神错乱、幻觉、极度敏感、敌视、好斗、易发生行为失当，智力和记忆减退及性功能障碍等，严重者可并发心血管和其他器官病理表现。

334. 阻塞性睡眠呼吸暂停综合征会导致呼吸系统哪些异常变化？

血容量增加、肺小动脉壁增厚以及慢性低氧血症和高碳酸血症所导致的肺动脉高压，最终导致肺功能不全。

335. 阻塞性睡眠呼吸暂停综合征会导致心血管系统哪些异常变化？

机体耗氧量增大，循环血容量、每搏量与体重成比例增加，最终导致心输出量增加、左室舒张期末压增高，长期可导致左室肥大。另外，还会发生小动脉硬化、高血压、心肌缺血、心室传导功能障碍等血管系统改变。

336. 阻塞性睡眠呼吸暂停综合征会导致代谢系统哪些异常变化？

肥胖患者的葡萄糖耐受能力常受损，易患糖尿病和高脂血症。

337. 面对阻塞性睡眠呼吸暂停综合征的患者术前如何评估？

术前应对患者进行全面体检，并进行各项实验室及脏器功能检查，例如血流动力学、心电图、胸片、心肺功能、肝肾功能、血气、血糖、尿酮体等。需全面评估呼吸道阻塞程度和全身状况及器官功能不足对麻醉耐受能力的影响。如患者存在全身情况及器官功能明显异常和不足时，应采取相应治疗措施，改善呼吸、心血管及代谢等全身情况后再手术治疗。

338. OSAS 手术麻醉处理需注意什么？

气道处理一般较困难，麻醉诱导后，尤其是使用肌松药后患者咽腔变小，会厌落下，面罩通气时易致上呼吸道梗阻。另外，肥胖患者一般难以托起下颌，不能形成良好通气。制定麻醉方案时应选择安全的气道建立方案，比如清醒气管插管或慢诱导气管插管。如患者心肺功能较差，麻醉用药应注意种类选择和用药剂量。制订方案时应和术者共同商定，特别是对于气道的处理，需要就经鼻、经口气管插管或行气管切开等达成一致认识。

339. 什么是多导睡眠监测？

多导睡眠监测（polysomnography，PSG）是指在睡眠实验室由睡眠技师通过计算机软件连续并同步地采集、记录和分析睡眠期间脑电图、眼动电图、肌电图、口鼻气流、呼吸努力、氧饱和度、体位等多项生理、病理性参数，为睡眠疾病诊断和睡眠医学研究提供帮助。

340. 多导睡眠监测睡眠呼吸障碍严重程度的衡量标准是什么？

除了呼吸暂停、呼吸不足和呼吸努力相关微觉醒（RERA）总数的报告外，PSG报告通常包含许多源自这些数据以及相关指标的变量，比如呼吸暂停低通气指数、呼吸紊乱指数、低氧血症的严重程度等。

341. 儿童常见的导致阻塞性睡眠呼吸暂停的病因是什么？

腺扁桃体肥大和肥胖是其他健康儿童 OSA 的主要危险因素。内科、神经系统、骨骼或牙科疾病的其他危险因素会缩小上气道空间、影响上气道的神经控制或影响上气道的塌陷性，这也是 OSA 的危险因素。在婴儿期出现 OSA 的个体特别有可能存在潜在的解剖或遗传异常。

342. 阻塞性睡眠呼吸暂停综合征患者的困难气道如何处理？

因 OSAS 患者麻醉诱导后都有可能出现呼吸阻塞情况，使插管过程中产生低氧血症，患者如术前已伴有低氧血症和并发心肺功能不全，则极易发生心血管意外，因此对于气道术前阻塞不严重者可按常规麻醉诱导行气管插管。对于中重度以上气道阻塞患者主张清醒气管插管，可以给小剂量镇静镇痛药以减少紧张和疼痛，但最重要的是必须对咽喉及气管黏膜施以完善的表面麻醉。

343. 阻塞性睡眠呼吸暂停综合征患者术中呼吸管理需要注意些什么？

OSAS 患者全麻后，肺功能残气量与闭合容量的失衡加重，导致通气/灌注严重异常和右向左分流增加，特别是术前已有较严重低氧血症和高碳酸血症及心肺功能不全的患者，全麻机械通气时应吸入纯氧使血氧分压迅速达到正常，然后将吸入氧浓度降至 60% 左右，以迅速纠正低氧和高碳酸血症，并将 $PaCO_2$ 维持在正常范围内。

344. 阻塞性睡眠呼吸暂停综合征的婴幼儿术中循环如何管理？

婴幼儿术中应精确估计失血量和测定尿量，必要时采用中心静脉压监测，来正确判断循环血容量，并指导输血和输液量。

345. 术前合并慢性缺氧和贫血、低蛋白血症的阻塞性睡眠呼吸暂停综合征患者，麻醉应该关注什么？

应连续监测红细胞计数、血红蛋白和红细胞压积数值的变化，并及时处理。合理进行血液稀释或输注全血或红细胞混悬液，但需注意的是慢性缺氧者红细胞压积和血红蛋白的数值比正常人高，不能按正常人标准估计输血时机。

346. 阻塞性睡眠呼吸暂停综合征术后拔管如何处理？

等待患者完全清醒，肌张力完全恢复，手术后咽喉肌肉能完全处于良好张力状态，不致拔管后因肌肉组织塌陷或咽腔过于狭小而造成呼吸道阻塞，并且肌松效应已被完全拮抗、呼吸功能恢复良好后，方可拔除气管导管。拔管时应备好环甲膜穿刺针和气管切开包。

347. 对术前已有低氧血症，心肺功能及其他器官功能损害者，术后气道如何管理？

术后不宜拔管，应保留气管导管 3 天或更长（最好是经鼻插入低压套囊气管导管，易留管），以确保并维持术后一时期内患者有良好氧供，并确保全身组织和器官处于良好供氧状态。

348. 阻塞性睡眠呼吸暂停综合征术后考虑气道水肿该如何处理？

对于施行口内手术患者，拔管后应考虑到口咽部组织水肿而致通气障碍，术中可较大剂量应用地塞米松 10～30 mg 静脉注射预防。一旦发生咽喉组织水肿影响通气，应立即行气管切开以保证通气，或留置气管导管 3 天后待组织水肿消退后拔除。

349. 阻塞性睡眠呼吸暂停综合征术后疼痛治疗需要权衡的问题是什么？

术后谨慎使用阿片类镇痛药，该类患者对阿片类药敏感，可考虑局麻神经阻滞合并非甾体抗炎药合用减轻疼痛。

350. 小儿为什么容易出现上呼吸道梗阻?

在解剖上,婴儿头部及舌部相对较大,颈又短,面罩通气时注意将下颌托起,以免引起上呼吸道阻塞。婴儿鼻腔较狭窄,易被分泌物或黏膜水肿所阻塞。如有扁桃体、腺样体增大,麻醉后就更容易阻塞上呼吸道。婴儿气管长度仅为 4.0～5.0 cm,而直径小,为 3.5～4.5 mm,环状软骨骨处黏膜如水肿 1 mm,气管直径即可减少 50%,可造成严重通气障碍。

351. 婴幼儿麻醉易发生缺氧和二氧化碳蓄积的原因是什么?

呼吸肌发育不健全,胸廓扩张通气主要依靠膈肌来完成。膈肌位置较高,腹部膨隆,呼吸肌力量又较弱,纵隔在胸腔所占比例大。潮气量小(为 6～8 mL/kg),而呼吸频率又较快,多为 30～40 次/分,每千克体重的肺泡通气量和氧耗量是成人的 2 倍。残余气量与肺活量之比、呼吸无效腔与潮气量之比均较成人大,形成肺换气量减少。肺泡数目少,每千克体重的有效肺泡面积是成人的 1/3,呼吸储备功能较成人差。

352. 唇腭裂患儿常常合并的先天性心脏病有哪些?

动脉导管未闭、室间隔缺损、房间隔缺损以及法洛四联症最为常见。

353. 唇裂修复术的手术时间怎么选择?

唇裂修复时间为 3 月龄。患儿适应于手术的基本条件是:一般健康状况良好,无上呼吸道感染,局部及周围组织无感染。体重 5～6 kg,血红蛋白＞10 g,白细胞＜$12×10^9$/L。

354. 唇腭裂小儿有哪些解剖生理学异常?

早产儿,颅颌面畸形,先天性心脏病,慢性鼻溢液,全身营养状况和发育情况可能较差。

355. 唇、腭、面裂畸形患者为什么要着重进行气道评估?

唇腭裂畸形与近 150 多种综合征有关,但其中以颅颌面畸形综合征最为多见,如最常见到的是 Pierre-Robin 综合征,它是以小颌、腭裂和舌后坠等为主的畸形。这种综合征的患儿气道缺陷虽可随年龄增大而得到缓解,但早期手术还是很有助于改善气道畸形、进食和语言能力的提高。另一种常见综合征是 Klippel-Feil 综合征,它以脊柱融合、颈胸椎侧凸和高腭弓等畸形为特征,脊椎融合使颈后仰严重受限。

356. 如何区分慢性鼻溢液和上呼吸道感染?

唇腭裂小儿常有鼻溢液,是由于喂食后反流进入鼻咽所形成的,这一症状术前体检时需与上呼吸道感染症状相区分开来,前者仅有鼻腔流液体,而后者不仅鼻腔流液体,还有发热、咳嗽,肺部听诊有呼吸音增粗,严重者可闻及干、湿啰音及白细胞计数增高;前者可予安排麻醉,后者应暂停手术待上呼吸道感染症状控制后再施行手术。

357. 唇、腭、面裂婴幼儿全麻术前除常规检查外还需要做哪些准备?

术前健康教育;预防感染,包括不与有感染的患者接触,杜绝有上呼吸道感染的人员进入手术室,必要时在术前 30 分钟预防性使用抗生素。

358. 6 个月患儿入院后体温 38.5℃,血常规提示白细胞增高,稍咳嗽,鼻腔有清亮鼻涕溢出,呼吸音稍粗糙。该患儿可否行口腔颌面外科手术?

患儿目前上呼吸道感染,有发热,对手术及麻醉的耐受力较差,容易引起惊厥、昏迷、休克或呼吸停止,暂不考虑全麻手术。一般康复时间为 1～2 周。待体温恢复正常、呼吸道无明显分泌物并且血常规结果正常后再择期全麻手术。

359. 呼吸道感染导致的麻醉管理困难的原因是什么?

呼吸道高敏性、炎性反应使得气道对药物或对分泌物刺激的敏感性增加,易引发剧烈呛咳、屏气、喉痉挛、支气管痉挛以及呼吸暂停等,临床上多见在使用氯胺酮或吸痰后出现上述症状,引发大量上呼吸道分泌物,严重者引起呼吸道堵塞,也有因术中高热导致代谢异常、心动过速、低氧血症等风险。

360. 术前患儿全胸片检查时发现右上纵隔影增宽,如何处理?

纵隔阴影增宽考虑胸腺肥大的可能性大,其次要与纵隔肿瘤相鉴别,可行 CT 或 MRI 进一步确诊。如胸腺异常肥大,压迫肺脏及心脏引起呼吸循环衰竭或合并有支气管肺炎,应暂停颌面外科手术,转儿科治疗。如无呼吸道异常的胸腺肥大,可术前 3 天服用泼尼松短时间内使胸腺缩小,不影响全麻插管,可行颌面外科手术治疗。

361. 唇裂患者术前血红蛋白为 8 g/dL,体重 4.5 kg,可否全麻手术治疗?

患儿血红蛋白过低,发育欠佳,应推迟手术。建议出院后调养或必要时可做少量多次的输血,至血红蛋白≥10 g、体重至少达到 5~6 kg 以上。凡准备施行较复杂手术或估计手术出血较多、时间较长的病例,都应在术前配血备用。

362. 婴幼儿口腔颌面外科手术前禁食水有哪些要求?

婴幼儿最后一次进食母乳是手术麻醉前 4 小时,牛奶、配方奶则是 6 小时。麻醉手术前 2 小时可饮用的是清饮料,但总量要控制在 5 mL/kg(或总量 300 mL)以内。清饮料是指清水(如白开水)、碳酸饮料、糖水、清茶和黑咖啡(不加奶),也包括没有渣的果汁。值得注意的是,含酒精的液体、牛奶及配方奶不属于清饮料。

363. 实验室检查发现患儿空腹血糖及餐后血糖异常增高,诊断为糖尿病,如何处理?

糖尿病在小儿时期少见,但病情常较成人严重,且不易早期发现。术前准备:小儿糖尿病一般需要胰岛素治疗,术前控制血糖,以免发生低血糖或酸中毒。手术当天作空腹血糖测定、禁食,从静脉内滴注 5%~10%葡萄糖溶液 250~500 mL,以防因饥饿所致酸中毒。术中可继续补给,依病情需要而定,一般在手术当天可不给胰岛素,以防血糖过低,术后仍需适当应用胰岛素控制,仍按血糖情况调整给药剂量。

364. 长期应用激素患儿,术前如何处理?

长期应用肾上腺皮质激素类者,其肾上腺皮质萎缩或反应低下,对手术、创伤的应激能力减弱,在术中或术后常出现严重低血压、呼吸抑制和麻醉苏醒延迟等,故术前务必加以准备,手术前后注重激素的补充。

365. 体检发现腭裂患儿小颅、小耳畸形,伴听力减退、颧骨较扁平、下颌较后缩,听诊心脏杂音,全胸片显示心影大,请问如何处理?

该患儿考虑为腭-心-面综合征(velo-cardio-facial syndrome, VCFS)可能,一般累及多个系统病变或畸形。此类患儿总的治疗原则是:心脏功能评估(超声心动图检查);泌尿生殖系统检查,耳鼻喉科会诊。待相关专科会诊尤其是心内科会诊评估无明显全麻手术禁忌后,可择期考虑手术修复腭裂。

366. 患儿术前的心理准备如何进行？

对患儿应以亲切关怀的态度酌情告知病情，消除其紧张、恐惧心理，争取信任和合作。必要时手术前晚可适当应用镇静剂。

367. 婴幼儿围术期需不需要镇痛？

从新生儿起就有疼痛感觉，只是辨别疼痛的能力还未能完全确定，婴儿起开始有疼痛反射（反应），但不能准确知道疼痛来源，所以麻醉中和术后从新生儿开始就应采取镇痛用药和相关措施。

368. 对于存在困难气道的唇、腭、面裂患儿，如何进行气管插管？

唇腭裂伴先天性颅颌面畸形的患儿在麻醉后维持气道畅通常较困难，例如，在Pierre-Robin综合征的患儿中，小下颌和高喉头使得在喉镜下难以窥见声带而造成插管困难，处理方法多采用让患儿俯卧使其舌、下颌前移的方法以获得暂时的通气。对于可能存在气道困难的患儿麻醉诱导时均保留患儿自主呼吸，切勿使用大剂量麻醉剂和镇痛剂及肌肉松弛剂。

369. 哪些因素会影响小儿麻醉中体温恒定？

婴幼儿体表面积相对较大，体温易散发和受冷而使体温下降。围术期室温过低、体表暴露、输血输液、出血体液丧失、过度通气等都易使婴幼儿体温过低；室温过高、手术布巾覆盖过多、紧闭循环通气、使用阿托品等药物抑制汗腺分泌等都易使婴幼儿体温升高致发热。所以，维持小儿麻醉中体温恒定需要特别加以重视。

370. 唇、腭、面裂患儿诱导插管完毕后，需要注意什么？

气管插管完成后应用听诊器仔细听诊两肺呼吸音是否对称，以防导管插入过深。如发现导管置入过深后应部分退出导管，并听诊确认，然后重新固定。

371. 腭裂手术置入开口器后需要关注什么？

腭裂手术术者在置入开口器时必须密切注意气道压力和脉搏氧饱和度。因压舌板位置不当可致气管导管压迫，造成部分梗阻，严重时完全梗阻，致气道压过高、脉搏氧饱和度迅速下降的气道窒息状态，应及时告知术者松开开口器的压舌板，并重新固定，以保证气道畅通。

372. 唇、腭、面裂患儿机械通气应密切注意什么？

婴幼儿机械通气时应密切注意麻醉深度，关注气道压力、肺顺应性、脉搏氧饱和度和呼吸末二氧化碳值。如麻醉过浅或患儿术前气管支气管炎症状态未能完全控制时，会出现反射性支气管痉挛、气道压力高、肺顺应性差，发生低脉搏氧饱和度和高气道压。

373. 唇、腭、面裂患儿手术因麻醉医师远离手术区，术中应密切关注什么？

手术时麻醉医师应注意严密观察呼吸通道，及时发现和处理导管扭曲、折叠、滑脱以及导管接口脱落等异常情况。

374. 小儿术中如何保持体温在正常范围内？

应用空调使手术室室内温度恒定，输入的血液和液体应加温，及时用布巾覆盖患儿身体，温化麻醉气体。

375. 如果小儿术中体温过高，该如何处理？

多以物理降温和应用解热镇痛药控制，若体温难以控制并出现持续高热，需积极查明原因并及早做出正确处理。围术期体温监测有重要意义，尤其是在炎热和寒冷的季节以及处理体质差的患儿时，维持患儿正常体温成为围手术期安全的重要保障。

376. 唇、腭、面裂患儿麻醉后恢复需要注意什么？

围术期应尽可能减少咽喉部吸引，尤其是应用粗大吸引头吸引咽腔、喉声门周围，并早期（手术开始后）应用地塞米松静脉注射，以防口咽黏膜组织和喉头发生水肿，引起术后上呼吸道急性梗阻。

377. 唇、腭、面裂儿术后拔管指征是什么？

待患儿意识清醒，咳嗽、吞咽反射完全恢复，四肢肌肉张力较强时（临床上表现为患儿四肢有较强反抗动作）。

378. 唇、腭、面裂儿术后疼痛需要注意什么？

在术后如患儿烦躁不安，不要轻易给予镇痛，待查明原因后再作处置，否则易加重患儿缺氧和呼吸抑制，并可能导致心脏骤停。术后镇痛可考虑给予对乙酰氨基酚栓。

379. 患儿术后拔管时脉搏氧饱和度在 90％左右,下唇发绀,如何处理?

判断该患儿在全麻术后拔管时可能出现喉痉挛,首先应面罩给氧;如给氧困难,可考虑给小剂量丙泊酚;如效果不佳,应立即给予琥珀胆碱和阿托品,正压通气或再次插管。

380. 唇、腭、面裂患儿拔管后有哪些注意事项?

全麻清醒后可安置口咽通气管或鼻咽通气管。回病房或麻醉复苏室后,宜将患儿屈膝侧卧位并使其头转向一侧,以便口内的液体容易流出。患儿清醒后,可在其肘关节周围用预制的夹板绷带,使其两臂可以自由活动,但肘关节不能弯曲,以免其用手污染唇部伤口。

381. 患儿术后发生高热、惊厥,如何处理?

夏季手术时间过长或环境温度过高、麻醉和手术反应、感染疾病本身及毒素吸收、术前发热未控制、酸中毒、脱水等均可导致术后高热,且可同时发生惊厥。处理是采用药物或物理降温,同时纠正水和电解质失衡。

382. 什么是高热惊厥?

高热惊厥是小儿时期特有的惊厥性疾病之一,属于一种特殊的癫痫综合征。发病年龄介于 3 个月至 5 岁,惊厥发作与发热有关。排除其他致惊原因,既往无热惊厥史。高热惊厥一般表现为典型的单一的全身强直阵挛发作,发作后大多恢复到发作前的基础状态。持续状态也可能发生,但较少见。

383. 患儿术后咳嗽、哭闹时腹股沟斜疝,如何处理?

斜疝嵌顿 8～10 小时以内,80％可以手法复位成功。手法复位成功后局部组织水肿肥厚,应修复 2～3 天,待水肿消退后再行小儿外科手术治疗。复位时应使患儿安静,可给予苯巴比妥或水合氯醛等镇静、解痉药。患儿处平卧位,臀部抬高,先按摩外环处肿物,以减轻局部水肿,用左手拇指、示指固定肿物,右手握肿物下方,持续均匀加压,使疝内容物逐渐缩小复位。不能用暴力,以防嵌顿肠管破裂。如复位 1～2 小时仍不能成功者,应请小儿外科会诊治疗。

384. 唇裂患儿术后唇部伤口如何处理?

唇裂手术完毕后,可使唇部伤口暴露,不用任何敷料,每天生理盐水棉球清洁创面,涂敷少许抗生素软膏,保持伤口湿润,同时便于观察、清洗,减少创口感染的机会和使瘢痕形成最小化。术后或拆线后,均嘱咐家属防止患儿摔跤,以免致创口裂开。

385. 腭裂患儿术后30分钟口内有鲜红色血液从口角溢出,呼吸稍急促,脉搏氧饱和度在90%左右,请问如何处理?

应注意术后患儿的体位为平卧位,头偏向一侧,吸引出口内的血液及口水等分泌物,缝合舌前端,4号线牵引舌前部至口外,暂时置入口咽通气道,如脉搏氧饱和度提高至95%以上,无明显活跃性出血点,仅为松弛切口区域创缘渗血可采用肾上腺素纱布暂时压迫止血,注意头低位,防止血液流入呼吸道;上述操作后如出血量仍较大,软腭、咽侧壁血肿,呼吸急促,脉搏氧饱和度持续下降,可立即紧急经口腔气管插管,安排全麻手术探查止血。

386. 婴幼儿术后应用抗生素需注意哪些事项?

对于手术创伤较小的患儿术后可不使用抗生素;如手术创伤较大,患儿术后抗生素使用的时间为24~48小时,增强其他预防感染措施。

387. 什么是血管瘤?

血管瘤是婴幼儿时期最常见的肿瘤,是先天性血管畸形。婴幼儿血管瘤是来源于血管内皮细胞的先天性良性肿瘤。一般出生后1周左右出现,男女发病比例约为1:3。在患儿1岁以内血管瘤处于增殖期,1岁左右逐渐进入消退期,大多数血管瘤可完全消退。据文献报道,1岁时血管瘤的消退率约为10%,5岁时约为50%,7岁时可达70%。

388. 什么是脉管畸形?

脉管畸形则是血管或淋巴管的先天性发育畸形,出生时即有,但有时并不明显,出生后逐渐显现。脉管畸形男女发病率相等,不会自行消退,随患者的生长发育等比例生长。

389. 平阳霉素应用于血管瘤局部注射治疗的作用机制是什么?

平阳霉素多用于体表如颈部、躯干、四肢等部位的血管瘤的注射治疗。其作用

机理是 Fe^{2+} 与 DNA 结合氧化成 Fe^{3+},产生自由基 OH^- 作用于 DNA,抑制 DNA 合成并离断 DNA 链。此外,OH^- 能使细胞膜离子转运功能发生阻碍,细胞内钙超载,从而直接损伤细胞膜,造成血管内皮细胞损伤,并通过凝血、纤溶、补体及炎症免疫系统促进周围间质的纤维化,最后导致瘤体的萎缩而消退。

390. 地塞米松应用于血管瘤局部注射治疗的作用机制是什么？

地塞米松亦能够通过抑制体内热原的释放,发挥具有抗局部炎症反应和抗过敏作用,从而减轻平阳霉素可能引起的局部肿胀和发热等不良反应。研究显示,应用地塞米松等甾体类固醇激素局部注射治疗婴幼儿血管瘤,是加速血管瘤消退的有效手段。

391. 聚桂醇应用于血管瘤局部注射治疗的作用机制是什么？

聚桂醇是一种硬化剂,较之其他传统硬化剂,该药具有疼痛轻、副作用小、疗效显著、安全可靠等特点,是国际上公认的、应用最多的硬化治疗药物。国外用于食管静脉曲张、下肢静脉曲张、血管瘤等疾病已有数十年的经验。聚桂醇注射液注入瘤体组织后,能促进瘤体内形成血栓,并产生炎症反应,促使结缔组织增生和纤维化,达到使瘤体萎缩和消退的目的。

392. 栓塞治疗动静脉畸形围术期需要注意什么？

采用平阳霉素治疗可出现过敏性休克,并常在多次治疗后出现；误入动脉系统可能导致灾难性的组织器官甚至肢体坏死,即使没有注入动脉内,治疗也可能导致水泡和皮肤坏死。另有血管内治疗后出现心肺危象而导致死亡的报道,其机理不清,需随时警惕。减缓静脉回流是提高疗效、减少并发症的重要措施。

393. 七氟烷吸入麻醉的特点及在婴幼儿血管瘤治疗中的优势是什么？

七氟烷麻醉诱导、麻醉深度和清醒速度更易于调控,肝肾副作用小,血流动力学稳定。通过面罩吸入,对大多数小儿,这种方法应用方便,具有无创伤、无疼痛等特点,比静脉穿刺更易被小儿接受。在七氟烷吸入麻醉下应用平阳霉素治疗婴幼儿血管瘤注射过程在一分钟内即可完成。相对于静脉全麻,具有麻醉平稳、副反应少、清醒完全等优点,明显缩短了患儿在手术室停留的时间。

394. 七氟烷吸入麻醉在婴幼儿血管瘤治疗中有哪些注意事项?

七氟烷易发生的不良反应是恶心和呕吐。儿童容易发生的是激动不安,极少有咳嗽加重与惊厥。因此,维持呼吸道通畅,保证可靠的人工通气及辅助供氧设备随时可用是安全诱导的基础条件。

395. 非气管插管全麻行婴幼儿脉管畸形硬化治疗需要注意什么?

除了选择合适麻醉剂,免除呼吸抑制和吞咽反射减弱致上呼吸道误吸可能外,另一重要因素是术者积极配合,及时吸除口内血液和分泌物,但吸引时不宜使用粗吸引器头,更不宜反复吸引咽喉部,以免引起喉头痉挛和水肿。

396. 婴幼儿血管瘤切除术麻醉面临的特殊问题是什么?

婴幼儿血管瘤会发生在眼周、口周、鼻周、咽喉部、会阴部等,术前需要仔细评估气道,咽喉部血管瘤会造成困难气道。血管瘤有丰富的腔窦及周围血管,除了部分界限较清楚的局限性异常扩张病灶外,绝大多数是弥漫且与正常组织界限不清的病灶,手术切除创伤大、出血控制难,术中要密切关注出血量,为控制出血可采用低温、降压等技术。

第四节　口腔颌面神经阻滞

397. 较常用的口腔颌面部手术神经阻滞麻醉有哪些?

较常用的有臂丛神经阻滞、颈丛神经阻滞和头面部神经阻滞。臂丛神经阻滞和颈丛神经阻滞分别用于上肢手术和颈部手术。多数头面部神经阻滞体表标志明显,容易实施操作,麻醉范围可覆盖大部分的头面部手术区域。

398. 什么是头皮神经阻滞?

头皮前额主要受额神经(眶上神经和滑车上神经)和颧颞神经支配,颞部受三叉神经的颧颞支和耳颞支支配,枕部和顶部受颈神经的分支枕大神经和枕小神经支配。这些神经位于深部软组织内,在头皮筋膜下绕头呈线状排列,并在耳上方穿过枕后及眉间。通过阻滞深筋膜下的头皮神经可麻醉颅骨、颅骨膜、筋膜、皮下组织及皮肤,其范围呈帽状分布。

399. 上颌神经阻滞分哪 2 种方法?

上颌和颊部区域的手术,需阻滞三叉神经的第二分支即上颌神经。上颌神经从颅骨的圆孔穿出,圆孔位于蝶大翼内,在翼板前骨嵴的稍后上方。阻滞上颌神经有前方径路及外侧径路 2 种方法。

400. 上颌神经阻滞前方径路法如何操作?

患者仰卧,两眼平视,触及冠状突的前缘和颧骨的下缘,取 10 cm 长针,在距针尖 6 cm 处作一记号,垂直进针,遇有骨质感后,略退针,再沿后上方的凹陷方向进针,进针深度约为 6 cm,回抽无血后可注药 2~5 mL。

401. 上颌神经阻滞外侧径路法如何操作?

嘱患者张口,触及乙状切迹,垂直进针在翼板外深及 4~5 cm 处可至乙状切迹,略退针;再沿向前及向上的方向进针,在翼板前面进入翼腭凹,针头向前推进 1~1.5 cm,即可达上颌神经附近。回抽无血后注药。

402. 面部外下区域的手术常采用什么神经阻滞法?

三叉神经的第三支即下颌神经从颅骨的卵圆孔穿出,在下颌骨的髁状突及冠状突之间穿过,经过下颌骨切迹的内面。感觉支支配咽、下齿、舌前 2/3、下颌骨、颞部及耳后区域的感觉;运动支支配咀嚼肌等的运动。面部外下区域的手术常采用下颌神经阻滞法。

403. 下颌神经阻滞如何操作?

在颧骨下缘、下颌骨冠状和髁状突间垂直进针,深度 4~5 cm 可达蝶骨大翼底部,略退针,再向后上方继续推进,遇异感或骨质感即可注药。

404. 什么是眶下神经阻滞?

眶下神经起源于上颌神经,它从眶下穿出至下眼睑部位,并分支鼻外侧神经、鼻内侧神经、上唇神经及上牙槽前神经。这一区域神经阻滞可麻醉下眼睑、鼻外侧部分上唇、口腔黏膜及上切牙。

405. 眶下神经阻滞如何操作?

在眶下缘下方距面部中线 2.5 cm 处,垂直进针,至眶下缘深度,在眶下孔附近即可注药 2～5 mL。阻滞时,不必以"异感"为指标,以免过多的探寻会在管道内损伤神经。最严重的并发症为局麻药注入眼眶内导致眼内压增高,产生视觉障碍。通常,局麻药引起的症状会随药物吸收而逐渐减轻,但若继发出血(如球后血肿)则应及时进行诊治。

406. 什么是颏神经阻滞?

下牙槽神经的终末分支形成下切牙神经和颏神经。颏神经阻滞可麻醉下唇(包括黏膜部分)和颏部皮肤的感觉。

407. 颏神经阻滞如何操作?

颏孔与眶上孔、眶下孔都在距面部正中线 2.5 cm 的同一直线上,颏孔的位置可因年龄不同、牙列状态不同而不同。幼儿的颏孔靠近第一磨牙下方的下颌骨下界,中年人的颏孔则位于第二前磨牙下方的下颌骨骨体中部,老年人随着下颌骨的萎缩颏孔较靠近下颌骨的上界。辨认颏孔位置后,进针达颏孔处遇骨质感,回抽无血后注药 0.5～1 mL。

408. 什么是上牙槽后神经阻滞?

上牙槽后神经为上颌神经的分支,阻滞后可麻醉上颌磨牙、牙槽突和颊侧牙周膜、骨膜、龈黏膜。

409. 上牙槽后神经阻滞如何操作?

患者头后仰,半张口,操作者尽量将其口颊向后上方拉开,针尖穿刺点为上颌第二磨牙远中颊侧根部前庭沟处,针与牙合面成 45°角、向上、后、内进针,朝上颌结节方向推进,深度达 2 cm 左右,回抽无血即注药 1～1.5 mL。

410. 什么是下牙槽神经阻滞?

下牙槽神经为下颌神经的分支,阻滞后可麻醉下颌骨、下颌牙、下唇等。

411. 下牙槽神经阻滞如何操作?

嘱患者尽量张大口,穿刺点为磨牙后方颊部的翼下颌皱襞中点外侧的颊脂垫尖处。操作时,从对侧第一、二双尖牙之间,朝穿刺点进针,深度约达 2.5 cm,可触及下颌骨内侧骨面的下牙槽神经沟,回抽无血即注药 1～1.5 mL。

412. 什么是鼻部神经阻滞？

支配鼻部皮肤感觉的神经为滑车神经、眶下神经和鼻神经外支。

413. 鼻腔内神经阻滞如何操作？

用 3 个浸润了 1%丁卡因或 2%利多卡因溶液的小棉签，将其一置于中鼻甲后 1/3 与鼻中隔之间以阻滞蝶腭神经节；另一置于中鼻部前端与鼻中隔间以阻滞鼻睫神经；余下的一个棉签则放在下鼻甲以下以阻滞鼻腭神经。

（吴　龙）

参考文献

［1］　俞光岩，王慧明. 口腔医学：口腔颌面外科分册［M］. 北京：人民卫生出版社，2016.
［2］　张志愿. 口腔颌面外科学（第 7 版）［M］. 北京：人民卫生出版社，2012.
［3］　朱也森，姜虹. 口腔麻醉学［M］. 北京：科学出版社，2012.
［4］　朱也森，姜虹. 口腔麻醉学［M］. 北京：科学出版社，2012.
［5］　邓小明，姚尚龙，于布为，黄宇光，等. 现代麻醉学. 4 版［M］. 北京：人民卫生出版社，2014.
［6］　宋德富. 临床口腔颌面外科麻醉学［M］. 北京：科学技术文献出版社，2006.
［7］　Michael Miloro. Peterson 口腔颌面外科学［M］. 北京：人民卫生出版社，2011.
［8］　Stanley F. Malamed，Malamed，刘克英. 口腔局部麻醉手册［M］. 北京：人民卫生出版社，2007.
［9］　盛卓人. 实用临床麻醉学［M］. 北京：中国医药科技出版社，2009.